Norbert Schmacke

Ärzte oder Wunderheiler?

Norbert Schmacke

Ärzte oder Wunderheiler?

*Die Macht der Medizin
und der Mythos des Heilens*

Westdeutscher Verlag

Alle Rechte vorbehalten
© 1997 Westdeutscher Verlag GmbH, Opladen

Der Westdeutsche Verlag ist ein Unternehmen der Bertelsmann Fachinformation.

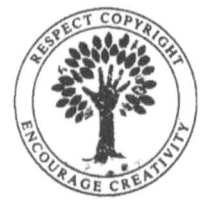

Das Werk einschließlich aller seiner Teile ist urheberrechtlich geschützt. Jede Verwertung außerhalb der engen Grenzen des Urheberrechtsgesetzes ist ohne Zustimmung des Verlags unzulässig und strafbar. Das gilt insbesondere für Vervielfältigungen, Übersetzungen, Mikroverfilmungen und die Einspeicherung und Verarbeitung in elektronischen Systemen.

Umschlaggestaltung: Horst Dieter Bürkle, Darmstadt
Umschlagbild: Lucas Cranach d. Ä.: Der Jungbrunnen, 1546 (Ausschnitt)

Gedruckt auf säurefreiem Papier

ISBN-13:978-3-531-12939-6   e-ISBN-13:978-3-322-83278-8
DOI: 10.1007/978-3-322-83278-8

Inhalt

Vorwort 7

Einleitung 9

1. Medizin als Lebensplanung 15
1.1. Ärzte als Pädagogen und Gesellschaftsplaner 15
1.2. Partnerwahl und Elternschaft 20
1.3. Abtreibung und pränatale Diagnostik 23
1.4. Der Mensch nach dem Bild der Medizin 26

2. Medizin als Lebensberatung 28
2.1. Schwangerenbetreuung und Geburt 28
2.2. Abbilder von Leben und Krankheit 30
2.3. Die Erstuntersuchung des Neugeborenen 31
2.4. Die Bewältigung des Schulalltags 33
2.5. Arbeitswelt und Medizin 35
2.6. Medizin zwischen Leben und Tod 42

3. Die Fortschrittsfalle 49
3.1. Der Glaube an die moderne Medizin 49
3.2. Das Kommunikationsdefizit 55
3.3. Die Verführungen der biologischen Medizin 60
3.4. Die Faszination des Spezialistentums 63
3.5. Therapieerfolge und Grenzen der Medizin 70

4. Mittel und Methoden der Medizin 75
4.1. Die Droge Rezeptblock 76
4.2. Der Krieg der Worten und der Taten 82
4.3. Militär und Medizin 86
4.4. Der Krieg gegen chronisch Kranke und Behinderte 94

5. Seelenlose Apparatemedizin und neue Heilkunde 97
5.1. Die Doppelmoral der Technikkritik 98
5.2. Die Enteignung der Gesundheit durch die neuen Heiler 103

6. Individualmedizin und Individualisierung von Gesundheit ... 114
    6.1. Umweltmedizin als neue Heilsideologie 115
    6.2. Gesundheitsförderung als Warenetikett 127

7. Der anspruchliche und der reiche Patient 138
    7.1. Medizinkritik und Opferschelte 138
    7.2. Der arme Arzt und sein reicher Patient 146

8. Die Suche nach Lösungen 152
    8.1. Die Integration der psychosomatischen Sichtweise 156
    8.2. Die Reform der Ausbildungsgänge 162
    8.3. Das Prinzip der permanenten Fortbildung 164
    8.4. Organisatorisch-strukturelle Reformen 169
    8.5. Ein realistischer Präventionsbegriff 176
    8.6. Neue Bescheidenheit? Neue Unbescheidenheit! 185

9. Kommentierte Bibliographie 189

Vorwort

Bücher zur Kritik des Gesundheitswesens, insbesondere der sogenannten Schulmedizin, verbunden mit Ratschlägen, wie Diagnostik und Therapie der Krankheiten rationaler, effektiver und obendrein noch billiger organisiert werden könnten, füllen Regale. Neben der etablierten Medizin blühen sogenannte alternative Heilverfahren innerhalb und außerhalb des Leistungsrahmens der gesetzlichen Krankenversicherung, und auch sie versprechen grundlegende Umkehr. Die Rechtfertigung für ein weiteres Buch zum Thema „Krise des Medizinbetriebs" leite ich aus der Einschätzung ab, daß herkömmlich zu viel von Strukturen und Ökonomie geredet wird, daß aber die wechselseitigen Erwartungen der Patienten und der Therapeuten an die Heilkunde nicht ausreichend beleuchtet werden. Die ökonomisch orientierte Reformstrategie meint, mit dem wiederholten Aufzeigen der unsinnigen Reibungsverluste im Gesundheitswesen endlich ein vernünftig gesteuertes System aufbauen zu können. Die Kritik im Gewand eines ganzheitlichen Krankheitenverständnisses glaubt, die Bedürfnisse der Patienten jenseits der Angebote der Hochleistungsmedizin definieren und so einen Ausweg aufzeigen zu können. Daß Heilungsversprechen und Heilungserwartungen aber offenbar prinzipiell grenzenlos sind und der Weg zu einem selbstbestimmten und selbstbewußten Umgang mit dem Leistungsspektrum der Medizin und der Heilverfahren generell sehr steil und steinig ist, wollen die meisten Kritiker nicht wahrhaben.

Wenn in diesem Buch die Rede von *der* Medizin ist, so ist damit das Denk-, Handlungs- und Machtgebäude der etablierten Schulmedizin gemeint. Mit diesem Sprachgebrauch soll der gesellschaftlichen Realität entsprochen werden, daß die der naturwissenschaftlichen Weltsicht entsprungene Heilkunst in den Händen der Ärzte den Ton angibt. Der Text soll deutlich machen, daß es wenig hilfreich ist, damit in allen Situationen und gewissermaßen von vornherein Bewertungen zu verbinden.

Die Betonung der subjektiven Seite des Medizinthemas bedeutet nicht, daß soziologische und ökonomische Studien des Krankenversorgungssystems etwa unbedeutend wären; es zeigt sich aber, daß trotz zahlloser Bekenntnisse der Kommunikation zwischen Ärzten und Patienten, und Vergleichbares gilt für andere beteiligte Berufsgruppen, nach wie vor nicht die nötige Aufmerksamkeit geschenkt wird, wenn dauerhafte Veränderungen in der Nutzung der Gesundheitsdienste gewollt werden.

Als unlösbares Problem habe ich beim Schreiben die Wahl der angemessenen weiblichen und männlichen Sprachformen betrachtet. Die Medizin war bis vor kurzem eine äußerlich und innerlich ganz überwiegend männlich geprägte Disziplin. Meine Hoffnung ist, daß aus dem Lesen des Gesamttextes deutlich wird, daß mit der hauptsächlichen Benutzung der männlichen Sprachform dieser gesellschaftlichen und historischen Realität Rechnung getragen werden soll und daß Frauen mit der so gewählten Darstellung gerade nicht diskriminiert werden.

Das Buch spiegelt zwei Jahrzehnte Berufserfahrung und Erlebnisse im kurativen, präventiven und öffentlichen Gesundheitswesen wider. Biographische Elemente fließen an vielen Stellen ein, wobei ich hierin keinerlei Widerspruch zum Bezug auf wissenschaftliche Literatur sehe. Persönliche Erfahrung muß sich allerdings mit den Ergebnissen der einschlägigen Fachdisziplinen konfrontieren lassen. Wenn ich für mich beispielsweise feststelle, daß mein Bild des Arzt-Patient-Verhältnisses stark durch die Vorlesungen und Veröffentlichungen von Alexander Mitscherlich geprägt worden ist, dann sehe ich eine hohe Übereinstimmung zwischen seiner Kritik an der eindimensionalen Schulmedizin und heutigen Forderungen nach einer stärkeren Berücksichtigung der subjektiven Dimension von Krankheit und Gesundheit. Mit dem ausführlichen kommentierten Literaturverzeichnis möchte ich zum Ausdruck bringen, daß ich in vielfältiger Weise auf die Arbeiten und Gedanken anderer zurückgreife; zugleich bieten die Literaturhinweise den Leserinnen und Lesern die Möglichkeit, sich über den vorliegenden Text hinaus eine eigene Meinung zu den Kernaussagen dieses Buchs zu bilden.

Der Gesamttext wäre nicht entstanden ohne die Beratung und Unterstützung von Sabine Igersky, Evi Schindler und Helmut Weiß, die sich bereit fanden, schwer verdauliche Rohfassungen zu lesen, und die mir halfen, im Gespräch durch ihre kritischen Fragen Schwächen in meiner Gedankenführung zu erkennen. Ihnen gilt mein herzlicher Dank.

Einleitung

Kritik am Gesundheitswesen steht hoch im Kurs. Die grundlegende Krise der Medizin wird nun schon fast seit Jahrzehnten in zyklischen Wellen immer wieder beschworen. Zumeist überwiegt dabei letztlich die Frage, ob die aufgewendeten Kosten aus der jeweiligen ideologischen Grundhaltung und Interessenlage heraus angemessen erscheinen. Hier kommen Industrie, Gewerkschaften, organisierte Ärzteschaft, andere Heilberufe und - soweit sie sich überhaupt als eine einheitliche soziologische Gruppe definieren lassen - die Patienten zu unterschiedlichen Bewertungen. Ungeachtet ideologischer Auseinandersetzungen hat sich seit den achtziger Jahren schrittweise der Trend zum Einbau härterer Management- und Kontrollmethoden in die Strukturen des Gesundheitswesens durchgesetzt. Mit der anhaltenden Strukturkrise der neunziger Jahre in Wirtschaft und Gesellschaft ist die Kostenfrage im Gesundheitswesen endgültig dominierend geworden Die Thematisierung wichtiger inhaltlicher Fragen zur Qualität der Patientenbetreuung und zur Prävention wie Gesundheitsförderung wird davon leider immer wieder überschattet, obwohl heute, im Gegensatz zu früheren Epochen, ein prinzipiell gutes Instrumentarium zur Bewertung von Dienstleistungen im Gesundheitswesen zur Verfügung steht und sich partiell in der Praxis auch längst bewährt hat.

Man kann ohne Polemik feststellen, daß etwa seit den siebziger Jahren die ökonomischen Gesetzmäßigkeiten der industriellen Gesellschaft immer radikaler Einzug in die Arbeitsweise des Gesundheitswesens gefunden haben. Die weithin akzeptierte Kehrtwendung, wonach Gesundheit zunächst schlicht zu einer weiteren Ware in einem spezialisierten Dienstleistungsbereich geworden ist, hat der Überhöhung der Arztrolle in der Fremd- und Selbstwahrnehmung keinen Abbruch getan. Die Thematisierung der Finanzierbarkeit des Gesundheitswesens unter dem Schlagwort der Kostenexplosion eröffnete aber auf einmal den Blick auf die Einzelsummen, die von Ärzten veranlaßt werden. Die Folgekosten und Nebenwirkungen des Medizingeschäfts, die so schwer in einer eigentlich nötigen Gesamtbilanz auszurechnen sind, bleiben dabei in der Regel unberücksichtigt. Angesichts der schärfer werdenden Verteilungskämpfe zwischen den einzelnen Leistungsanbietern und eines größeren Gestaltungswillens der Politik stellt sich vor allem die Frage, wie stark langfristig die traditionellen Interessenverbände der Ärzteschaft und der Industrie sind, wie sehr sich parallel neue Berufsgruppen im Gesundheitswesen etablieren können und ob es gelingt, über das immer wieder erneute Definieren von Sparzielen hinauszukommen. Notwendig wäre eine offen geführte Diskussion über die Erwartungen der verschiedenen Bevölkerungsgruppen an die Heilkunde; erst dann würde deutlicher werden, in welcher Weise die ja vorhandenen immensen Ressourcen anders verteilt werden könnten, ohne Gleichheitsprinzipien sträflich zu vernachlässigen.

Es überwiegt bei allen Meinungsverschiedenheiten in bezug auf den Kostenumfang des kurativen Gesundheitswesens die Einschätzung, daß sich Angebot und Inanspruchnahme in diesem speziellen Dienstleistungsbereich im Prinzip wissenschaftlich, politisch und gesetzestechnisch regulieren lassen, eben je nach den eingespeisten Zielvorgaben. Eine neue universitäre Entwicklung mit Namen Gesundheitswissenschaften oder Public Health wird möglicherweise zum neuen Hoffnungsträger der Politik, soweit diese nicht in alter Tradition bloß den Lobbyisten das Wort redet, sondern darauf setzt, durch mehr Rationalität und wissenschaftlich fundierte Planung die globale Krise des Gesundheitswesens meistern zu können. Die Universitäten haben sich daran gemacht, eine neue Generation von Analytikern und Planern für das Gesundheitswesen auszubilden. Die Querschnittsdisziplin Public Health birgt große Chancen in sich, die Probleme des Gesundheitswesens aus dem Blickwinkel einer Vielzahl von Fachdisziplinen zu beleuchten und zu einer integrierenden Kraft zu werden, welche die Borniertheit der Spezialisten überwinden könnte. Ob dieser differenzierte Ansatz die nötige Durchsetzungskraft erlangt, bleibt abzuwarten.

Die vorliegende Veröffentlichung will zeigen, daß der Blick auf die vielbeschworene Krise der Medizin und des Gesundheitswesens dann verkürzt ist, wenn immer wieder nur die eklatanten Defizite im Bereich der inneren wie der äußeren Organisation dieses bis vor kurzem ungebremst expandierenden Bereichs untersucht werden und nach immer neuen raffinierten Steuerungsmechanismen gesucht wird. In das Zentrum der Aufmerksamkeit soll mit dieser Publikation die Frage gestellt werden, warum es so wichtig ist, die emotionalen Ebenen des Umgangs mit Krankheit und Tod bei der Debatte um die Reform des Gesundheitswesens zu erkennen und mitzubedenken. Die Darstellung wird von der Überzeugung getragen, daß, angefangen von der individuellen Arzt-Patient-Beziehung bis hin zu Entscheidungen auf der politischen Ebene in Ministerien und Parlamenten, Gefühle, Phantasien und Symbole im Umgang mit den Feldern Krankheit und Gesundheit eine herausragende Rolle spielen. Dabei ist offenkundig, daß in den entwickelten Industriegesellschaften, die sich dem Prinzip der Aufklärung verpflichtet fühlen, diese Betrachtung von besonderer Bedeutung ist, übernimmt doch hier die Medizin nicht nur die unmittelbaren wissenschaftlichen Aufgaben des Erkennens, Verhütens und Behandelns von gut definierbaren Krankheiten. Der Medizin wächst vielmehr in der Kommunikation mit den Kranken eine quasi religiöse, wenigstens sinnstiftende Funktion zu. Im Zentrum dieses Buches steht dabei die *Kommunikation* zwischen Ärzten und Kranken. Es wird aber auch thematisiert, daß mittlerweile eine bunte Palette von Heilverfahren besteht, deren Anbieter nur zum Teil über eine fundierte Ausbildung verfügen und im schlimmsten Fall nichts anderes vorzuweisen haben als ihren Missionsdrang. Dies mit der gebotenen Klarheit zu benennen, ist vor allem deshalb erforderlich, weil keineswegs alle sogenannten alternativen Heilverfahren nebenwirkungsfrei und unschädlich sind, häufig auch nicht auf ihre Wirksamkeit hin untersucht sind. Schlagworte wie Naturheilkunde und Ganzheitlichkeit bürgen keineswegs automatisch für Qualität.

Es ist eine zentrale Frage, ob Ärzte und Patienten ohne unrealistische Erwartungen an die Leistungsfähigkeit der Heilkunde auskommen können. Dabei bleiben die Patienten sicher immer in der unterlegenen Position, da sie schlicht auf die Hilfe durch die Medizin angewiesen sind und dadurch immer wieder asymmetrische Kommunikationsstrukturen provoziert werden. Die Ärzte sind insofern in ganz besonderer Weise gefordert, die Wege zu ebnen, die zu größerer Autonomie der Patienten führen können. Die Patienten werden gleichwohl den Weg größerer Selbstbestimmung und Einflußnahme nur dann beschreiten können, wenn sie beginnen, ihre Erwartungen an die Heilkunst kritisch zu beleuchten und wenn sie einfordern, daß ihnen von der Politik und vom Medizinsystem dazu die nötige Unterstützung gegeben wird.

Unabhängig von der heutigen Rollenzuweisung war Medizin vermutlich immer mehr als eine reine Dienstleistung. Sie kann damit wohl auch nicht einfach gleichrangig neben andere vitale Bereiche wie Bildung oder Ernährung gestellt werden. Eigene Krankheiten und das Leiden wie der Tod von Freunden, Bekannten und Verwandten stellen Einschnitte im Leben jedes Menschen dar, in denen die Endlichkeit des Lebens schlagartig deutlich werden kann. Was bis eben noch normaler Alltagsablauf zu sein schien, wird auf einmal grundsätzlich in Frage gestellt und relativiert. Leben wird plötzlich als grundsätzlich gefährdet spürbar. So wie Gesundheit als etwas Alltägliches wahrgenommen wird, erscheint Krankheit zunächst einmal als etwas Bedrohliches, Unerwartetes, von außen Eindringendes. Krankheit erscheint, anders formuliert, im Prinzip als nicht zum Leben zugehörig. Und in den sensiblen Phasen des Einbruchs der Krankheit in das Leben gewinnt die Heilkunde überdimensional an Bedeutung. Bedrohte und verängstigte Menschen suchen Hilfe. Sie erwarten nicht nur das Mögliche, sie suchen vielmehr auch Rettung angesichts von Ausweglosigkeit, und sie wollen Antworten auf die Frage nach dem Sinn von Leid und Tod. Nachdem für viele Menschen der Priester nicht mehr der gewohnte Ratgeber und Sinnstifter ist und die Medizin zudem, ganz im Gegensatz zu früheren Jahrhunderten, eine Fülle wirksamer Hilfen anbieten kann, wachsen den Ärzten immer wieder aufs neue Funktionen zu, die der aufgeklärte Zeitgenosse bei distanzierter Betrachtung zunächst einmal in den Bereich der Zauberei und des Schamanentums verweisen möchte. Die Medizin gerät heute mehr denn je in Sphären der Allzuständigkeits- und Allmachtsphantasien, wobei nicht immer scharf auseinanderzuhalten ist, was der Selbstdarstellung von Ärzten und was der Wahrnehmung in der Bevölkerung oder in den Medien zuzuschreiben ist.

Es soll darauf aufbauend dargelegt werden, daß eine Erweiterung des Gesundheitsbegriffs als Heilmittel gegen diese emotionalen Verstrickungen allein nicht ausreicht. Die entscheidende Frage ist nicht, wie gut Gesundheitstheorien klingen, sondern wie sehr sie sich in der Praxis bewähren. So ist unstrittig die Entdeckung der psychischen Dimension der Krankheitsentstehung und -verarbeitung vor allem infolge der Arbeiten von Freud als große Bereicherung der Medizintheorie anzusehen. Aber vieles spricht dafür, daß die Einverleibung dieses Ansatzes durch eine unreflektiert praktizierte „ganzheitliche" Medizin die Integrität des Individuums unter Umständen mehr bedrohen kann, als dies die „borniete" naturwissenschaftlich orientierte Schulmedizin vermag, die sich auf den berühmten gesunden Menschenverstand verläßt. Wohlgemerkt: hier ist die Rede von gefährlichen Schlichtversionen psychologisch motivierter oder geprägter Heilverfahren.

Die erneute Hinwendung bestimmter Bevölkerungskreise zu sogenannten Naturheilverfahren und anderen nicht-etablierten Methoden bedürfte gewiß einer eigenen Untersuchung. Soviel aber läßt sich am Anfang dieser Veröffentlichung vielleicht sagen: Heilkunde neigt offenbar generell zur Anmaßung und Ausuferung, auch wenn sie im Kleid der sanften, alternativen Heilverfahren daherkommt. Die von den Kranken ausgehenden Signale und Hilferufe fallen bei allen helfenden Berufen auf fruchtbaren Boden. Das Helfersyndrom ist keineswegs auf Ärztinnen und Ärzte beschränkt. Der Weg zu einer realistischen und von den Kranken angenommenen Beschreibung der Möglichkeiten und Grenzen der Heilkunde ist weit.

1. Medizin als Lebensplanung

Ärztliche Autorität hat in den letzten Generationen weit über das eigentliche Feld fachlich begründeter Zuständigkeit hinaus an Einfluß gewonnen und durchdringt mittlerweile alle Bereiche des menschlichen Lebens bis zum Tod. Während parallel zu dieser Entwicklung Ärzte immer häufiger zu allgemeinen Lebensproblemen konsultiert werden, wird selten Bedarf gesehen, danach zu fragen, wo eigentlich spezielles Fachwissen eine entsprechende ärztliche Beratung und Intervention legitimiert. Es scheint kaum zu interessieren, inwieweit der vorgegebene Vertrauensvorschuß dazu benutzt wird, daß Ärzte unter dem Mantel des Expertentums die eigenen Kompetenzen überschreiten und zu allgemeinen Lebensberatern werden können. Zum Teil fördert sogar die Kritik an der eindimensionalen, naturwissenschaftlichen Medizin ungewollt die Ausweitung ärztlicher Denk- und Handlungsfelder: der Arzt soll alles verstehen sowie ganzheitlich untersuchen und behandeln. Es soll beleuchtet werden, woher diese Rollenzuweisungen kommen und warum es sinnvoll erscheint, strengere Kompetenzgrenzen zu definieren. Erst wenn dies geleistet ist, so die These, kann über eine sinnvolle Einbindung ärztlichen Sachverstandes in allgemeine gesellschaftliche Fragen begründeter entschieden werden.

1.1. Ärzte als Pädagogen und Gesellschaftsplaner

Auf den ersten Blick ist es erstaunlich, daß Ärzte gerne pädagogische Ratschläge erteilen. Dies wird am ehesten noch verständlich, wenn es um Problemfelder geht, bei denen die Medizin die Pädagogik wissenschaftlich zu überholen und pausible Deutungen anzubieten scheint. So ist aus dem Zappelphilipp, der die Eltern zur reinen Verzweiflung treibt, seit geraumer Zeit das Kind mit dem „hyperkinetischen Syndrom" geworden, dessen Unruhe sich angeblich mit Stoffwechselstörungen erklären und mit Psychopharmaka oder eingreifenden Diäten behandeln läßt. Hier läuft der Arzt dem Pädagogen oder Psychologen den Rang ab, weil seine Rezepte auf einfachen Erklärungsmustern beruhen. Die Eltern werden mit der medizinischen Interpretation aus ihrer Verantwortung entlassen, sie können nun grundlegend nichts mehr am Verhalten ihrer Kinder ändern und sie müssen vor allem ihr eigenes Verhalten nicht ändern. Unweigerlich vorhandene Schuldgefühle der Eltern werden von der Medizin, welche an die eher mechanischen Ursachen für den Zappelphilipp glaubt, deutlich entlastet. Auch kinderbetreuende Gemeinschaftseinrichtungen müssen diese medizinische Interpretation als enorme Hilfe erleben, da gewissermaßen bis gestern der Vorwurf erhoben werden konnte, daß sie sich nicht genügend um diese „schwierigen" Kinder kümmerten. Die Medizin leistet somit sowohl Interpretations- als auch Entlastungsarbeit. Schuldgefühle, Wut und Aggressionen können durch die Hoffnung auf das richtige Medikament oder die erfolgversprechende Diät kanalisiert werden. Diese Intervention wird weithin akzeptiert, obwohl schlüssige Beweise für die zugrundeliegende Theorie und überzeugende Behandlungserfolge ausstehen.

Schwerer zu verstehen ist, warum Ärzte von Haus aus berufen sein sollten, Ratschläge bei Partnerschaftskonflikten zu erteilen. Es ist nun aber eine Tatsache, daß Ärzte auch ohne psychotherapeutische Ausbildung weit häufiger als andere Berufsgruppen zu Beziehungsproblemen gefragt werden. Umgekehrt hütet die organisierte Ärzteschaft ihr Behandlungsmonopol auf das Sorgfältigste, kümmert sich um die Einführung von Beratungs- und Psychotherapieziffern in die Gebührenordnung für Ärzte und kämpft vor allem vehement gegen die Konkurrenz der Psychologen. Während vernünftigerweise immer häufiger gefordert wird, daß die „sprechende Medizin" gefördert und angemessen honoriert werden muß, soll hier der Blick auf das viel grundsätzlichere Problem geworfen werden, wie Kompetenz in Lebensberatungsfragen tatsächlich erworben werden kann. Dies ist natürlich auch Ärzten möglich, wird ihnen aber nicht in die Wiege gelegt.

Zweifel an der ärztlichen Allzuständigkeit tauchen auch bei raumgreifenden modernen Themen aus der ökologischen Debatte nicht auf. Da alle gesellschaftlichen Aktivitäten vom Bau einer Umgehungsstraße bis zur geplanten Inbetriebnahme einer Müllverbrennungsanlage immer auch gesundheitliche Auswirkungen haben, wird Ärzten hier sogar wieder in völlig neuer Weise Beratungskompetenz zugesprochen. Damit ist nicht gemeint, daß sich von medizinischer Seite her Spezialisten mit toxikologischem und epidemiologischem Sachverstand an der Debatte um Risiken und Nutzen derartiger gesellschaftlicher Prozesse beteiligen sollen. Hier ist wohl die Frage, ob nicht die Erwartung, die spezialisierte Medizin könne die Gesundheitsverträglichkeit des Handelns im öffentlichen wie im privaten Raum wirksam kontrollieren, zu hoch gehängt ist. Es soll vielmehr darauf hingewiesen werden, daß automatisch auch bei der Vielzahl von Einzelkontakten zwischen behandelnden Ärzten und ihren Patienten der Eindruck gepflegt wird, Ärzte wüßten unabhängig von ihrer jeweiligen Spezialausbildung über ökologische Fragen Bescheid, die von gesundheitlicher Relevanz sind oder bei denen dieses vermutet wird. „Fragen Sie Ihren Arzt", ist zu einer Redewendung geworden, die zum Ausdruck bringt, daß der Arzt zum Lebensberater geworden ist, ganz so wie in klerikal bestimmten Gesellschaften der Priester oder vorübergehend auch der Schullehrer im Mittelpunkt des Suchens nach Problemlösungen gestanden hat oder wie in der Antike nach dem Rat der Alten und Weisen gesucht wurde. In immer neuen Bindestrich-Fachbezeichnungen meldet der Ärztestand seine Allzuständigkeit an: Ökopädiatrie und Ökopsychiatrie sind einige der letzten Wortschöpfungen, die dem heutigen Trend zur Beschäftigung mit Umweltfragen und neuen Globallösungen entstammen.

Inzwischen erfüllen zum Teil auch andere Berufsgruppen wie Psychologen, nichtmedizinisch ausgebildete Psychotherapeuten, Heilpraktiker oder selbsternannte Heiler insbesondere für Teile der Mittel- und Oberschicht das Bedürfnis nach Beratung in allen Lebenslagen. Es ist kaum zu überblicken, welchen Einfluß innerhalb der gestaffelten Landschaft der Therapieverfahren diese bunten und schillernden Ansätze längerfristig haben werden, die häufig Wege zur Selbstfindung versprechen. Unabhängig von der Frage des Stellenwerts einzelner sogenannter alternativer Heilverfahren bleiben mehrere miteinander zusammenhängende Fragen zunächst ungeklärt. Warum besteht so wenig Interesse, systematischer als bisher zu untersuchen, für welche Probleme Mediziner der verschiedenen Fachrichtungen tatsächlich qualifizierte Lösungsvorschläge anbieten können? Und warum genießen Heilverfahren, die sich mit dem Etikett „alternativ" oder „naturheilkundlich" versehen, bei relativ vielen Menschen einen großen Vertrauensvorschuß, ohne daß wiederum nach der Reichweite der jeweiligen Methode gefragt wird und entsprechende vergleichende wissenschaftliche Untersuchungen eingefordert werden? Warum nimmt schließlich das Bedürfnis nach professioneller Gesundheits- und Lebensberatung inzwischen einen so großen Raum ein? Die Befähigung und die Bereitschaft zu eigenverantwortlichem Handeln und das Abwägen wichtiger individueller Entscheidungen mit Freunden, Bekannten und Verwandten scheinen als naheliegende Bewältigungsmuster ein ganzes Stück weit in den Hintergrund geraten zu sein. Wenn es denn so sein sollte, daß hierfür die veränderten Familienstrukturen und vor allem soziale Einsamkeit wichtige Gründe sind, so bleibt doch die Feststellung, daß die meisten „Experten" die ihnen zugewiesene Rolle in der Regel dankbar aufnehmen, ohne über Wege der Wiedererlangung von Entscheidungsspielräumen bei ihnen „Klienten" nachzudenken.

Nun hat auch in früheren Epochen stets ein Prozeß der Delegation von Zuständigkeiten an Experten in Sachen Gesundheit stattgefunden. Es soll auch nicht bestritten werden, daß die Spezialisierung der Medizin die Hinzuziehung von Fachleuten in vielen Bereichen notwendig macht. Und es hat wohl auch immer sowohl selbsternannte wie berufene, erwählte wie ausgebildete Fachleute für Gesundheit und Krankheit gegeben. Es soll vielmehr daran erinnert werden, daß erst im 19. Jahrhundert mit der Industrialisierung der eigentliche Schub der Herausbildung eines eigenständigen Berufsstandes der Ärzteschaft einsetzt, jedenfalls so, wie die Bevölkerung heute ärztliche Heilkunst versteht. Andere Berufsgruppen wie Wundärzte, Barbiere und Bader, weise Frauen, Hebammen und Laienheiler wurden Schritt für Schritt an den Rand gedrängt. Mediziner mit staatlich geregelter Berufserlaubnis und obligatorischer Weiterbildung in Krankenhäusern wurden zu unangefochtenen Experten in Sachen Diagnostik und Therapie der Krankheiten. Dies erscheint heute so selbstverständlich, daß der Hinweis darauf bereits fast skurril wirkt. Es fand dann insbesondere in Deutschland im fortgeschrittenen zwanzigsten Jahrhundert noch einmal innerhalb der anerkannten Gesundheitsberufe eine Umschichtung von Kompetenzen und Rollenzuweisungen statt, wobei vor allem die Spielräume für eigenständiges Handeln von Krankenschwestern und Hebammen eingeengt wurden.

Ärzte erhielten mithin in einem komplizierten Prozeß von wissenschaftlichen Entwicklungen einerseits und gesellschaftlichen Auseinandersetzungen um die Sozial- und Krankenversicherung andererseits letztlich das Monopol für die sozial akzeptierten Erläuterungsmuster von Erkrankung und Gesundung. Auch dies erscheint aus heutiger Sicht fast banal, ist es aber angesichts der Vielzahl von Krankheitsbildern mit ungeklärter Ursache und nach wie vor deutlich begrenzten Therapiemöglichkeiten überhaupt nicht. Es entwickelte sich, mit anderen Worten, der Reflex, daß die Erörterung von Krankheit und Gesundheit der Deutungsmacht der Ärzteschaft vorbehalten bleibt. Hierbei spielt die Einführung der gesetzlichen Krankenversicherung bestimmt eine wichtige, aber nicht die alleinige Rolle.

Diese Entwicklung wurde nun durch eine Art Verstärkermechanismus dahingehend stabilisiert, daß Kontakte mit Ärzten mit der Entwicklung der Leistungskataloge der Krankenkassen, vom Lohnersatz bei Krankheit bis zur Krankenhausbehandlung, erst in den Großstädten mit einer anwachsenden Industriearbeiterschaft, dann auch auf dem Lande zu einem selbstverständlichen Bestandteil des Alltagslebens aller sozialen Schichten wurden. Der Arzt lernt zum einen seine neuen Kunden und Patienten im Sprechzimmer kennen, er taucht zum anderen aber gewissermaßen auf einmal auch in der Küche und im Schlafzimmer der einfachen Menschen auf, lernt ihre Lebenssituation kennen und beginnt den Dialog mit ihnen nicht nur mit Hilfe seines an der Universität erworbenen Wissens, sondern schrittweise auch auf dem Hintergrund des Bildes, das er sich aus seiner eigenen Lage heraus und ohne Schulung von dem neuen sozialen Milieu macht. Mit der zunächst einmal unproblematisch und hilfreich wirkenden Kommunikation zwischen Ärzteschaft und breiteren Bevölkerungskreisen, die bezüglich der Behandlung einer ganzen Reihe von Krankheiten und Unfällen erhebliche Vorteile von diesen jetzt bezahlten Arztkontakten hatten, entwickelten sich spiegelbildlich im allgemeinen Bewußtsein der Bevölkerung neue Denk- und Handlungsmuster, die weit über das fachlich begrenzte Feld der Disziplin Medizin hinausgehen. Alle wichtigen Entwicklungsschritte menschlicher Existenz werden seither ärztlich begleitet und kommentiert. Der Arzt entwickelt sich zu diesem Zeitpunkt endgültig zum eigentlichen Lebensbegleiter und -berater der Moderne, der die Legitimation seines Handelns immer weniger begründen muß. Über viele Generationen hinweg wird das Erscheinen von Ärzten an Schlüsselpunkten der eigenen Lebensgeschichte seither als immer unverzichtbarer und quasi natürlich erlebt.

Die Medizin sieht sich - anders formuliert - seit geraumer Zeit in der Lage und wurde schrittweise im gesellschaftlichen Prozeß mit dem immer stärker rechtlich fixierten Auftrag versehen, im Lebenszyklus der Menschen richtungsweisende Ratschläge zu erteilen. Dies hat mit dem medizinischen Fortschritt insofern zu tun, als das Ansehen der Ärzteschaft durch positive Erfahrungen der Patienten gegenüber den Zeiten weitgehender therapeutischer Ratlosigkeit mit gutem Grund gestiegen ist. Wer bei bedrohlichen und schmerzhaften Erkrankungen tatsächlich helfen kann, gewinnt ganz wie von selbst dann auch bei der Erörterung anderer vitaler persönlicher Probleme einen großen Vertrauensvorschuß. Es ist dringend geboten, danach zu fragen, wo die Konsultation von Ärzten Probleme mit sich bringt, die beiden Seiten in der Regel nicht bewußt sind. Diese ungewöhnliche Beleuchtung der Arzt-Patient-Beziehung erscheint erforderlich, um zu verstehen, warum sie bei vielen der heutigen Gesundheitsprobleme einer Gesundung wie einem selbständigen Leben der Patienten entgegensteht.

1.2. Partnerwahl und Elternschaft

Es ist kaum sechzig Jahre her, da wurde in Deutschland Ärzten per Gesetz die Beantwortung der Frage zugewiesen, ob Frauen und Männer im Sinne der damaligen rassenhygienischen Vorstellungen von Ehe und Familie genetisch wertvoll und damit ehetauglich waren. Rassenhygiene hatte dabei damals keineswegs einen von vornherein anrüchigen Beiklang innerhalb der Ärzteschaft oder der Öffentlichkeit. Jedenfalls war die Mehrheit der Ärzte davon überzeugt, daß durch medizinische Interventionen Einfluß auf die Qualität des genetischen „Materials" des Volkes genommen werden könne und müsse. Dies war nicht automatisch mit einer nationalsozialistischen Einstellung verbunden. Ärzte waren in der neu gegründeten NSDAP allerdings deutlich überrepräsentiert, und die Ärzteschaft war mehrheitlich - vor allem bevölkerungspolitisch - konservativ bis demokratiefeindlich und vom Sozialdarwinismus stark beeinflußt.

Mit der Verabschiedung des Gesetzes zur Verhütung erbkranken Nachwuchses im Jahr 1934 wurde von den Ärzten erwartet, daß sie sich aktiv an der Suche nach genetisch und sozial „minderwertigen" Kindern, Jugendlichen und Erwachsenen beteiligten, um diese der Zwangssterilisation zuzuführen. Amtsärzte und in Psychiatrie erfahrene Ärzte übten gemeinsam mit Juristen in den Erbgesundheitsgerichten diese zugewiesene Selektionsaufgabe aus. Auch wenn vielleicht eine gewisse Anzahl von Ärzten dieser extremen Variante der Rassenhygiene skeptisch gegenüberstand, so waren nicht etwa Empörung und öffentliche Kritik dieses neuen Untersuchungs- und Handlungsauftrags zu vernehmen. Vielmehr ließ sich die Ärzteschaft insgesamt in den erzwungenen Ritus des Abfragens einwandfreier Stammbäume und in die Ermittlung von Erbkrankheiten im nazistischen Sinne einbinden. Daß es für die Durchführung eines Zwangssterilisierungsgesetzes keine wissenschaftlichen Grundlagen gab, war in medizinischen Fachzeitschriften vor 1933 sehr wohl noch erörtert worden. Der Zeitgeist bewirkte aber, mehr noch als in der Gesamtbevölkerung, bei den Ärzten dann nach 1933 ein Abschalten des kritischen Denkens und bei nicht wenigen eine stille bis begeisterte Zustimmung zur Idee des „reinen Volkskörpers".

Auch nach 1945 waren viele Mediziner weiter der Meinung, daß der Kern der nazistischen Rassenhygiene sinnvoll gewesen sei und daß auch eine demokratische Gesellschaft ein Sterilisierungsgesetz benötige, um einer unerwünschten Verschlechterung des genetischen Pools in der Gesamtbevölkerung vorzubeugen bzw. gegenzusteuern. Die Praxis der Ehetauglichkeitszeugnisse und Erbgesundheitsgerichte wird im Bewußtsein der Bevölkerung tiefe Spuren hinterlassen haben. Der Staat konnte zwölf Jahre lang erzwingen, daß die Ärzteschaft legitimiert war, bei jedem noch so vagen Zweifel in eine detaillierte Überprüfung einzutreten, ob eine Frau oder ein Mann heiraten und Kinder haben durften. Diese Rollenzuweisung stellte für sich genommen bereits eine weitere unheilvolle Verschiebung von Entscheidungen aus der Verantwortung des einzenen Menschen in die Richtung ärztlicher Experten dar. Noch erstaunlicher ist aber, daß nicht einmal die katastrophalen Auswirkungen dieser gesetzlich geregelten Rassenhygiene in der breiten Bevölkerung zu einer Ablehnung ärztlicher Urteile über Ehetauglichkeit und Befähigung zur Elternschaft geführt haben. Dieses Kapitel der Medizingeschichte wird nach wie vor unter dem Gesichtspunkt des gelegentlichen Übertreibens eines eigentlich richtigen Grundsatzes abgehandelt.

Nach über einem Jahrzehnt intensiver Forschungs- und Fortbildungstätigkeit wird man sicher heute prinzipiell die NS-Medizin und ihre Vorläufer als weitgehend geächtet betrachten können. Es stellt sich aber die Frage, ob nicht sehr wohl nach wie vor Ärzte - auch andere Berufe sind hiervon nicht gefeit - in ihre Gesprächskontakten mit Patienten festgefügte Meinungen darüber einbringen, welche Frauen und Männer besser nicht heiraten oder wenigstens keine Kinder haben sollten. In welchem Umfang derartige Überzeugungen in Beratungsgesprächen wirksam werden, wird kaum zu ermitteln sein. Bis in die achtziger Jahre hinein dürfte dies aber für die Durchführung von Sterilisationen in der Grauzone zwischen Freiwilligkeit und Zwang bei geistig Behinderten und psychisch Kranken eine nicht unerhebliche Rolle gespielt haben. Seit der öffentlichen Kritik an einer derartigen Sterilisationspraxis wurden die einbezogenen Ärzte offenbar wesentlich vorsichtiger. Nach langen Beratungen wurde 1992 im Rahmen der Ablösung des Vormundschaftsrechts durch das neue Betreuungsgesetz das Sterilisationsproblem dann in Deutschland erstmals wieder ausdrücklich geregelt. Wiederum kommt Ärzten neben anderen Sachverständigen dabei eine Schlüsselrolle zu, da sie gutachterlich feststellen sollen, welcher Personenkreis für eine Sterilisation in Frage kommt. Auch wenn der rechtliche Schutz vor Zwangssterilisationen jetzt deutlich besser gefaßt ist als zuvor, bleibt als Problem bestehen, daß vom Gesetzgeber ernannte Experten gemeinsam mit einem Richter darüber bestimmen, wem verwehrt werden kann, eigene Kinder zu bekommen. Die dem Buchstaben nach strenge Regelung kann einerseits den Gedanken nahelegen, daß ausschließlich schwerst geistig behinderte oder verhaltensgestörte Menschen sterilisiert werden sollen, die keinerlei Einsichtsfähigkeit in die Problematik der Elternschaft haben; es blieb dabei erstaunlicherweise unberücksichtigt, ob diesen Menschen überhaupt eine Operation zugemutet werden darf. Wird aber gerade dieser Personenkreis geschützt, so öffnet sich erneut der Blick auf die größere Gruppe von Menschen, die nach weitläufiger Meinung vielleicht tatsächlich besondere Schwierigkeiten haben könnten, Kinder eigenverantwortlich zu erziehen, ohne daß es aber eindeutige Kriterien gibt, wo hier die Grenzen zu ziehen sind, und ohne daß begründete moralische Urteile zugrunde gelegt werden könnten, wer das Recht zu derart weitreichenden Bewertungen hat.

Die Frage, ob es Ärzten und anderen Experten überhaupt zusteht, darüber zu entscheiden, ob Menschen ihrer Fortpflanzungsfähigkeit beraubt werden dürfen, interessiert nach wie vor nur Minderheiten und stößt im allgemeinen auf Unverständnis. Niemand aber war tatsächlich bisher in der Lage, eine ethisch und wissenschaftlich fundierte Position zu beschreiben, wo die Grenzlinien bei der Frage verlaufen, welche Menschen die Fähigkeit besitzen, verantwortlich Kinder zu erziehen, und welchen Menschen diese Befähigung grundsätzlich abgesprochen werden soll.

Die Gesellschaft und der Gesetzgeber haben bisher auch nicht darauf verzichtet, adoptionswilligen Eltern eine amtsärztliche Untersuchung abzuverlangen, zusätzlich zur Offenlegung ihrer wirtschaftlichen Verhältnisse und zur sozialpädagogischen Einschätzung ihrer Erziehungskompetenz. Auch die zur Adoption freigegebenen Kinder müssen per gesetzlicher Regelung vor Aufnahme in ihre neue Familie medizinisch untersucht werden. Beide Untersuchungsaufträge können sich vermutlich bei Meinungsumfragen breiter Zustimmung in der Bevölkerung sicher sein. Es erscheint auf den ersten Blick vielleicht tatsächlich sinnvoll auszuschließen, daß die adoptionswilligen Eltern schwer erkrankt sein oder ein Suchtproblem bzw. andere gravierende geistig-seelische Probleme haben könnten. Niemand hat aber bis heute untersucht, welchen Stellenwert in der Praxis diese abverlangten Untersuchungen im positiven Sinne denn tatsächlich gehabt haben, insbesondere, ob sie viel über das Gedeihen der Kinder oder ihre Gefährdung in den neuen Familien aussagen können. Zu einsichtig erscheint die Fragestellung, so daß auf die überfällige Überprüfung des Nutzens dieses Auftrages verzichtet wird. Bei den zur Adoption vorgesehenen Kindern wird es wohl als noch viel selbstverständlicher betrachtet, daß schwere Erkrankungen oder Behinderung festgestellt werden müssen. Sicherlich adoptieren bestimmte Paare auch kranke oder behinderte Kinder, die meisten scheinen es aber für normal zu halten, daß dieses „Risiko" zuvor durch Ärzte ausgeschaltet wird. Die Einholung eines medizinischen Gutachtens hat sich jedenfalls für beide Fragestellungen wieder als vermeintlich unverzichtbar und scheinbar natürlich entwickelt. Historische Wurzeln lassen sich für diese Rollenzuweisung aus der Ära des massenhaften Auftretens von Tuberkulose und Syphilis herleiten, wobei hier schlicht auch an Infektionsschutz gedacht wurde. Aber auch für diese Zeiträume wird nicht problematisiert, welchen individuellen und welchen gesellschaftlichen Nutzen derartige staatsmedizinische Interventionen gehabt haben. Der ärztliche Blick auf die sich neu findende Familie bleibt bis heute ein festgefügtes Ritual.

1.3. Abtreibung und pränatale Diagnostik

Die Entwicklung der modernen Gynäkologie und Geburtshilfe als Spezialisierung der Chirurgie war wie die Entwicklung der heutigen Medizin generell fast ausschließlich eine Männerdomäne. Je professioneller sich Ärzte als akademische Berufsgruppe herausbildeten, umso mehr spielten sie auch die entscheidende Rolle bei der Abtreibung. Dabei soll in diesem Zusammenhang nicht außer acht gelassen werden, welche Vorteile die Einführung medizinischer Methoden und die Beachtung der Hygiene für das ungefährdete Überstehen einer Abtreibung gehabt haben; sicher ist kein Grund für eine beschönigende Betrachtung der Ära der sogenannten Volksmittel oder der verzweifelten Selbsthilfe. Hier soll aber beleuchtet werden, daß die Ärzte in historischen Etappen des strikten Verbots der Abtreibung für viele Frauen als unerreichbare oder hochbezahlte illegale Helfer in einer extremen Notlage erschienen. In Gesellschaften mit teilweise legalisierter Abtreibung wirken sie dann im Rahmen von gesetzlich auferlegten Zwangsberatungen und bei der Indikationsstellung mit. Sie verfügen insbesondere dort über eine enorme Macht, wo sie über medizinische Indikationen zum Abbruch zu befinden haben, da hier ihr Ermessensspielraum groß ist. Auch dort, wo die Abtreibung legalisiert oder zumindest relativ einfach zu erlangen ist, erfahren Frauen am eigenen Leibe, wie einfühlsam oder kalt und schmerzhaft die Abtreibung durchgeführt wird. Ärzte gewinnen so stets aufs Neue große Macht. Und Frauen erfahren auf allen Ebenen der Beratung und des Eingriffes selber, ob ihnen jemand gegenübersteht, der bereit ist, ihren Entschluß zu akzeptieren und sich auf die medizinische Rolle zu konzentrieren, oder der bemüht ist, seiner abweichenden Haltung zum Erfolg zu verhelfen bzw. diese in Worten, Gestik und Mimik zum Ausdruck zu bringen, wenn die rechtliche Entscheidung für die Frauen gefallen ist. Hier wie in der gesamten sogenannten Frauenheilkunde wird deutlich, daß bis heute überwiegend die männliche Sicht der Familienplanung das Schicksal der Frauen bestimmt, einschließlich der Festsetzung des zumutbaren Maßes an zu ertragendem psychischen und körperlichen Leiden. Weder ist die naheliegende Idee Allgemeingut, daß Frauenheilkunde und Geburtshilfe in erster Linie Aufgabe von Ärztinnen sein müßte, noch ist im Vorfeld eine Erörterung der Frage selbstverständlich, warum nach wie vor Männer in diesem Fachgebiet den Ton angeben.

Eben diese Form ärztlich-männlicher Macht findet sich in den Bereichen Abtreibung, Sterilisation und Empfängnisverhütung. Ärztliche Anschauungen zu diesen Fragen sind in enger Weise miteinander verwoben. Ein Arzt, der aus einer fundamentalen Haltung heraus allenfalls widerwillig eine Abtreibung bei einer Frau durchführt, die bereits mehrere Kinder hat, wird nicht selten aus seiner sozialpolitischen Überzeugung heraus die Frau aktiv beraten oder indirekt zwingen, sich gleichzeitig mit der Abtreibung sterilisieren zu lassen. Daß es beide Male um ethische Entscheidungskonflikte geht, die eben nicht durch ärztliches Expertenurteil gesteuert werden sollten, ist nach wie vor eine Minderheitenauffassung unter Medizinern.

Die ärztliche Überzeugung wiegt besonders schwer bei der Frage der Abtreibung aus genetischer Indikation. Die hierzu erforderliche Diagnostik stellt einen der entscheidenden Schwerpunkte im Rahmen der heute angebotenen humangenetischen Beratung dar. In der Öffentlichkeit wie in der Forschung findet die Frage, wie weit durch ärztliche pränatale Diagnostik und Untersuchung kinderwilligen Paaren versichert werden kann, daß geplante Kinder oder Embryonen frei von erblichen Krankheiten sein werden, zunehmend an Bedeutung. Dies umso mehr, je feiner die Untersuchungsmöglichkeiten geworden sind. Bis vor kurzem ging es noch fast „ausschließlich" um das Herausfinden einiger weniger umschriebener genetischer Varianten des menschlichen Chromosomensatzes wie der Trisomie 21, des sog. Down-Syndroms, das von der Bevölkerung, leider aber immer auch noch von Ärzten, als Mongolismus bezeichnet wird. Je präziser und ausgefeilter nun aber die Vorhersagen oder Abschätzungen genetischer Einflüsse für definierbare Krankheitsbilder werden, umso selbstverständlicher erscheint, daß Frauen und Paare sich der humangenetischen Beratung unterziehen. Und wieder wirkt auf den ersten Blick plausibel, daß hierdurch individuelles und gesellschaftliches Leiden verhindert werden kann. Humangenetik versteht sich insoweit ausdrücklich auch als Teil der Präventivmedizin und benutzt diesen hoch angesehenen Begriff gerne. Häufig wurden Geldmittel zum Ausbau dieser Forschungs- und Beratungsrichtungen freilich mit dem Argument eingeworben, daß soziale Folgekosten durch eine aufwendige Betreuung behinderter Kinder vermieden werden könnten. Hinter einem derartigen Einsatz einer inzwischen hochleistungsfähigen Medizin, welche die Steinzeitmethoden der nazistischen Rassenhygiene weit hinter sich gelassen hat, kann somit immer auch ein ökonomistischer Denkansatz verborgen sein. Es ist aber nicht zu verkennen, daß es eine rege Nachfrage nach dieser diagnostischen und beratenden Dienstleistung gibt, wobei vermutlich schwer zu unterscheiden ist, in welchem Umfang dies der fortwährenden Meinungsbildung durch Wissenschaft, Medien und Sprechstundenmedizin zuzuschreiben ist und wie weit hier die Medizin auf dem vorbestehenden Wunsch vieler Paare aufbauen kann, daß Neugeborene vollständig gesund und frei von jeder Behinderung zu sein haben. Die Medizin aber wäre aufgerufen, im Rahmen der Ausbildung und Fortbildung über die ethischen Konflikte der genetischen Beratung und über die Problematik der Beeinflussung von Grundhaltungen in der Bevölkerung nachzudenken; statt dessen fördert sie ganz überwiegend den Eindruck, klare wissenschaftlich fundierte Beratungen anbieten zu können - selbstverständlich immer im „wohlverstandenen Interesse" der Ratsuchenden.

1.4. Der Mensch nach dem Bild der Medizin

Parallel verschiebt sich mit der Etablierung der vorgeburtlichen Medizin - wenn auch anfänglich unmerklich - die Wahrnehmung von Behinderung und Leiden in der Bevölkerung. Seit einigen Jahren wird von Kritikern der grenzenlosen Pränatalmedizin die Frage gestellt, ob Frauen, die ein behindertes Kind zur Welt gebracht haben, sich nicht eines Tages dem Vorwurf ausgesetzt sehen werden, die Fortschritte der modernen Medizin bewußt mißachtet und die Angebote der vorgeburtlichen Diagnostik nicht intensiv genug in Anspruch genommen zu haben. Dabei spielt dann von einem bestimmten Punkt an keine Rolle mehr, daß wiederum von den Laien der Medizin eine viel zu große prophetische Kraft zugesprochen wird. Durch die völlig übersteigerten Erwartungen an die Aussagekraft der Pränatalmedizin geht schließlich gänzlich die Freiheit verloren, darüber zu entscheiden, welcher Umfang an Unsicherheit über den Gesundheitszustand des Nachwuchses ausgehalten werden soll und kann. Noch bedrohlicher aber ist die Vorstellung, daß Behinderung vielleicht eines Tages gar nicht mehr als Teil menschlicher Existenz, sondern nur noch als Unfall gedacht und erlebt werden darf, weil sich nämlich die irrige Vorstellung durchsetzt, die Medizin könne tatsächlich das Auf-die-Welt-Kommen von behinderten Kindern vollständig verhindern.

Humangenetik und pränatale Diagnostik stehen in Praxis und noch mehr in der übersteigerten, zum Glück noch in weiten Anteilen unrealistischen Erwartungshaltung für das faustische Denken: den Menschen nach dem Bilde des Menschen schaffen zu können, genial, makellos und gesund. Es bleibt zu hoffen, daß die begonnene Experimentierphase der gentechnologischen Einflußnahme auf Körperzellen nicht doch bereits den nächsten Schritt anzeigt, nämlich die bewußte Manipulation der Zellen der menschlichen Keimbahn. Da Forschung in der Medizingeschichte wie in der Technik bis heute alle Phantasien und Arbeitshypothesen umzusetzen bemüht war, spricht wenig dafür, daß dieses letzte Tabu unangetastet bleiben wird. Allein schon die Vision der Menschenzüchtung rückt Medizin und Forschung endgültig in die göttliche Sphäre. Und um in der religiösen Sprache zu bleiben: der damit begangene Sündenfall entspräche wohl auch der tiefen Sehnsucht vieler Menschen, der Gesundheit zuliebe alles wagen zu wollen. Vielleicht treffen sich am Ende dieses Jahrhunderts die radikalen Kritiker der grenzenlosen und anmaßenden Gentechnologie und die Kirchentheoretiker in völlig unerwarteter Weise an diesem zentralen Punkt: den Fortschrittsfanatikern, welche die Qualität der Eizellen und der Spermien optimieren und letztlich die natürliche Zeugung überflüssig machen wollen, konsequenten Widerstand entgegenzusetzen.

2. Medizin als Lebensberatung

Hat sich eine Frau entschieden, sei es aus freien Stücken, sei es notgedrungen, daß sie ein Kind austrägt, wird sie in vielfältiger Weise Kontakt zur Medizin bekommen, heute in ungleich dichterer Abfolge als noch vor einer Generation. Erneut ist fast schon nicht mehr vorstellbar, daß der in der Krankenversicherung vorgesehene Weg der kontinuierlichen Begleitung einer Schwangeren durch die Gynäkologen und Geburtshelfer in andere Bahnen gelenkt werden oder auf seinen tatsächlichen Nutzen hin systematisch untersucht werden könnte. Jeder weitere entscheidende Lebensschritt des neuen Menschen - von der Dokumentation der Gewichts- und Größenzunahme bis zur Definition der Pflegebedürftigkeit im hohen Alter - wird fortan ärztlich begleitet werden. Ärztliche Beratung und Beurteilung gewinnen dabei ihre Bedeutung zunächst einmal im Eröffnen wichtiger gesellschaftlicher Zuwendungen, vor allem der Kranken- wie der Pflege- und der Rentenversicherungsleistungen. Hierin erschöpft sich aber die Funktion und Bedeutung dieser ärztlichen Interventionen keineswegs. Ärzte verschaffen sich ihre gesellschaftliche Position auch nicht allein durch die erfahrbare Leistungsfähigkeit von Diagnostik und Behandlung. Ärzte fungieren vielmehr in weiten Feldern als Weichensteller und Propheten.

2.1. Schwangerenbetreuung und Geburt

Es ist zunächst einmal unverdächtig und fachlich gut begründbar, durch regelmäßige Vorsorgeuntersuchungen bei Frauenärzten und durch eine qualifizierte Beratung von Paaren im Rahmen der Geburtsvorbereitung darauf hinzuwirken, daß eine Schwangerschaft so komplikationslos wie möglich verläuft. Wenn weiter überlegt wird, in welchen speziellen Situationen Einfluß auf Art und Verlauf der Geburt genommen werden muß, so ist all dies angesichts der hierdurch bewirkten Reduzierung wichtiger gesundheitlicher Risiken für Mutter und Kind prinzipiell positiv zu bewerten. Aus dieser Perspektive ist sogar der Abbau der nach wie vor bestehenden schichtabhängigen Unterschiede in der Inanspruchnahme dieser Vorsorge- und Betreuungsleistungen ausgesprochen wünschenswert. Es zeigt sich aber, daß mit der Fixierung auf die ärztliche Einzelberatung und Untersuchung weitere Präventions- und Betreuungsmöglichkeiten vertan werden.

Mit der Entwicklung der modernen Geburtshilfe ging ein massiver Verlust an Laienkompetenz und die weitgehende Verdrängung des eigenständigen Berufsbildes der Hebammen einher. Der Erfahrungsschatz der Hebammen ist aus heutiger Sicht in doppelter Weise verloren gegangen: einerseits für die nichtmedizinische Betrachtung der Schwangerschaft durch die Frauen, zum anderen aber auch für die Vermittlung wichtiger medizinischer Informationen an die Frauen, die aus welchen Gründen auch immer nicht regelmäßig die von den Krankenkassen bezahlten ärztlichen Untersuchungen in Anspruch nehmen. Dieses Zurückdrängen eines über viele Generationen gewachsenen Berufsbildes ist rational überhaupt nicht zu verstehen, da keine ausgebildete Hebamme versäumen würde, in wirklich brenzligen Situationen ärztlichen Rat anzufordern. Über die unterschiedlichen Zuständigkeiten von Ärzten und Hebammen läßt sich relativ einfach Übereinstimmung erzielen, wenn die Medizin ihr Monopol zugunsten einer fachlich begründeten Zusammenarbeit aufzugeben bereit wäre. Ganz ähnlich wie die Pflege ist aber durch die moderne Medizin auch die Kunst der Hebammen zu einer Hilfsdisziplin der Ärzteschaft geworden, obwohl auch neuere wissenschaftliche Untersuchungen gezeigt haben, wie sinnvoll der breite Einsatz von Hebammen nicht nur im Rahmen der direkten Geburtshilfe, sondern gerade auch bei der Begleitung Schwangerer bis zur Geburt und bei der Unterstützung in den ersten Wochen nach der Geburt ist. Hier liegen sowohl für den Krankenhausbereich wie für die häusliche Situation seit den siebziger Jahren wieder wissenschaftliche Ergebnisse bezüglich der Überlebensraten von Müttern und Säuglingen und der Lebensqualität vor; diese Erkenntnisse werden aber nicht flächendeckend genutzt. So hat sich insbesondere das Modell der Familienhebammen bewährt, die Schwangere und junge Mütter in schwierigen sozialen Verhältnissen in ihrer häuslichen Umgebung aufsuchen und betreuen. Zwischen der hohen Kompetenz der modernen Geburtshilfe und diesem auf die Lebenswirklichkeit der Frauen abzielenden Ansatz besteht im Grunde kein Widerspruch; es ist deshalb unverständlich, daß die aufsuchende und beratende Tätigkeit der Familienhebammen nicht breit genutzt und finanziert wird.

2.2. Abbilder von Leben und Krankheit

Die Berufsgruppe der Geburtshelfer und Gynäkologen hat von dem in den siebziger Jahren eingeführten bildgebenden Verfahren der Ultraschalldiagnostik in doppelter Weise profitiert. Es können wichtige ergänzende Eindrücke zum Tastbefund und anderen bisher üblichen einfachen Untersuchungsverfahren gewonnen werden. Vor allem aber kann der Gynäkologe heute der Schwangeren und ihrem Partner das heranwachsende Kind zu einem sehr frühen Zeitpunkt zeigen, schon bevor Kindsbewegungen für die Schwangere spürbar werden. Lange vor der eigentlichen Geburtshilfe öffnet die Medizin somit heute den Blick auf die Nachkommen. Und über die Herstellung der Bilder von Leben, von Krankheit und Gesundheit gewinnen Ärzte heute zu einem guten Teil ihr hohes Ansehen bei den Patientinnen und Patienten. Diese Bilder der Medizin sind scheinbar realer als das Fühlen, Hören und Tasten, vor allem aber sind sie Metaphern des Sieges der Medizin über die Natur. Sie schaffen zugleich eine neue Sphäre der Imagination, verdeckt doch diese schöne neue Welt der Diagnostik die Frage, wie die hochspezialisierte Medizin zum Nutzen der Menschen zielgerichtet eingesetzt werden kann. Sie muß immer weniger den konkreten Nutzen ihrer vielfältigen Möglichkeiten unter Beweis stellen.

Der Streit um den Einsatz des Ultraschalls in der Schwangerschaft bewegt bisher nur Minderheiten und beschäftigt bisweilen die Medien. Manche befürchten dramatische Schädigungen des Embryos und lehnen die Untersuchung grundsätzlich ab. Während hierbei vermutlich unnötig dramatisiert wird, bleibt die Frage des Nutzens dieser neuen Technik außerhalb der Überlegungen. Dabei zeigt die Forschung inzwischen, daß der ungezielte Einsatz des Ultraschalls bei der Mehrzahl der normal verlaufenden Schwangerschaften keinerlei Vorteil für Mutter und Kind mit sich bringt. Aber ungeachtet dieser fachlichen Auseinandersetzungen ist die Ultraschalldiagnostik fest etabliert. Allenfalls die Kostendebatte, nicht aber die Qualitätsdiskussion, und dies ist leider beispielhaft für das Gesundheitswesen, könnte augenblicklich dafür sorgen, daß der Umfang der bezahlten Untersuchungen pro Schwangerschaft reduziert wird. Eine entsprechende Einschränkung von Leistungen würde mit Sicherheit erst einmal längere Zeit von dem Vorwurf begleitet, der Fortschritt solle den Versicherten vorenthalten werden, und dies möglicherweise sowohl von seiten der Ärzte wie der Bevölkerung.

Die Stabilisierung der ärztlichen Autorität durch die neuen bildgebenden Verfahren ist ähnlich wie in der Gynäkologie auch in anderen Fachrichtungen zu verzeichnen. Der Kardiologe kann Einzelheiten des Bewegungsablaufs des Herzens am Bildschirm erläutern, der Radiologe kann mit dem Kernspintomographen Details des Nervensystems in einer graphischen Brillanz abbilden, die Bewunderung bei Laien und Fachleuten hervorruft. Die Medizin hat gewissermaßen ein zweites, ein wissenschaftlich geprägtes Gesicht entwickelt und ist dadurch scheinbar in die Lage versetzt worden, das Rätsel des Lebens und des Leidens unmittelbar zu demonstrieren, schwarz auf weiß oder sogar in bewegten bunten Bildern. Hierdurch wird die Wahrnehmung von Gesundheit und Krankheit noch einmal grundsätzlich neu geprägt. Der Mensch wird vermeintlich vollständig abbildbar und mehr denn je reines Objekt medizinischer, scheinbar neutraler und wertfreier Betrachtung. Für Frauen ist möglicherweise besonders bedeutsam, daß durch die moderne Genetik und durch die Ultraschallbilder die jahrhundertealte Kontroverse um die Abtreibung eine neue Qualität erhalten haben könnte: mit der Demonstration des Embryo auf dem Monitor braucht fast schon gar nicht mehr ausgesprochen zu werden, daß ein Abbruch einfach nur die Inkarnation der Sünde sein kann, wie dies von den selbsternannten Lebensschützern schon lange behauptet wird.

Die Bilder der heutigen Medizindiagnostik machen auf neue Weise stumm, weil sie in ihrer technischen Klarheit bereits alles zu sagen scheinen. Es steht zu befürchten, daß sie das Sprechen zwischen Ärzten und Patienten noch mehr ersetzen und daß sich die ohnehin schon asymmetrische Kommunikation weiter verfestigt. Nunmehr können unverrückbare Dokumente von Gesundheit und Krankheit vorgezeigt werden, weit eindrucksvoller und bewußtseinsprägender, als dies bisher mit Herzstromkurven, Röntgenbildern und Computerausdrucken von Laborwerten bereits möglich war.

2.3. Die Erstuntersuchung des Neugeborenen

Es ist zu einem weiteren gesundheitlichen Standard geworden, daß unmittelbar nach der Geburt eine medizinische Untersuchung des Neugeborenen durchgeführt wird. Der Lebenszyklus des Säuglings wird mit einer ärztlich festgelegten Prognose eröffnet: das Punktesystem des Apgar-Index steht symbolisch für den Eintritt in die berechenbar scheinende Welt. In der Mitte des Lebens werden dann für diesen Menschen andere Ärzte das individuelle Herzinfarktrisiko an Hand seiner zuvor erst einmal definierten Risikofaktoren ausrechnen. Und für das Ende des Lebens haben Mediziner begonnen, den Einsatz intensivmedizinischer Maßnahmen mittels Berechnungen der Überlebenschancen „wissenschaftlich" zu rechtfertigen oder abzulehnen.

Ärzte sind in ihrem Selbstverständnis und erst recht in der Vorstellung der potentiellen Patienten längst zu Garanten eines sicheren Lebens geworden. Sie wollen sich nicht mehr nur auf das Lindern und Heilen verstehen, sondern Leben auf seine Chancen hin anschauen und bewerten. Krankheit und Behinderung erscheinen in diesem Kalkül immer häufiger als Fehler im System perfekter Gesundheitsprogrammierung. Auch die so wichtigen und gesamtgesellschaftlich immer noch unterentwickelten Rehabilitationsbemühungen bei behinderten Kindern lassen oft nicht von der Idee ab, es gebe ein unstrittig erstrebenswertes und definierbares Ideal von Normalität, Gesundheit und Leistungsfähigkeit. Behinderung wird dabei sogar oft als prinzipiell durch Therapie überwindbar betrachtet. Das Down-Syndrom, das auf einer nicht änderbaren Chromosomenschädigung beruht, soll dann beispielsweise doch noch durch eine Serie von sogenannten Frischzell-Injektionen beseitigt werden. Keineswegs alle Ärzte äußern sich zu solchen „Therapie"-versuchen eindeutig, indem sie den Eltern von derartigen vorwissenschaftlichen Experimenten abraten. Dann gesellt sich zu dem enormen Problem, die Behinderung auszuhalten, sie innerlich zu akzeptieren und die Förderungsmöglichkeiten auszuschöpfen, schließlich die vertane Zeit und die Enttäuschung, daß doch nur Illusionen genährt wurden. Selten wird gefragt, welche Erwartungen bei Eltern mit der Propagierung des medizinisch geprägten Bildes von Normalität entstehen müssen, bis sie sich oft nach unermeßlichem persönlichem Einsatz bis hin zum Verlust großer Geldsummen durch Bezahlung unseriöser Heilsbringer schrittweise Klarheit darüber verschaffen, daß sie von der Medizin und ihren therapeutischen Versprechungen - von der Vielzahl von sogenannten Außenseitermethoden einmal ganz abgesehen - nur sehr begrenzt Hilfe erwarten können. Es ist offenbar sehr schwer zu akzeptieren, daß es nicht sinnvoll ist und nicht weiterbringt, die Förderung von selbstbestimmtem Leben mit der traditionellen Vorstellung von Heilung als der Wiederherstellung eines Zustandes völliger Gesundheit zu verknüpfen und das Erreichen gesellschaftlich gesetzter Leistungsstandards zum Vorbild nehmen zu wollen.

2.4. Die Bewältigung des Schulalltags

Die Schnittstelle von Medizin und Pädagogik wird in Ländern mit einer langen Tradition in der Schulpflicht besonders offensichtlich. Nach den Tagen des Spielens und der unbenoteten Lernerfolge (das gilt leider auch nur im formalen Sinn, da ein unfaßbarer Leistungsdruck auf Kinder heute schon vor der Schulpflicht einsetzt) erinnert der Staat die Kinder und ihre Eltern unerbittlich an die gesetzlich geregelte Schulpflicht. Lange vor dem Termin der Einschulung haben sich viele Eltern bereits an ihre Kinderärzte gewandt, weil sie sich von ihnen nicht nur Gesundheit sondern eine Bewertung und erforderlichenfalls Verbesserung der intellektuellen und geistigen Fähigkeiten ihrer Kinder erhoffen. Später wird ärztlicher Rat eingeholt, um ein reibungsloses Bestehen der Anforderungen des Schulstresses und des Benotungssystems zu ermöglichen. Für diese Entwicklungen ist nun nicht in erster Linie die Medizin verantwortlich, sondern das Karrieredenken und der Konkurrenzkampf in einer auf Höchstleistungen ausgerichteten Gesellschaft. Die Medizin nimmt aber die Erwartungen der Eltern häufig dankbar auf und empfiehlt ihre vielfältigen Tests und Therapieangebote. Kinder werden dabei insbesondere häufig frühzeitig an die Einnahme von Medikamenten gewöhnt, und sie begreifen damit die Medizin als den unvermeidlichen und unverzichtbaren Helfer zur Bewältigung der alltäglichen Anforderungen.

Von derselben Medizin, die für alle Auffälligkeiten und Normabweichungen immer neue Diagnosen und Behandlungspläne entwirft, wird parallel erwartet, daß sie tatsächlich probate Mittel bereithält, um gleichermaßen langsamere Kinder zu aktivieren wie unruhige Kinder zu bändigen. Natürlich muß das ärztliche Urteil, das über die Schulfähigkeit mitentscheiden kann, positiv ausfallen - und dafür werden notfalls auch Medikamente geschluckt. Werturteile und Patentrezepte von Ärzten sind gefragt, weniger Ratschläge, welche Förderungsmöglichkeiten sich medizinisch begründen lassen und wo ausschließlich pädagogische Erfahrung oder die eigene Einschätzung der Eltern weiterhelfen können. Die Medikalisierung nimmt ihren Fortgang im Umgang mit Schulversagern und leistungsschwachen Schülern. Es läßt sich einstweilen nur vermuten, daß der leichtfertige Umgang mit Tabletten in der Kindheit das Fundament für den exorbitanten Medikamentenmißbrauch in dieser Gesellschaft legt, vielleicht sogar darüber hinaus maßgeblich am Anwachsen der Drogensucht im engeren Sinne beteiligt ist. Auf alle Fälle aber werden Menschen über diese Wege darin eingeübt, daß Probleme der Leistungs- oder Kommunikationsfähigkeit durch Arzneimittel angeblich gelöst oder erträglicher gestaltet werden könnten. Die Entwicklung von Vertrauen in die eigenen Fähigkeiten und das Erlernen von Wegen der Konfliktlösung werden dadurch behindert. Daß für die Verbreitung der „kleinen Helfer" mit den oft katastrophalen Folgewirkungen nach wie vor unter Aufbieten raffinierter Marketing-Techniken geworben werden darf, ist ein viel zu wenig kritisierter Skandal einer Gesellschaft, die oft wirklich nur nach der Höhe der erzielten Gewinne fragt.

Medizin als Mittel der Leistungssteigerung um jeden Preis durchzieht schließlich alle weiteren Lebensabschnitte, sei es in der Arbeitswelt, sei es im Sport oder in der Freizeit. Viel zu oft münden die Versprechungen und Erwartungen, die zwischen Ärzten und Patienten ausgetauscht werden, im Aufschreiben eines Medikaments. Für viele Menschen bedeutet es deshalb inzwischen eine herbe Enttäuschung und Kränkung, wenn sie das Arztzimmer nicht mit einem Rezept in der Hand verlassen können. In diese Falle tappen Ärzte und Patienten gemeinsam hinein, beide Opfer und Täter zugleich. Und bislang eröffnet allenfalls die Kostendebatte, kaum jedoch die Qualitäts- und Werteproblematik, einen Weg aus der Übermedikalisierung. Die Frage nach den medizinischen, psychologischen und ethischen Nebenwirkungen der kritiklosen Rezepturen wird nach wie vor tabuisiert, obwohl die Forschung hierzu Beiträge in Hülle und Fülle geliefert hat und die „Bitteren Pillen" geradezu sprichwörtlich geworden sind. Es ist offenbar für beide Seiten nach wie vor einfacher, wenn mit dem verschriebenen Medikament etwas *Handfestes* nach Hause mitgenommen werden kann. Unvorstellbar erscheinen die Konsequenzen, wenn Ermutigung und Beratung so oft an die Stelle der Pillen treten würden, wie dies sinnvoll wäre. Man stelle sich vor, am Ende würden die Patienten über diese Entwöhnung hinaus lernen, daß viele Arztbesuche unnötig sind, weil die erforderlichen Konfliktlösungen und Problembewältigungen ohne medizinischen Rat gefunden werden können. Die *Enteignung der Gesundheit* durch die Experten geriete in die Defensive.

2.5. Arbeitswelt und Medizin

Die Arbeitswelt ist bereits seit Jahrhunderten Gegenstand von beschreibenden und wissenschaftlich-analytischen Darstellungen. Die Zusammenhänge zwischen Arbeitsbelastungen einerseits und Arbeitslosigkeit andererseits und der Entstehung von Krankheiten sind oft beschrieben worden. Eine eigene Sparte in der Medizin wurde in Deutschland mit klar definiertem gesetzlichen Auftrag in den siebziger Jahren innerhalb der Betriebe eingesetzt. Die Arbeitsmedizin soll für gesunde Arbeitsbedingungen sorgen, sie soll aber gleichermaßen über die gesundheitliche Eignung der einzelnen Arbeiter und Angestellten urteilen. Der Kontakt zum Betriebsarzt begleitet viele Beschäftigte in den Industriegesellschaften von der Einstellung bis zum Ausscheiden aus dem Arbeitsverhältnis.

Im Bereich der öffentlichen Verwaltung wird seit Generationen von den Amtsärzten erwartet, daß sie die Aufgabe der Bewertung beruflicher Leistungsfähigkeit für die Gruppe der beamteten Staatsdiener wirksam erfüllen. Hier gelten bis heute eigene Definitionen von Dienstfähigkeit und unterschiedlichste Anforderungsprofile an die Gesundheit. Das kurioseste Kapitel dieser beamtenrechtlich begründeten Untersuchungen ist die Erwartung, daß die Amtsärzte bescheinigen sollen, ein Beamtenanwärter werde auf Grund des aktuellen Untersuchungseindrucks das normale Pensionsalter erreichen und damit der Pensionskasse nicht zu früh zur Last fallen. Dabei könnten alle Beteiligte bei etwas Nachdenken wissen, daß dieses Begehren unsinnig ist. Daß bis heute die meisten Personalstellen aber nicht auf die einschlägige Formulierung im amtsärztlichen Gutachten verzichten wollen, spiegelt letztlich doch ein Stück weit wider, welche nun wirklich hellseherischen Fähigkeiten Ärzten aus der Laienperspektive zugetraut werden. Auch für weite Bereiche der industriellen Arbeitswelt ist durch Gesetze und Regelwerke festgelegt, daß ein Beschäftigungsverhältnis nur nach vorheriger ärztlicher Untersuchung zustande kommen darf. An vielen Arbeitsplätzen ist eine dauerhafte Beschäftigung nur möglich, wenn die medizinischen Untersuchungen, die von den Berufsgenossenschaften vorgeschrieben sind, keine Befunde von Krankheitswert hervorbringen. Bei Arbeitsunfällen und vorzeitigem Ausscheiden aus dem Arbeitsleben aus gesundheitlichen Gründen spielt das Gutachten eines spezialisierten Gutachtendienstes die Schlüsselrolle für die Zumessung der Unfall- oder Erwerbsunfähigkeitsrente.

Für viele Etappen des Berufslebens lassen sich sinnvolle Fragestellungen für eine ärztliche Untersuchung definieren. Bestimmte Arbeitsbedingungen setzen einfach ein besonderes Maß an Gesundheit und Leistungsfähigkeit voraus; beispielhaft seien Feuerwehrleute oder Piloten genannt. Die Medizin gibt aber vor, mit Hilfe ihrer Einstellungs- und Vorsorgeuntersuchungen die Risiken am Arbeitsplatz für Arbeitnehmer wie Arbeitgeber maßgeblich kontrollieren zu können. Niemand hat bisher untersucht, welche Aussagekraft diese ärztlichen Untersuchungen für das Verhindern vorzeitigen Ausscheidens aus der Arbeitswelt haben. Zudem hat die Medizin sich in Übereinstimmung mit den mächtigen Gruppierungen in Staat und Gesellschaft mit der Bewertung der Arbeits- und Erwerbsfähigkeit auch ein weiteres Machtfeld erobert. Die Ausübung dieser Macht weist über die Medizin und ärztlich definierbare Fragestellungen weit hinaus. Die Medizin bahnt die Verteilung gesellschaftlicher Ressourcen, aus dem großen Topf der Versicherungsbeiträge und der Steuern, und sie wirkt direkt und über die Definition von gesundheitlichen Mindeststandards an der Verteilung und objektiv auch am Verlust von Arbeitsplätzen mit.

Es verwundert, daß der Gesetzgeber, Arbeitgeber und Gewerkschaften die Berufsgruppe der Ärzte für grundsätzlich befähigt halten, bei ihren Untersuchungen im Rahmen betriebsmedizinischer Tätigkeit das Belastungsprofil am Arbeitsplatz richtig einschätzen zu können. Erwartet wird dabei, daß sowohl die Perspektive der betrieblichen Rentabilität als auch der Schutz der Beschäftigten vor gesundheitsgefährdenden Eingriffen Beachtung findet. Nun vermittelt die Spezialausbildung in Arbeitsmedizin sicher eine Fülle konkreter Informationen über die gesundheitlichen Dimensionen der Arbeitswelt und damit ein Wissen, über das die nicht entsprechend weitergebildeten Ärzte, so zum Beispiel die betreuenden Hausärzte, zumeist nicht verfügen. Dennoch ist innerhalb der Entscheidungen des Gesetzgebers, der Tarifparteien und der Berufsgenossenschaften zur Regelung der Kompetenzen von Betriebsärzten niemals in die Waagschale geworfen worden, daß auch die spezialisierten Arbeitsmediziner in aller Regel nicht über sinnliche Erfahrungen im Produktionsprozeß verfügen und wie dieses Defizit beseitigt werden könnte.

Kontrovers wurde in der Phase vor Verabschiedung des Arbeitssicherheitsgesetzes auf einer anderen Ebene diskutiert, nämlich ob die Betriebsärzte, wie von den Gewerkschaften in langen Auseinandersetzungen vergeblich gefordert, ausschließlich den Betriebsräten rechenschaftspflichtig sein sollten. Auch von den Interessenvertretungen der Beschäftigten wurde dabei aber nie problematisiert, inwieweit Ärzte tatsächlich entscheidende Impulse zur Verbesserung der gesundheitlichen Chancen im Betrieb geben können und ob sie durch das Angebot individueller Untersuchungen die Gesundheit der Beschäftigten schützen können. Bedeutsam erscheint hierbei auch noch einmal der allgemeine Hinweis, daß sich nach wie vor Ärzte überproportional häufig aus der Mittel- und Oberschicht rekrutieren. Es fehlt ihnen damit als Berufsgruppe der Erfahrungshorizont weiter Bevölkerungskreise, die sie im Betrieb und in ihrer Praxis umfassend betreuen sollen. Theoretisch hätte man sich ja vorstellen können, daß berufserfahrene Belegschaftsvertreter eine Schlüsselrolle bei der Bewertung der Gesundheitsgefahren am Arbeitsplatz zugesprochen bekommen. Sozialwissenschaftliche und psychologische Untersuchungen zur Beeinflussung des Krankenstandes am Arbeitsplatz und zur subjektiven Einschätzung der Gesundheit im Zusammenhang mit beruflichen Belastungen belegen sehr gut, daß die Beteiligung der Beschäftigten selber einen hohen Schutzeffekt hat, man muß leider sagen, *hätte*, wenn diese Erkenntnis breit genutzt würde. Die neu entstehenden Gesundheitszirkel in einer Reihe von Betrieben haben sich diesen Ansatz mit Erfolg auf ihre Fahnen geschrieben.

Zur Erklärung der überwiegend klassischen Rollenzuweisung an die Arbeitsmedizin wirkt am einleuchtendsten noch das konservative Argument, daß über die ärztlichen Untersuchungen in Betrieben die Lohn- und Lohnnebenkosten möglichst gering gehalten werden sollen. Arbeitgeber erhoffen sich einen Musterungs- und Ausleseeffekt, für den das Schlagwort von den olympiareifen Mannschaften im Betrieb verwendet wird. Erstaunlich bleibt aber, wie wenig darüber geredet wird, in welchem Umfang die erwarteten präventiven Effekte durch die Einbindung der Arbeitsmedizin tatsächlich auch eintreten. Es verwundert in diesem Zusammenhang, daß die sogenannten arbeitsmedizinischen Vorsorgeuntersuchungen bezüglich Aufwand und Ergebnis bislang nicht gründlich betrachtet worden sind. Differenzierte Betrachtungen der Möglichkeiten und Grenzen von Medizin am Arbeitsplatz finden nicht genügend Raum. Zu selbstverständlich erscheint, daß ärztliche Kompetenz sowohl zur Erhöhung der betriebswirtschaftlichen Rentabilität als auch im Interesse des Arbeitsschutzes in Form von Beratung des Managements, vor allem aber mittels individualmedizinischer Untersuchungen der Leistungsfähigkeit eingesetzt werden muß.

Nur am Rande wird schließlich wahrgenommen, daß die traditionellen, dem Kernbereich der Großindustrie entstammenden Untersuchungsraster der Arbeitsmedizin auf wichtige Bereiche der heutigen Arbeitswelt kaum anwendbar sind; in der vorgeschriebenen Arbeitsmedizin geht es nämlich vor allem um Untersuchungen der körperlichen Belastungsfähigkeit, körperliche Folgeschäden der Arbeitswelt und um den Ausschluß von Krankheiten und Stoffwechselstörungen, welche es riskant erscheinen lassen, die betreffenden Personen mit bestimmten Schadstoffen in der Arbeitswelt in Kontakt kommen zu lassen. Mentale und psychische Anforderungen wurden bezüglich ihrer krankmachenden Funktion früher schon systematisch unterschätzt, sie werden im Vergleich zur Bedeutung einer uneingeschränkten körperlichen Leistungsfähigkeit heute aber immer wichtiger. Sie sind mit der klassischen ärztlichen Exploration und medizinischen Untersuchung nicht zu erfassen. Auch hier steht nun zu vermuten, daß im Falle einer breiteren Beachtung dieses Defizits am ehesten wieder der Auftrag an die Betriebsärzte erweitert wird. Weniger wahrscheinlich ist, daß andere Experten wie Pädagogen und Psychologen einbezogen werden. Die naheliegende Einbindung der Beschäftigten selber in die Entscheidung über betriebliche Arbeitsabläufe wird bislang von den Unternehmerverbänden und den Arbeitsmedizinern kaum als entscheidender Schritt betrachtet, die Belastungsprofile humaner zu gestalten. Ausnahmen bilden lediglich die wenigen Betriebe, die sich um betriebliche Gesundheitsförderung tatsächlich Gedanken machen und verstanden haben, daß die Einschätzung der Belastungen durch die Beschäftigen eine unverzichtbare Informationsbasis für vorbeugende Gesundheitsprogramme und damit auch für geringere Fehlzeiten darstellen.

Umgekehrt fügen sich die meisten Arbeitsmediziner widerspruchslos in ihre zugewiesene Rolle. Nur Außenseiter fordern, an die Stelle des Ausmusterungsdenkens einen systemischen Ansatz zu setzen, der auch beinhaltet, für die „nicht-geeigneten" Arbeitskräfte den vorhandenen Befähigungen und Einschränkungen angemessene alternative Arbeitsplätze einzurichten. Dies vorzutragen, heißt heute immer noch, sofort mit dem Vorwurf der Naivität konfrontiert zu werden. Und völlig utopisch muß schließlich die Idee klingen, die Ausgrenzung chronisch Kranker und besonders geistig oder mehrfach behinderter Menschen und ihre Einweisung in Werkstätten für Behinderte oder die Vermittlung in Sonderprogramme aufzuheben und einen Regelmechanismus zu finden, nach dem leistungsgeminderte Menschen innerhalb der „normalen" Arbeitswelt die erforderliche Rücksicht und Selbstachtung finden können. Dieser Ansatz ist aber letztlich nicht utopischer als das inzwischen bewährte Modell der gemeinsamen Erziehung und Förderung behinderter und nicht behinderter Kinder in Kindergärten und Schulen. Solche Alternativen greifen allerdings nur dann, wenn betriebliche Teilinteressen zugunsten einer gesellschaftlichen Gesamtbetrachtung zurückgestellt werden.

Vielleicht wird aber aus dieser heute belächelten Überlegung bald unter völlig anderen Vorzeichen eine sozialpolitische Notwendigkeit, falls sich nämlich die Entwicklung durchsetzt, mittels humangenetischer Risikoabschätzungen den Menschen jeweils höhere oder niedrigere Empfindlichkeiten gegenüber Schadstoffen und anderen Gesundheitsrisiken zuzuweisen. Zwar ist zur Zeit völlig unklar, ob sich jemals eindeutig definierbare Risikoprofile in der Arbeitswelt an Hand humangenetischer Untersuchungen werden beschreiben lassen. Aber die expandierende genetische Forschung behauptet schon heute, in nächster Zukunft neue, immer subtilere arbeitsplatzrelevante Aussagen von hoher Aussagekraft liefern zu können. Diese genetisch orientierte Arbeitsmedizin steuert damit auf ein nächstes Kapitel der Präventivmedizin zu, wodurch wieder Aussonderung der Belasteten und nicht vorbeugender Gesundheitsschutz für alle zur Maxime des Handelns wird.

Es ist bezeichnend, daß weite Kreise der Öffentlichkeit der modernen Medizin heute bereits zutrauen, durch serienmäßig einsetzbare Labortests herauszufinden, wie hoch die individuelle Widerstandskraft gegenüber industriellen Schadstoffen ist. Auch hier findet sich wieder das Ineinandergreifen großer Versprechungen der Medizin mit einem grenzenlosen Überschätzen ihrer tatsächlichen Leistungsfähigkeit in der Öffentlichkeit. Sollte eine neue Selektionsmedizin aber tatsächlich eines Tages zur Verfügung stehen, dann könnten die Arbeitgeber endlich die Investitionen in Arbeitsschutzmaßnahmen einsparen. Äußere Arbeitsplatzrisiken würden im Bewußtsein dann schrittweise immer mehr in den Hintergrund treten zugunsten der Auswahl des idealen widerstandsfähigen Arbeitnehmers. Berufsgenossenschaften müßten weniger Rehabilitations- und Umschulungsmaßnahmen finanzieren, zugleich könnten sie auf eine Absenkung ihrer Rentenleistungen bei Berufskrankheiten hoffen. Vor einer derartigen „vorbeugenden" Medizin müßten die Menschen dann wohl endgültig geschützt werden, da genetisch begründete biomathematische Berechnungen sie massiv in der freien Berufswahl einschränken würden. Dabei muß berücksichtigt werden, daß heute schon ein Grundrecht auf Arbeit für alle Menschen angesichts einer chronifizierten Massenerwerbslosigkeit und fortgesetzter „Freisetzung" von Arbeitskräften durch Rationalisierung, Anwerben billiger Arbeitskräfte und Verlagerung der Produktion in Länder mit niedrigeren Lohnkosten reine Fiktion ist. Morgen würden sich dann die hochorganisierten Unternehmen endgültig den risikogeminderten und kostengünstigen Arbeitnehmer aussuchen. Noch ist dies mehr Wunsch- oder Angstvorstellung als erreichbare Realität, doch schon das Spielen mit dieser neuen Macht ist angsteinflößend. Frauen würden bei ungehinderter Verbreitung humangenetischer Ausleseuntersuchungen in der Arbeitswelt ein weiteres Mal die ganz großen Verliererinnen in dem sich anschließenden Verdrängungswettbewerb sein. Sie werden im Gefolge der klassischen männlich-vorurteilsbeladenen Auffassung heute bereits von vielen Arbeitsmedizinern und Toxikologen als gewissermaßen kaum kontrollierbares Risiko betrachtet. Je mehr sich die Medizin mit ultrafeinen Methoden für die Frau als Trägerin werdenden Lebens interessiert, umso stärker wird von den Fachleuten herausgestellt, daß Schwangere einerseits durch eigenes „Fehlverhalten" wie das Rauchen und Alkoholtrinken den Embryo gefährden können und daß andererseits Frauen im gebärfähigen Alter ganz generell vor exogenen Schadstoffen aus der Arbeitswelt geschützt werden müssen. Und da dies am sichersten durch das Fernhalten von Frauen aus der Arbeitswelt realisierbar ist, wächst parallel nicht zuletzt im Windschatten der modernen Umwelt- und Arbeitsmedizin wieder die Forderung nach der Rückbesinnung der Frau auf ihre „natürliche" Rolle als Hüterin der Familie. Präventivmedizinisch eingekleidet läßt sich diese neue Form der Verdrängung von Frauen aus der Arbeitswelt künftig immer als Schutz der Frauen und ihrer potentiellen Nachkommen vor gesundheitsgefährdenden Schadstoffen darstellen. Und es ist nicht entschieden, ob diese Argumentation angesichts der Renaissance konservativer Weltbilder von der Mehrheit der Bevölkerung als frauenfeindlich und rückschrittlich abgelehnt oder als lang ersehnter medizinisch-naturwissenschaftlicher Beweis dafür begrüßt werden wird, daß Frauen eben doch besser in ihren traditionellen Rollen als Mütter und Haushälterinnen aufgehoben sind. Hier hat sich längst eine neue, wissenschaftlich verbrämte Front gegen die Gleichberechtigung der Frauen entwickelt. Es wird zunehmend geschickt mit dem Gesundheitsschutz argumentiert, während in früheren Epochen mit offensichtlicher Diskriminierung gearbeitet wurde. Noch Anfang dieses Jahrhunderts konnten „Wissenschaftler" fast widerspruchslos behaupten, daß die Frau für das Erwerbsleben und die Beteiligung am gesellschaftlichen Prozeß nicht geschaffen sei, da ihr schwaches Nervensystem derartige Belastungen nicht aushalte und ihre Hirnleistung schlicht zu gering sei. Es besteht mithin durchaus eine alte Tradition, biologistische Argumentationen gegen die Emanzipation der Frau ins Feld zu führen: nur haben diese Argumente - betrachtet man sie isoliert ohne den zugehörigen sozialen Rahmen - inzwischen den Bereich der vorwissenschaftlichen Diffamierung verlassen und dadurch an Brisanz gewonnen.

Der Ausblick auf die möglicherweise noch stärkere Einbindung arbeitsmedizinischer Kompetenz in gesellschaftliche Regulationsversuche könnte wie ein unnötig apokalyptisches Bild wirken. Der Blick auf die gültige Arbeits- und Mutterschutzgesetzgebung macht aber deutlich, daß heute bereits dem Wortlaut nach fortschrittlich klingende Regelungen nicht selten gegen Frauen gewendet werden, indem sie schlicht mit dem Hinweis, die nötigen Schutzmaßnahmen seien nicht organisierbar, für bestimmte Tätigkeiten nicht eingestellt bzw. von verantwortungsvollen Positionen ferngehalten werden. Die Arbeitsmedizin muß sich fragen, ob sie den Arbeitgebern zur Durchsetzung der klassischen patriarchalischen Politik nicht durch ihre Arbeitsschutzbestimmungen indirekt an manchen Punkten zuarbeitet. Gleichzeitig ist festzustellen, daß an vielen typischen „Frauenarbeitsplätzen", die für Männer aus inhaltlichen und ökonomischen Gründen uninteressant sind, der Standard an Arbeitsschutz und Arbeitssicherheit alles andere als vorbildlich ist. So ist es nach wie vor ein Irrtum, davon auszugehen, daß für Frauenarbeitsplätze leichte körperliche Arbeit typisch wäre. Beispielhaft sei auf die Frauendomäne der Pflegeberufe hingewiesen. Hier gehören harte körperliche Belastungen, Schichtarbeit und höchste psychische Anforderungen zum Standard

Allen diesen Überlegungen zum Trotz bleibt bis heute der traditionelle Einsatz von Betriebsärzten im Kern sowohl bei Arbeitgebern wie Gewerkschaften unbestritten. Dies ist nach dem Gesagten nicht ausschließlich dadurch zu verstehen, daß in einzelnen Situationen wie bei Betriebsunfällen oder im Rahmen von Schutzmaßnahmen, wie Impfungen, unmittelbar medizinisches Handeln sinnvoll erfahrbar wird. Es soll auch nicht etwa grundsätzlich bestritten werden, daß Betriebsärzte in einer ganzen Reihe von Fragen wichtige Anregungen zum betrieblichen Gesundheitsschutz geben können. Übersehen wird aber, daß das hohe Prestige des Ärztestandes verhindert, die Ambivalenz der individualmedizinischen Untersuchungen im Betrieb und der betriebsärztlichen Beratung der Arbeitgeber zu hinterfragen. Eine kritische Bilanz würde ergeben, daß viele bedeutsame präventive und gesundheitsfördernde Aktivitäten am Arbeitsplatz der besonderen ärztlichen Anleitung und Überwachung nicht bedürfen, sondern sich aus dem Erfahrungsschatz der Beschäftigten in der Arbeitswelt selber ableiten ließen. Diese Sichtweise ist aber alles andere als akzeptiert (s. Abb. 1, S. 43). Mitbestimmung ist insofern alles andere als eine Floskel vergangener Arbeitskampftage. Bezogen auf Gesundheitsfragen paßt sie aber als Handlungsorientierung nicht in die Köpfe einer Bevölkerung, welche die Kompetenz in diesem Feld viel zu schnell an die Ärzteschaft abzugeben bereit ist.

2.6. Medizin zwischen Leben und Tod

Es liegt auf der Hand, daß die bedeutenden, das Arzt-Patient-Verhältnis prägenden Rollenzuweisungen in der Auseinandersetzung mit schwerwiegenden, bedrohlichen Erkrankungen und dem Tod entstehen. Dies klingt trivial, ist es wegen der Auswirkungen auf die Wahrnehmung ärztlicher Leistungsfähigkeit aber überhaupt nicht. Ärzte werden in diesem Spannungsfeld über ihre Expertenrolle hinaus zu Hoffnungsträgern und Richtern, zu Heilern und Propheten, zu Künstlern und Priestern, zu den scheinbar einzigen Garanten unbeschädigten und unbegrenzten Lebens.

Angehörige erwarten oft wie selbstverständlich, nachdem sie Kenntnis von einer schwerwiegenden Diagnose bei ihrer Partnerin, ihrem Sohn oder ihrer Großmutter gehört haben, eine verläßliche medizinische Aussage darüber, wie die Überlebenschancen aussehen und wie ganz konkret in dem jeweiligen Einzelfall die individuelle Lebenserwartung zu beurteilen ist. Ärzte gewinnen gerade in solchen, von tiefer Verzweiflung und Unsicherheit geprägten Situationen eine Autorität, die andere Berufsgruppen wohl niemals erreichen, vermutlich nicht einmal die Priester, wenn ihnen die Frage nach der Erlösung und dem Leben nach dem Tod gestellt wird.

Die Hoffnung auf Überleben steht nicht nur bei den lebensgefährlichen Verletzungen und hochakut verlaufenden inneren Erkrankungen im Mittelpunkt der Überlegungen und Gefühle. Sie prägt typischerweise eben auch die Beziehung zwischen Ärzten und Patienten mit fortge-

Abb. 1:
Durchsetzungsmöglichkeiten wirksamer Präventionsansätze in der Arbeitswelt

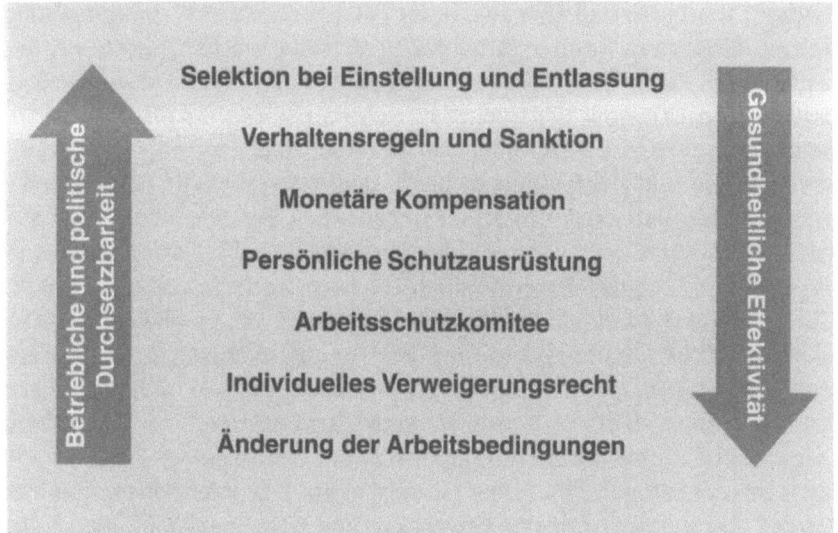

In einer schematischen Übersicht interpretiert Kühn die vorliegenden Forschungsergebnisse zum Einfluß von Verhaltensänderungen und Änderungen der Arbeitsbedingungen auf die Gesundheitslage der Beschäftigten. Es besteht ein umgekehrt proportionales Verhältnis zwischen Durchsetzbarkeit und Wirksamkeit betrieblicher Präventionsmaßnahmen.

nach Kühn H. Healthismus. Berlin: edition sigma, 1993

schrittenen chronischen Krankheiten. Dies ist zunächst sehr einleuchtend, da es die Ärzte sind, die operative und medikamentöse Heilverfahren erlernt haben und mit Skalpell, Injektionen und Strahlen heute sogar bestimmte bösartige Tumoren verschwinden lassen können. Bedeutsam wird erst, daß sich aus dieser gewachsenen Erwartungshaltung immer wieder ein Sonderstatus des medizinischen Heilberufs ergibt, selbst wenn Ärzte und Patienten zu einer realistischeren und bescheideneren Einschätzung der Grenzen der Medizin zurückkehren würden. Ist es doch nur zu menschlich, daß der Einzelne angesichts bedrohlicher Unfälle und Erkrankungen hofft, daß wenigstens in seinem ganz individuellen Fall doch ein Kraut gegen das Übel gewachsen ist, daß vielleicht erstmalig der entscheidende therapeutische Durchbruch und die Überwindung des unvermeidlich erscheinenden Schicksals gelingt. Dies ist einer der Gründe dafür, daß es so schwer ist, im Medizinbetrieb Methoden der Qualitätssicherung und qualifiziert begründeter Leistungsbegrenzungen einzuführen. Es gibt eben, das leuchtet zumindest auf den ersten Blick ein, immer den „besonderen Fall", bei dem „eigentlich" nicht indizierte Diagnostik und Therapie vielleicht doch noch „etwas bringt". Die Frage ist angesichts dieser Situation, wie besonnen Ärzte selber mit der Erwartung und dem unermeßlichen Vertrauensvorschuß und auch mit der oft stark ausgeprägten Angst ihrer Patienten umzugehen lernen. Es erscheint zweitens bedeutsam, wie wirksame Kontrollen entwickelt werden können, welche der medizinischen Anmaßung die nötigen aufklärerischen Impulse und Ansätze eines wirksamen Patientenschutzes entgegenzusetzen vermögen. Insbesondere Schwerkranke bringen wohl nur vereinzelt die Kraft auf, gegen Bevormundung anzugehen; zu sehr sind sie in der Abhängigkeitsrolle gefangen. Aus diesem Grund haben sich in vielen Ländern inzwischen Patientenberatungs-Stellen entwickelt; Patientensprecher und Ombudsleute übernehmen teilweise die Interessenvertretung derjenigen, die sich allein nicht wirksam zu Wort melden können.

Das Dilemma der Medizin, das sich aus den oftmals übergroßen Hoffnungen der Patienten und der unkritischen Annahme der Rolle des allwissenden und allmächtigen Experten durch die Ärzteschaft ergibt, wird nirgendwo so deutlich wie in der Konfrontation mit dem Sterben. Noch immer ist es nur eine Minderheit von Ärzten, die zu einer authentischen und angstarmen Auseinandersetzung mit Sterben und Tod fähig ist. Ausgerechnet dieses elementare Kapitel der Kommunikation zwischen Ärzten und Patienten bleibt weiterhin dem Prinzip des autodidaktischen Lernens vorbehalten. Die einen stellen sich der Herausforderung und suchen Fortbildung und Unterstützung, die anderen flüchten sich in vage Ausreden oder handgestrickte Versprechungen. Insbesondere die oft nur in verschlüsselter Form gestellten Fragen von Patienten, die ihr Ende befürchten oder erahnen, überfordern die meisten Ärzte, wenn sie überhaupt ein Gespür dafür haben. Ein wichtiges Element dieser Kommunikationskatastrophe ist, daß die so wichtige Frage vieler Patienten, ob sie extreme Schmerzen erleiden müssen oder hilflos einer unmenschlich erscheinenden und geschilderten Apparate- und Intensivmedizin ausgesetzt sein werden, selten mit der erforderlichen Einfühlsamkeit, Klarheit und der nötigen Zeit wie Geduld beantwortet wird. Dieses Versäumnis ist vermutlich eine der wichtigsten Ursachen für die unendliche Debatte um die sogenannte Sterbehilfe. Patienten, manchmal noch mehr die Gesunden, die über die Zeit ihres Lebensendes nachgrübeln, wollen über die Möglichkeit palliativer, das heißt lindernder Therapiemaßnahmen aufgeklärt werden und kleiden ihre Ängste und Befürchtungen in die Frage nach der Euthanasie. Anders gesagt: das Ausweichen vieler Ärzte vor der Frage, was nach Beendigung der medizinischen Behandlung im engeren Sinne und der damit verbundenen Aufgabe des Anspruchs auf Heilung der Grunderkrankung kommt oder fehlt, bereitet den unheilvollen Boden für die gefährliche Debatte um die Tötung chronisch Kranker in unseren Tagen. Vorherrschend ist nach Ausschöpfen der Heilungschancen heute leider noch zu oft das Anwenden von sinnlosen Pseudotherapien oder der de-facto Abbruch der Kommunikation zwischen Arzt und Patient statt einer würdigen Sterbebegleitung und der Nutzung der palliativen Medizin.

In allen entwickelten Industriegesellschaften wird die Tötung von Schwerkranken unter dem Mitleidsmotiv thematisiert und in unterschiedlichem, schwer abzuschätzendem Umfang praktiziert. Hierbei besteht nicht etwa ein direkter Zusammenhang zwischen dem Reichtum einer Gesellschaft, dem Ausbau des jeweiligen Gesundheits- und Sozialsystems und der Praktizierung der sogenannten aktiven Euthanasie. In einem Land wie den Niederlanden, das über ein vorzügliches Netz an medizinischen und sozialen Angeboten verfügt, konnte sich in den achtziger Jahren eine breite Euthanasie-Bewegung entwickeln. Schätzungen gehen davon aus, daß dort jährlich 2 000 bis 10 000 Patienten mit weit fortgeschrittenen Krankheitsbildern - von Schlaganfällen bis zu Aids - von Ärzten getötet werden, wobei offenbar ein breiter Konsens in der Gesellschaft darüber besteht, daß unter bestimmten Voraussetzungen Ärzte legitimiert sind, jedenfalls nicht von der Strafjustiz belangt werden, wenn sie Kranke töten. Als unabdingbare Voraussetzungen werden in der Literatur immer absolute Freiwilligkeit, das heißt Einwilligung oder ausdrücklicher Wunsch der Kranken, die Hoffnungslosigkeit der Krankheitssituation und die Überprüfung der Entscheidung durch einen zweiten Arzt genannt. In den Niederlanden wird dies öffentlich und unter großer Anteilnahme der Bevölkerung diskutiert. Diese Entwicklung ist sicher in keiner Weise mit dem industriell organisierten Mord an Kranken während der NS-Zeit zu vergleichen. Beiden Epochen ist allerdings das Überschreiten des Tötungstabus durch die Ärzteschaft gleich.

Es ist anzunehmen, daß dieselbe Praxis - und möglicherweise noch problematischere Wege - in vielen Ländern im Stillen stattfindet. Es zeigt sich, daß das Tötungstabu innerhalb der Medizin nicht absolut wirksam ist, und es wirft zugleich die Frage auf, wodurch Ärzte grundsätzlich ethisch berechtigt sein sollten, einem entsprechenden Begehren von Patienten und ihren Angehörigen oder Freunden nachzukommen. Wer setzt die Maßstäbe dafür, was als hoffnungslos zu betrachten ist? Ist wirklich immer das als unerträglich bezeichnete Leiden des Kranken der entscheidende Auslöser? Welche Rolle spielen die emotionalen Belastbarkeitsgrenzen der betreuenden und mitleidenden Personen bei derartigen Entscheidungsfindungen?

Es spricht alles dafür, daß die Menschen zunächst damit überfordert sind, den Gedanken an den eigenen Tod und die Angst vor dem Sterben als zum Leben gehörig zu akzeptieren. Oft herrscht in Phasen der Konfrontation mit diesem existentiellen Thema lähmendes Entsetzen vor. Hierbei spielt auch eine Rolle, daß in früheren Generationen das Erleben von Gebären und Sterben im eigenen Familienverband die Regel war und nicht in den Bereich des professionellen Gesundheitswesens abgegeben war. Insofern wird zu Recht immer wieder darauf verwiesen, daß die Menschen der Gegenwart das Sterben und den Tod intensiv verdrängt haben.

Scheinbar gegenläufig findet eine lebhafte Debatte um „künstliche" Lebensverlängerung durch die Intensivmedizin und um die Selbstbestimmung über den Todeszeitpunkt statt. Das Sterbetestament scheint in diesem Zusammenhang vielen Menschen ein probates Mittel zu sein. Verbindet sich dies wie bei der sogenannten „Deutschen Gesellschaft für Humanes Sterben" mit der Beratung zum Freitod, immer unverhüllter auch mit dem Angebot der Beschaffung von Ultragiften wie dem Zyankali, so kann dies nur noch sehr bedingt etwas mit dem Wunsch nach Unabhängigkeit von einem übermächtigen Krankenhausapparat zu tun haben, dem pauschal unterstellt wird, er unterbinde würdiges Sterben. Hinter diesem Todes-Marketing verbirgt sich nichts anderes als eine schreckliche Anmaßung, welche sich noch über jene ärztliche Autorität erhebt, die vorgibt, immer zu wissen, was für die Patienten richtig und falsch ist. Hier wird der Tod als käufliche Ware angepriesen, ohne daß die Gesellschaft für humanes Sterben jemals die Verpflichtung eingehen muß, den in einer ganz konkreten Situation leidenden Patienten weiterhelfen zu müssen. Nicht Leidensbewältigung, sondern Leidensbeendigung durch Töten ist die nackte Realität dieser mühsam als Euthanasie (griechisch: der schöne Tod) bezeichneten Botschaft. Es ist symptomatisch, daß sich viele Prominente in Zeiten völligen gesundheitlichen Wohlbefindens bereit finden, für diese Gesellschaft zu werben. Es ist perfide, daß für die Popularisierung des gewaltsamen Todes immer wieder Schreckensbilder von Intensivstationen in Szene gesetzt werden, ohne daß jemals wenigstens der Versuch unternommen wird, die positiven Seiten der Hochleistungsmedizin parallel zu beleuchten, und ohne auf die wirksamen Methoden der palliativen Medizin insbesondere zur Behandlung schwerwiegender Schmerzen hinzuweisen.

Gerade in Kenntnis der NS-Propagandafilme zur Vorbereitung des Massenmordes an chronisch Kranken und Behinderten ist es infam, wenn immer wieder auch von Fachleuten und Journalisten, welche die Zusammenhänge verstanden haben müßten, ergreifende Einzelschicksale präsentiert werden, bei denen um die Zustimmung des Volkes aus der sicheren Distanz der Zeitungslektüre gebuhlt werden kann, dem vermeintlich unerträglichen Leiden durch Tötung ein Ende zu bereiten. Nichts aber ist gefährlicher als die Verschmelzung von Entsetzen und Mitleid im Umgang mit Schwerstkranken, Behinderten und Sterbenden. Kein Mensch kann ernsthaft für sein eigenes Ende im voraus festlegen, wann er nicht länger leben möchte und wie er die letzte Zeit verleben möchte. Kein Helfer oder Heiler hat schließlich das Recht, ein dem Ende entgegenstrebendes Leben gewaltsam zu beenden. Diese ethischen Grundprinzipien müssen offenbar trotz der bedrückenden Erfahrungen der Nazizeit immer wieder neu erarbeitet werden. Der Vermittlung positiver Erfahrungen aus Kliniken, Hospizen und aus der häuslichen Krankenpflege kommt hierbei eine enorme Bedeutung zu.

Denn es gibt eine Form der Hilfe und Begleitung Schwerstkranker, die den Begriff der Sterbehilfe wirklich verdient, ohne daß die lähmenden Assoziationen an die Euthanasie der sozialdarwinistischen und nazistischen Ära aufkommen. Es ist ermutigend, daß immer mehr Mediziner, Psychologen und Pflegekräfte sich gemeinsam mit Angehörigen, Freunden, Bekannten und ehrenamtlichen Helfern um die Begleitung und Betreuung derjenigen schwerkranken Menschen kümmern, bei denen es nach Ausschöpfen des medizinisch Möglichen und Erwünschten nicht mehr um Heilung geht, sondern um würdiges Leben und Sterben. Es wird eines Tages auch selbstverständlich sein und ausreichend gewürdigt werden, daß bestimmte Formen der Medizin wie die spezialisierte Schmerztherapie in diesem Rahmen auf neue Weise bedeutsam werden, aber eben jenseits des Heilungsversprechens, das Ärzte wie Patienten und Laien oft gleichermaßen fasziniert, bis sie in Grenzsituationen des Lebens erfahren, daß Lebensqualität nicht Heilung heißen muß.

3. Die Fortschrittsfalle

Der Begriff des Fortschritts ist bereits in der allgemeinen gesellschaftlichen Diskussion eine Metapher, die mit großer Beliebigkeit und aus den unterschiedlichsten Interessenlagen heraus eingesetzt wird, häufig, um aufwendige technische Neuerungen durchzusetzen. In keinem anderen Bereich aber klingt die Berufung auf den erreichten oder zu erwartenden Fortschritt so glaubhaft und stößt auf so bereite Ohren wie in der Medizin. Es ist das herausragende Charakteristikum der modernen Medizin, daß sie von dem wirklich unantastbar erscheinenden Nimbus des Fortschrittsglaubens zehrt, welche Rückschritte und Enttäuschungen auch immer sie in ihrer langen Geschichte hat erleben und verkünden müssen.

3.1. Der Glaube an die moderne Medizin

Der Glanz der kurativen Medizin ist nicht verblaßt, seitdem sozialmedizinische und epidemiologische Forschungen schlüssig belegt haben, wie begrenzt der Effekt der unmittelbaren medizinischen Maßnahmen wie Impfungen, Medikamente und Operationen für die Verbesserung der Lebenserwartung der Menschen vom 18. über das 19. bis in unser Jahrhundert gewesen ist. Bei nüchterner Betrachtung müßte es eine weitere gewaltige Herausforderung für die Bewertung des Medizinbetriebs sein, daß die Unterschiede in den Überlebenschancen in einer jeweiligen Generation in allen historischen und sozialen Epochen wesentlich weniger mit der medizinischen Forschung und Therapie zu tun gehabt haben als mit der Qualität der allgemeinen Lebensbedingungen, mit dem Niveau der Ernährung, der Bildung sowie vor allem mit dem sozialen Stand.

In Gesellschaften mit einer hohen durchschnittlichen Lebenserwartung der Bevölkerung fehlt sowohl den Ärzten als auch den Laien weitgehend das Verständnis für diese Zusammenhänge. Offenkundig ist auch der Versuch, Öffentlichkeit und Politik in Kenntnis zu setzen, daß eine isolierte Betrachtung der Leistungen der Medizin unzureichend ist, praktisch zum Scheitern verurteilt. Aber auch in den Ländern der sogenannten Dritten Welt ist ausgerechnet die Hochleistungsmedizin extrem begehrt, obwohl dort jeden Tag mehr als deutlich wird, was auch in den Ländern Westeuropas und den reicheren Ländern der nördlichen Hemisphäre insgesamt bis ins neunzehnte Jahrhundert eigentlich leicht nachvollziehbar war: Unterernährung, katastrophale hygienische Bedingungen und schlechte Bildungs- wie Berufschancen verdichten sich zu einer tragischen Trias, die für eine hohe Säuglingssterblichkeit, extreme Anfälligkeit für Infektionskrankheiten, für Unfälle und Aggression in der Gesellschaft und damit insgesamt für eine niedrige durchschnittliche Lebenserwartung verantwortlich ist (s. Abb. 2, S. 51).

In völligem Kontrast hierzu transportieren die Massenmedien und die meisten Fachzeitschriften - zumindest galt dies uneingeschränkt bis zum Auftreten von Aids - die trügerische Hoffnung, die kurative Medizin habe alle Infektionskrankheiten im großen und ganzen besiegt und stehe eigentlich kurz vor dem Sieg über die sogenannten Zivilisationskrankheiten, wenn nur genügend Geld in die Grundlagenforschung gesteckt würde, wobei sich neuerdings die Hoffnungen insbesondere auf die Gentechnologie richten. Nur auf bestimmten Gebieten findet sich eine Skepsis gegenüber medizinischem Fortschritt in stark angstbesetzter Weise. Die Triumphe der modernen Medizin führen in den reichen Industriegesellschaften seit einigen Jahren zu der Mutmaßung, die Intensivmedizin könne quasi beliebig den Zeitpunkt des Todes hinauszögern. Diese Annahme stellt nun aber in paradoxer Weise lediglich eine Fortführung der Fortschrittsideologie innerhalb der Medizindiskussion dar, da der Spitzenmedizin Befähigungen zugesprochen werden, die in das Reich der Phantasie gehören. Die Botschaft von der allmächtigen Medizin hat immer wieder Konjunktur, zum Teil in unvermittelter Nähe zu den Katastrophenszenarien des Untergangs der Menschheit durch Überbevölkerung und Krieg. Die Betrachtungsebenen zeigen ein hohes Maß an Verunsicherung und Verwirrung. So werden auf der einen Seite wichtige Errungenschaften der Intensivmedizin im Zusammenhang mit einer abstrakten Technikkritik und dem Ruf nach ganzheitlicher Medizin geringgeschätzt, auf der anderen Seite werden die Möglichkeiten, durch Langzeitbeatmung und Kreislaufunterstützung auch bei schwersten Erkrankungen das Leben verlängern zu können, maßlos überschätzt.

Abb. 2:
Säuglingssterblichkeit, Bildungsgrad und gesellschaftlicher Reichtum – das Beispiel Indien

Bundesstaat	Säuglings-sterblichkeit pro 1 000 Geburten	Lese- und schreibkundige Frauen (% der weibl. Bevölkerung)	Inlands-produkt pro Kopf (in US-Dollar)
Kerala	52	64	96
Karnataka	81	28	99
Maharashtra	94	35	139
Punjab	104	34	162
Tamil Nadu	108	34	95
Haryana	113	22	145
Himachal Pradesh	114	31	111
Andhra Pradesh	123	21	86
Assam	128	-	81
Orissa	141	21	80
Gujarat	146	32	118
Rajasthan	146	11	83
Madhya Pradesh	146	16	76
Uttar Pradesh	181	14	60

Die Tabelle zeigt auf, welch große Unterschiede auf dem indischen Subkontinent – bei insgesamt hoher Säuglingssterblichkeit (zu diesem Zeitpunkt lagen die Zahlen in Westeuropa um 10 pro 1000!) – bestehen und welch herausragende Bedeutung der Bildungsgrad der Frauen ganz offenkundig hat. Dies unterstreicht die Wichtigkeit des Zugangs zu gesundheitlich relevanten Informationen für die Prävention im Gesundheitswesen insgesamt und die ganz herausragende Stellung der Bildungssysteme für die Gesundheitsförderung.

Quelle: Vereinte Nationen, „State of World's Children, 1984"; New York 1983,, S. 150

Es ist nur scheinbar erstaunlich, wenn das Arztbild und die Erwartungen an den Ärztestand kaum von der Erfahrung beeinflußt werden können, daß soziale Einflüsse auf Gesundheit, Krankheit und Lebenserwartung global betrachtet viel wichtiger sind als der Qualitätsstand und die Organisation des kurativen Gesundheitswesens und daß auch bezogen auf die ganz individuellen Chancen, ein zufriedenes, krankheitenarmes und langes Leben führen zu können, diese Rahmenbedingungen mindestens die gleiche Aufmerksamkeit finden müßten wie das Angebotsspektrum der Medizin. Mögen die äußeren Voraussetzungen für die persönliche Gesundheit, Krankheitsprognose und Lebenserwartung auch noch so wichtig sein, Ärzte müssen offenbar über ihre tatsächliche Leistungsfähigkeit hinaus eine Rolle spielen, die von der tiefen Sehnsucht der Menschen geprägt wird, das Unmögliche möge möglich gemacht werden. Und so werden die Ärzte im Bewußtsein der Bevölkerung jeden Tag aufs Neue zu fiktiven Garanten der individuellen Selbstverwirklichung.

Die öffentliche Meinung zu Gesundheitsfragen wird immer wieder auch massiv durch die miteinander eng verflochtenen, wenn auch nicht immer mit gleichen Motiven handelnden Machtträger des Gesundheitswesens geprägt: durch die organisierte Ärzteschaft, den medizinisch-industriellen Komplex, besonders die pharmazeutische Industrie. Mit gigantischen Summen wird über direkte, offen als solche erkennbare Werbung und wissenschaftlich verkleidete Marketing-Botschaften das Image eines lückenlosen, perfekten Dienstleistungssystems erarbeitet. Geschickt werden Mängel beklagt, zu deren Beseitigung immer neue Finanzströme in die genannten Bereiche umzulenken sind. Die Werbebilder der pharmazeutischen Industrie versprechen Glück, ewige Jugend und vor allem einfache Lösungen für jede noch so mißliche Lebenslage. Der hochprofessionell organisierte medizinische Kongreß- und Fortbildungsmarkt, der durch die am Gesundheitssystem verdienende Industrie erst ermöglicht und finanziert wird, übt einen massiven Einfluß auf die Medienberichterstattung aus. Hier werden täglich neu Erwartungen bei den Patienten geweckt. Die kritische Frage, was es wirklich Neues in Diagnostik und Therapie gibt, seit der letzte gleichlautende Kongreß stattgefunden hat, wird nur in einigen wenigen als seriös bekannten Fachzeitschriften und Journalen erörtert. Die Massenkongresse, bei denen sogenannte Experten wie in einem Wanderzirkus durch die Lande ziehen, kosten primär viel Geld und dienen in allererster Linie der Verbesserung der Absatzchancen der Firmen, die den

Kongreß und die Referenten gesponsort haben. Finanziert wird all dies bei näherer Betrachtung überwiegend über die Krankenkassenbeiträge - ein wahrhaft risikoarmes Geschäft, solange die gesetzlichen Krankenkassen dem Heer an hochbezahlten Experten keine wirksamen Qualitätskontrollen entgegensetzen können.

Es bedürfte einer eigenen Untersuchung, in welchem Umfang auch die Ärzte mittlerweile Opfer derartiger Informationsmonopole und wissenschaftlich getarnter Indoktrinationen geworden sind, so sehr viele von ihnen auch im privaten Kreis gern spöttisch über die Verkaufsreferenten der pharmazeutischen Industrie und über die Kongresse und Tagungen mit kaltem Buffet sprechen. Es ist jedenfalls sehr fraglich, ob die Mehrzahl der Ärzte heute noch in der Lage ist, sich bei der Einführung eines neuen Medikaments oder der Propagierung neuer Standards in der Diagnostik und Therapie ein eigenes Urteil darüber zu bilden, inwieweit die gelieferten Informationen fachlich begründet sind oder nicht. Sie können es angesichts der Breite des erforderlichen Grundlagenwissens auch oft nicht aus eigener Kraft entscheiden; sie sind mithin auf die zuvor erfolgte Expertenbewertung und deren Verbreitung in seriös erscheinenden Fachzeitschriften angewiesen.

Man könnte dies am Beispiel der Herabsetzung des Cholesterin-"Normal"-Werts von 250 auf 200 mg/dl erörtern. Mit Sicherheit haben nur die wenigsten Ärzte die Reichweite und Hintergründe dieses Experten-Beschlusses verstehen können. Es gibt bei verschärfter Auslegung der neuen „Normwerte" fast keine „nicht-gefährdeten" Menschen mehr! Mit einem Handschlag wurden jedenfalls Hunderttausende von Menschen neu zu Patienten umdefiniert. Für den Umgang mit diesen neuen "Befunden" zwischen 200 und 250 mg/dl wird auf dem Papier zwar ein differenziertes Vorgehen empfohlen, wohlwissend, daß in der Praxis doch im Zweifelsfalle alles auf das Verschreiben sogenannter lipidsenkender Medikamente und vor allem auf Endloskontrollen der grenzwertig erhöhten Fettwerte hinausläuft. Dabei ist unerheblich, ob die empfohlene Nahrungsumstellung gar nicht erfolgte oder zu wenig eindrucksvolle Ergebnisse zeigte, oder ob in der gewohnten Allianz von Ärzten und Patienten das Medikament als probates Kommunikationsmittel gegenüber komplizierten Verständigungsprozessen bevorzugt wurde. Diese Ausweitung des Medikamentenkonsums und die Verknüpfung dieses Vorgehens mit präventivmedizinischem Vokabular vertragen sich offenbar gut mit der seit etwa zwanzig Jahren zu verzeichnenden Werbekampagne der Margarineindustrie, die für den Verzehr mehrfach ungesättigter Fettsäuren wirbt. Beide Handlungsstränge leben von der völlig überzogenen Bewertung des vermeintlichen Risikofaktors Cholesterin und unterstützen sich deshalb in ihren Forschungs-, Finanzierungs- und Werbeaktivitäten. Es ist bislang überhaupt nicht untersucht, wieviele Menschen durch die Cholesterinwelle der letzten Jahrzehnte neurotisiert worden sind. Es spricht alles dafür, daß die isolierte Herausstellung eines auch noch mit fragwürdigen Mittel als erhöht definierten Cholesterinspiegels als eines entscheidenden Risikofaktors für die Entwicklung arteriosklerotischer Gefäßveränderungen einer der großen Irrtümer der neueren Präventivmedizin gewesen ist. Erst allmählich dämmert die Erkenntnis, daß das gesamte Konzept der „Bekämpfung" der sogenannten Zivilisationskrankheiten von den sechziger bis in die neunziger Jahre hinein mit der fortwährenden Beschwörung einzelner Risikofaktoren viel zu kurz gegriffen hatte und wenig mit wissenschaftlich fundierter Prävention zu tun gehabt hat.

Die unmittelbaren ökonomischen und standespolitischen Interessen haben für die Gestaltung und Finanzierung des Gesundheitswesens und die gesamtgesellschaftliche Wahrnehmung gesundheitlicher Problemlagen ein großes Gewicht. Dies gilt auch für die Werbefeldzüge gegen das vermeintlich so gefährliche Cholesterin. Und trotzdem ist es erforderlich, auch die hiervon unabhängigen bzw. verselbständigten Gesetzmäßigkeiten der Arzt-Patient-Beziehung und dabei vor allem das Wechselverhältnis von medizinischen Angeboten und Patientenerwartungen zu beleuchten. Das Geschäft mit der Gesundheit läßt sich nicht allein dadurch hinreichend verstehen, daß immer wieder aufs Neue die schnöde Gewinnsucht von Ärzten und Industrie entlarvt wird. Die Überstrapazierung des Cholesterin-Themas erlaubte offenbar vielen Menschen, die Illusion zu pflegen, durch punktuelles Verändern der Ernährungsbedingungen ganz entscheidenden Einfluß auf das Risiko von Herz-Kreislauf-Erkrankungen nehmen zu können, ohne die Komplexität der eigenen Lebenslage näher in Betracht ziehen zu müssen. Umgekehrt betrachtet: in einer Welt, in der die Einflußmöglichkeiten auf politische und gesellschaftliche Schlüsselentscheidungen als sehr gering erlebt werden, bot das Risikofaktorenmodell der Medizin wenigstens den bildungsbeflissenen Mittelschichten ein vermeintlich wirksames und stabiles Übungs- und Überzeugungsfeld zur Beeinflussung ihrer Gesundheitschancen.

3.2. Das Kommunikationsdefizit

Die Erwartungen an die moderne Medizin - und spiegelbildlich dazu dann oft die abgrundtiefen Enttäuschungen und die radikalen Verurteilungen - gehen mittlerweile bereits in bestimmten Bereichen über die Heilsversprechungen der Medizin hinaus. Dies beginnt bei der völligen Überschätzung der tatsächlichen Möglichkeiten der pränatalen Diagnostik und endet bei der nur noch phantastisch zu nennenden Wahrnehmung der Intensivmedizin als gottähnlicher Instanz. Der scheinbare Widerspruch zwischen der vehementen Kritik an einer grenzenlosen Medizin und der Überschätzung und überwiegend positiven Aufnahme aller Neuerungen in Diagnostik und Therapie löst sich erst dann auf, wenn neben der Ebene der ökonomischen und institutionellen Macht der Ärzteschaft auch die unheilvolle emotionale Allianz zwischen Patienten und Ärzten ins Blickfeld gerät. Beide Seiten finden im großen Stil bislang keinen Weg, sich über den sinnvollen Einsatz der Medizin zu verständigen, obwohl dies in intensiven, auf Kooperation hin orientierten Gesprächen zwischen aufgeklärten Patienten und souveränen Ärzten sehr wohl gelingt. Häufiger aber ist das Aneinandervorbeireden, wobei die Beteiligten nicht wissen, wovon die andere Seite redet.

Die meisten Ärzte schrecken davor zurück, sich die Begrenztheit ihres Handelns mit der erforderlichen Schärfe und ohne zynische oder resignative Interpretationen vor Augen zu halten. Das Studium hat ihnen wenig über die vitalen Fragen von Gesundheit und Krankheit, Leben und Tod vermittelt. Als Stationsärzte werden sie in den Krankenhäusern dann auf einmal in ihre eigentliche Rolle hineingeworfen und haben nach dem Pflegepersonal den intensivsten Kontakt mit den Kranken, wesentlich mehr als die beruflich erfahreneren Oberärzte und Chefärzte. Diesen vielfältigen Aufgaben sind sie nicht allein deswegen nicht gewachsen, weil sie Berufsanfänger sind. Sie müssen diese schwierige Etappe zudem in einer Lebensphase bewältigen, in der das Nachdenken über die Endlichkeit des Lebens typischerweise noch nicht begonnen hat und statt dessen das Anhäufen von möglichst viel scheinbar wertneutralem Fachwissen und der Erwerb handwerklicher Fähigkeiten von der Wundversorgung bis zur Darmspiegelung im Vordergrund des Interesses steht. Und wo es ihnen dämmert, daß es für einen schwerkranken Patienten das wichtigste ist, Ängste und Hoffnungen nebeneinander äußern und bearbeiten zu können, und wo für sie gleichzeitig deutlich und erfahrbar wird, daß die glänzende Akutmedizin bei einem Kranken mit extrem ungünstiger Genesungschance ihren Stellenwert weitgehend verloren hat, weichen sie in der Regel dem notwendigen Dialog aus. Dieser würde ja voraussetzen, daß auch ihr eigener Lebensentwurf mitgedacht werden müßte. Es bestünde die Gefahr, daß dann der strukturelle Größenwahn der Medizin sowie die eigenen Ängste der kritischen Reflexion anvertraut würden. Besonders bedrückend ist, daß innerhalb dieses Verdrängungsprozesses auch die sinnvolle Anwendung bewährter Behandlungsprinzipien oft noch zu kurz kommt. Es ist nach wie vor keine Ausnahme, daß die ärztliche Visite an den Krankenzimmern Sterbender vorbeigeht. Und insbesondere die Schmerztherapie ist in der Behandlung chronisch Kranker nach wie vor ein sträflich vernachlässigtes Kapitel, obwohl außer Frage steht, daß gerade hier pharmakologisches und anästhesiologisches Wissen besonders wichtig ist und hilfreich eingesetzt werden kann. Beschränkung auf Bewährtes in der Pharmakotherapie sowie routinemäßiger Einsatz von psychosozialen Hilfen und Arbeitsmethoden: dies wäre fast so etwas wie ein Patentrezept gerade für die letzte Lebensphase chronisch Kranker. An Vorbildern mangelt es nicht, wohl aber an Entschlossenheit zur Umsetzung.

Auch die Strukturen der Kliniken behindern nach wie vor eine patientenorientierte Pflege und Medizin. Krankenhausärzten fällt es wohl auch deshalb besonders schwer, die Auseinandersetzung mit den Gefühlen und Befindlichkeiten ihrer Patienten zu wagen, weil die Einbindung in das hierarchische Gefüge der Kliniken und die mühsame Herausbildung der eigenen Souveränität ins Wanken geraten, wenn sie sich zu sehr auf diese Kommunikationsarbeit einlassen. So gehen sie - oft sicher mit schlechtem Gewissen - zur Tagesordnung über und ersetzen eine wahrhaftige Auseinandersetzung durch vermeintlich sanfte und gutgemeinte Lügen über therapeutische Chancen. Die Patienten werden durch die asymmetrische Kommunikation entmutigt, nachzufragen und ihre Rechte auf eine angemessene Aufklärung und die erforderliche Beteiligung an dignostischen wie therapeutischen Entscheidungen durchzusetzen. Diese Schieflage kann deshalb relativ ungefährdet bestehen bleiben, weil gerade die schwer Erkrankten zunächst einmal jeden Zipfel noch so entlegener Heilsbotschaften begierig aufgreifen. Und nicht selten runden Ärzte dieses Muster der Interaktion mit der unreflektierten Einschätzung ab, die meisten Patienten wollten ja gar nicht aufgeklärt und beteiligt werden. Hierin kommt wieder in erster Linie die Überlegenheit der ärztlichen Position zum Ausdruck. Die wenigsten Ärzte nehmen zur Kenntnis, daß die Patienten auf Grund ihrer Krankheit von einer abhängigen Position aus denken, fühlen und handeln, daß mit anderen Worten immer wieder die Gefahr einer asymmetrischen Kommunikation entsteht.

Es stellt sich die Frage, unter welchen Voraussetzungen ein wirklicher Dialog zwischen Ärzten und Patienten zustande kommen kann. Allein die klassischen Zauberformeln von der Reform der Ausbildung der Mediziner und der Intensivierung der berufsbegleitenden Fortbildung reichen nicht länger aus. Zu stark ist die Einbindung der jungen Ärzte in die vorgegebene Rationalität des Klinikalltags, zu sehr sind sie mit sich selber beschäftigt, vor allem mit der Überwindung der eigenen fachlichen und persönlichen Unsicherheiten. Die Vielfältigkeit der Belastungen gerade der Berufsanfänger wird weitgehend als naturgegeben angesehen, anstatt über wirksame Modelle der Praxisanleitung und Supervision nachzudenken.

Es ist, mit anderen Worten, dringend zu klären, was innerhalb der Organisation des Krankenversorgungssystems geschehen muß, um diese systematischen Mängel abzustellen. So muß unter anderem deutlicher werden, daß die Weiterbildung der Kliniksärzte keine Durchgangsetappe sein darf, die es zu „überstehen" gilt, um einen Facharzttitel zu erwerben, sondern daß diese Jahre des Erwerbs der Facharztqualifikation gerade für Patienten von herausragender Bedeutung sind, weil hier die Hauptverantwortung für die ärztliche Versorgung im Krankenhaus getragen wird. Genügende Anleitung der in Weiterbildung befindlichen Ärzte ist eben nicht nur für die Diagnostik erforderlich, sondern vor allem unmittelbar am Krankenbett und bei der Erarbeitung und Durchführung von Behandlungsplänen. Die Spezialisten in den Krankenhäusern müssen für die Stationsarbeit erreichbar sein, sie dürfen nicht durch Funktionsdiagnostik oder Operationen völlig absorbiert werden. Junge Stationsärzte arbeiten oft notgedrungen eigenmächtig, viele leiden an der eigenen Unerfahrenheit und Unterlegenheit, dürfen dies aber in einer hierarchischen Klinikstruktur nicht offen äußern, da sie damit ihre Karriere in Frage stellen könnten. Umgekehrt können sie es sich in der Regel nicht leisten, grundlegende Kritik an den Arbeitsabläufen zu äußern, obwohl gerade zu Beginn der Berufstätigkeit die Offenheit für Veränderungen noch relativ groß ist. Hier gilt nach wie vor der Satz Alexander Mitscherlichs, daß die hierarchische autoritäre Struktur der Kliniken und Krankenanstalten wie ein Stück des voraufklärerischen Absolutismus in die Gegenwart hineinragt. Und so erleben viele Krankenhauspatienten nach wie vor die Folgen dieses Machtgefüges ganz unmittelbar. Sie werden in die Rolle der Hilflosen und Unwissenden gedrängt, denen die Wissenden und Helfenden gegenübertreten. Es ist bezeichnend, daß Patienten oftmals beim Aufnahmegespräch auch dann im Liegen befragt werden, wenn sie gar nicht bettlägerig sind. Und es ist beschämend, wie oft Kranke entblößt warten müssen oder nackt vor ihren Ärzten liegen, auch wenn dies für die eigentliche Untersuchung gar nicht nötig ist. Diese erzwungene, oft den Ärzten vermutlich gar nicht bewußte Unterlegenheit symbolisiert die Machtverteilung im Krankenversorgungssystem. Positive Gegenbeispiele gibt es sicher allerorten; aber warum sie nicht die Regel sind, muß immer wieder gefragt werden.

Parallel zum Abbau patientenfeindlicher Machtstrukturen muß die Suche nach Wegen der Ermutigung der Patienten, ihrer Angehörigen und Freunde intensiviert werden. Dies zielt gleichermaßen auf die Stärkung des Selbstbewußtseins bei dem Ruf nach angemessener psychosozialer Begleitung wie auf die Forderung nach einfühlsamer Aufklärung über Diagnostik, Behandlung und Gesundheitschancen. Es geht letztlich aber auch um die mühsame Annäherung an die Erkenntnis, daß es nötig ist, sich von den überhöhten Erwartungen an die Heilkünste im klassisch medizinischen wie im sogenannten alternativen Bereich zu lösen und die Grenzen der Wiederherstellung vollständiger Gesundheit durch die Heilberufe innerlich zu akzeptieren. Es spricht vieles dafür, daß eine ausgeprägte Hilflosigkeit von Patienten in besonders kritischen Situationen nach Stärke ruft und zu anmaßenden Empfehlungen durch die Therapeuten führen kann. Dem Gefühl, den Patienten alle Entscheidungen abnehmen zu müssen, folgen viele Ärzte gern - und oft unreflektiert. Dem entspricht das Wechselverhältnis von Vertrauensvorschuß und Ausgeliefertsein. Der Dialog wird zugunsten von Anordnungen beendet, der Patient wird in die Rolle des Unmündigen zurückgestoßen.

Nun muß man sehen, daß Patienten erst einmal auch ein legitimes Bedürfnis danach haben, sich fallenlassen zu dürfen, Verantwortung abzugeben. Dies gilt besonders in Krankheitsphasen, in denen es unmöglich erscheint, mit der Außenwelt noch zu kommunizieren, und in denen es in der eigenen Gefühlswelt chaotisch und düster aussieht. Aber Ärzte wie Patienten können dann in eine tragische Beziehungsfalle laufen, die dadurch gekennzeichnet ist, daß dem Arzt Allkompetenz zugestanden wird und dieser irrtümlich glaubt, er könne die irrealen Anforderungen auch befriedigen. Das Ziel der Wiedererlangung der Eigenverantwortlichkeit des Patienten bleibt dabei dauerhaft ausgespart. In diesem Zusammenhang ist aber noch etwas weiteres wichtig: Patienten sind vermutlich oft auch bereit, notwendige Kritik an Ärzten zu unterdrücken, weil sie in der berechtigten Sorge leben, daß derselbe Arzt morgen für sie in einer wichtigen Frage erneut die zentrale Bezugsperson werden könnte. Sie ahnen, daß er seine Machtposition dann mißbrauchen könnte, sie reagieren realistisch, aber ängstlich im Rahmen ihrer Abhängigkeitsposition. Insofern könnte ein Teil der Idealisierung des jeweils tätigen Arztes, vor allem des Hausarztes, der teils bewußten, teils unbewußten Motivation zu verdanken sein, den potentiellen Helfer bei guter Laune halten zu wollen. Dies ist offenkundig dort besonders wirksam, wo die freie Arztwahl auf Grund der regionalen Bedingungen nur eingeschränkt realisierbar ist. Dieser Mechanismus wirkt sicher gerade auch im Krankenhausbereich, weil dort die Möglichkeit der Arztwahl in der Regel nicht besteht; dies ist nur scheinbar eine natürliche Folge der Krankenhausstruktur, da sehr wohl vorstellbar ist, Patienten auch in der Klinik das Recht einzuräumen, einen Arztwechsel durchzusetzen, wenn die Vertrauensbasis nicht mehr vorhanden ist.

Der schwierigen, teils schmerzhaften Annäherung an ein realistisches Bild der Heilkunde stehen somit viele Hürden im Wege. Es beginnt mit der Schwierigkeit, einen fairen Zugang zum Rat von wirklich qualifizierten Ärzten und Therapeuten zu erlangen, wodurch sich die Chancen für eine gezieltere, eigenverantwortliche Lebensplanung im Zusammenhang mit gravierenden Krankheiten zumindest deutlich steigern lassen. Und es endet mit dem Zurückschrecken vor dem Eingeständnis, daß der Blick zur Medizin immer auch ein Stück weit der so menschlichen aber dennoch naiven Hoffnung entspricht, alles müsse machbar sein, wenn es um Krankheit und Gesundheit geht. Erst chronisch Kranke, die alle Höhen und Tiefen der Medizin durchlebt haben, kommen nicht selten an den Punkt, sehr präzise beschreiben zu können, wo die Medizin zur Linderung ihres Leids unverzichtbar und hilfreich gewesen ist und wo sie andererseits mit überhöhten Versprechungen an den wirklichen Bedürfnissen vorbeioperiert oder ihnen im schlimmsten Fall wertvolle Lebenszeit gestohlen hat.

3.3. Die Verführungen der biologischen Medizin

Nachdem seit den siebziger Jahren endlich auch in Deutschland die psychosomatische Betrachtung von Krankheit und Gesundheit mehr Aufmerksamkeit erfahren hatte und in der Ausbildung der Medizinstudenten Psychologie und Soziologie einen festen Platz einnehmen konnten, erleben wir in den neunziger Jahren eine äußerst wirksame Renaissance der biologischen Medizin. Mit dieser Feststellung soll kein geschöntes Bild der Reformphase gemalt werden, da die psychosozialen Grundlagenfächer immer damit zu kämpfen hatten, wirklich gleichgewichtig neben den klassischen Bereichen wie Anatomie, Physiologie oder Pharmakologie zu bestehen. Die eindimensionale und organbezogene Betrachtungsweise in der Medizinerausbildung konnte nicht ernsthaft ins Wanken gebracht werden. Immerhin aber konnte durch die Änderung der Approbationsordnung und andere Reformen bewirkt werden, daß medizinische Psychologie und Soziologie als Grundlagenfächer gegen den zum Teil erbitterten Widerstand der Ordinarien Einzug in die medizinischen Fakultäten hielten.

Aber auch die bescheidenen Fortschritte sind durch den erneuten Wandel in der Hauptblickrichtung der Wissenschaft wieder in Frage gestellt. Ein wichtiger Grund dürfte darin zu sehen sein, daß biologische Erklärungsmuster für Krankheiten dem erstarkenden konservativen Zeitgeist entsprechen. Dies will sagen, daß es wesentlich einfacher ist, für entsprechende Forschungsvorhaben Steuergelder oder Drittmittel einzuwerben als für komplexe humanwissenschaftliche Ansätze. Es ist heute angesagt, zu scheinbar einfacheren Lösungsmöglichkeiten zurückzukehren und das mechanistische Weltbild gegenüber solchen Ansätzen zu bevorzugen, die biologische, psychische und soziale Aspekte von Krankheit und Gesundheit in ihrer Verflochtenheit sehen und begreifen. Die Entwicklung in Richtung vereinfachter Theorienbildung gewinnt durch die rasanten Fortschritte der Molekularbiologie und Genetik einen idealen Rückenwind - vermutlich so stark wie noch nie in der neueren Wissenschaftsgeschichte. Die in greifbare Nähe rükkende Decodierung der materiellen Basis der genetischen Informationsspeicher in der DNS wird zu einer rapiden Veränderung in der Wahrnehmung von Gesundheit und Krankheit und des Wechselverhältnisses von Seele und Körper durch Experten wie Laien führen, obwohl hiermit für die Humanwissenschaften noch lange nichts gewonnen ist. Dieses in Japan, Europa und den USA vorangetriebene Großprojekt wirkt aber so, als wenn ein Menschheitstraum Realität würde. Die Entschlüsselung der genetischen Steuerungssequenzen vermittelt den Eindruck, der Kern menschlicher Existenz könne endlich aufgespürt werden.

Tatsächlich müssen angesichts der Erfolge der heutigen Molekularbiologie die genetischen Versuche eines Gregor Mendel und schon gar die mit dem Sozialdarwinismus verbundene Rassenhygiene wie Fossile aus der Steinzeitära erscheinen. Die Faszination, die von dieser hocheffizienten Genomentschlüsselung und der virologisch-gentechnologischen Forschung ausgeht, wird lange Zeit verhüllen, daß die kilometerlange Aneinanderreihung der Bausteine Adenin, Cytosin, Guanin und Thymin und die Dressurergebnisse der virologischen Labors wenig zum Verständnis menschlicher Existenz und der sozialen Dimension des Lebens beisteuern können. Aber in alle Wissenschaftsdisziplinen wird in den nächsten Jahrzehnten die Euphorie der modernen Genetik und Gentechnologie ausstrahlen. Die Öffentlichkeit wird immer wieder aufs Neue in Wissenschaftsgläubigkeit erstarren. Und dies wird insbesondere auf die Humanmedizin jetzt noch gar nicht abschätzbare Auswirkungen haben. Gerade bezogen auf die emotional am schwersten zu verarbeitenden chronischen Krankheiten und Behinderungen werden allein schon die *Versprechungen* des genetischen Forschungsansatzes einen nachhaltigen Hoffnungs- und Entlastungsschub für die Betroffenen und ihre Familien mit sich bringen. Auf einmal scheint in greifbare Nähe gerückt zu sein, daß wertneutrale naturwissenschaftliche Antworten gegeben werden können, wo bisher Ratlosigkeit und Verzweiflung herrschten. Psychosoziale Theorien für Fragen der Krankheitsentstehung, Therapie und Rehabilitation werden es im Umkehrschluß wieder schwerer haben, ausreichend materiell und ideell unterstützt zu werden. Bei der Vergabe von Fördermitteln besteht die große Gefahr, daß es die psychosozial orientierte Präventionsforschung künftig noch schwerer haben wird, da Politik und Stiftungen von der Molekularbiologie und Gentechnologie nicht zuletzt deshalb so fasziniert sind, weil sie hier die „eigentlichen" Präventionschancen vermuten.

Es steht zu befürchten, daß auch der Begriff der Eigenverantwortlichkeit eine neue, subtilere Interpretation erfahren wird. Krankheit und Gesundheit könnten demnächst in erster Linie unter dem Gesichtspunkt betrachtet werden, was als genetisch bestimmtes und „unvermeidliches" Schicksal anzusehen ist und wo menschliches Handeln die genetische Substanz „unverantwortlich" gefährdet. Hiermit wird ein enormer Druck auf schwangere Frauen ausgeübt werden, die zu Hüterinnen des Erbgutes stilisiert werden. Bezogen auf Faktoren wie das Rauchen wird die soziale Determiniertheit von gesundheitsfördernden und -schädigenden Lebensweisen durch Bildung, Einkommen und sozialen Status immer weniger Wissenschaftler und Politiker interessieren. Biologismus und Schuldzuweisung an die Kranken und deren Mütter werden sich nahtlos ergänzen.

Die moderne Molekularbiologie kann heute bereits als die Heilsideologie des heraufziehenden 21. Jahrhunderts bezeichnet werden. Es muß als tragisch bezeichnet werden, daß innerhalb dieser extrem anspruchsvollen Wissenschaft bisher so wenig darüber nachgedacht wird, welche unkalkulierbaren sozialen Risiken provoziert und in Kauf genommen werden. Schon im Prozeß der Entschlüsselung der DNS werden als Teil der Untersuchungsmethode gewissermaßen chirurgische Eingriffe in die genetische Substanz durchgeführt, die den Weg aufzeigen, wie die eigentliche Manipulation der Erbsubstanz in Zukunft aussehen kann. Dabei kann auch nicht annähernd abgeschätzt werden, welche erheblichen Nebenwirkungen und Langzeitfolgen die Einflußnahme auf den genetischen Pool des Menschen haben kann. Die letzte verhängnisvolle wissenschaftliche Neuerung, die zu unerwartet großem Leid geführt hat, war die Kernspaltung. Es spricht alles dafür, daß auch das Experimentieren mit der menschlichen Keimbahn an allen Bedenken vorbei, die heute noch zu entsprechenden gesetzlichen Schutzbestimmungen führen, morgen allgemeine Praxis werden wird. Die Öffentlichkeit wird dies umso eher dulden und sogar fordern, je rascher Fortschritte bei der Anwendung gentechnologischer Verfahren zur Herstellung von Medikamenten und Impfstoffen erzielt werden. Gelingt es dann noch, einen Impfstoff gegen Aids auf gentechnologischer Basis zu entwickeln - wofür gegenwärtig noch nichts spricht - so würden vermutlich alle moralischen Bedenken gegen die gentechnologische Manipulation der menschlichen Erbsubstanz ins Wanken geraten. Was würde dann noch die Beschwörung helfen, daß die Erzeugung von Medikamenten und Impfstoffen mit Hilfe von Kolonien spezialisierter Mikroorganismen keinerlei Rechtfertigung sein kann, Einfluß auf die genetischen Grundlagen des Menschengeschlechts zu nehmen? Schon heute zeichnet sich ab, daß der organisierte Widerstand gegen eine grenzenlose Gentechnologie bröckelt, weil die alten Argumente der Gefährdung von Arbeitsplätzen und des „Anschluß-Verpassens" angesichts der chronischen Massenerwerbslosigkeit an Boden gewinnen.

3.4. Die Faszination des Spezialistentums

Seit mehr als hundert Jahren läßt sich den Berichten ärztlicher Fachtagungen die Klage über die zunehmende Zersplitterung und Spezialisierung der Medizin entnehmen. Der Überblick über das Gesamtfeld der ärztlichen Kunst gehe verloren und damit der Kern dessen, was heute als ganzheitliche Medizin bezeichnet wird. Unbeeindruckt von diesen Klagen feierten immer wieder neue Disziplinen unter dem Banner des Fortschritts ihre Triumphe. Dem Generalisten wurde schon zu Zeiten nachgetrauert, als es - aus heutiger Sicht - vielleicht tatsächlich noch möglich gewesen wäre, einen halbwegs vollständigen Überblick über die konservativen und operativen Ansätze der Medizin zu gewinnen.

Heute ist demgegenüber beispielsweise selbstverständlich, daß sich das Spezialgebiet der inneren Medizin in zahlreiche Teilgebiete untergliedert und daß niemand gleichzeitig wissenschaftlich auf der Höhe der Kardiologie und der Gastroenterologie sein kann. Für alle Epochen der Medizin gilt, daß die Forderung nach dem allkompetenten Arzt, der über ein Universalwissen verfügt, an dem wichtigen Anliegen optimaler Krankenbetreuung vorbeigegangen ist. Dabei erscheint es auf den ersten Blick die Forderung ausgesprochen sympathisch, der *Generalist* solle sicherstellen, daß Krankheit - präziser: der kranke Mensch - nicht in verschiedene Teilaspekte aufgeteilt werden darf und daß der Kranke nicht zum Opfer engstirniger Spezialisten werden soll, die nicht mehr über ihren Horizont hinausschauen können.

Fortschritte in Diagnostik und Therapie sind aber ohne den Prozeß der Spezialisierung und Binnendifferenzierung in der Medizin überhaupt nicht vorstellbar. Eine fruchtbare Erörterung des Verhältnisses von Spezialisten und Generalisten wird erst eröffnet, wenn konkret untersucht wird, mit welchen Methoden und Fähigkeiten richtungsweisende Wege in der kurativen Medizin wie in der Prävention beschritten worden sind und wo hierbei hochspezialisiertes Wissen unter den jeweiligen gesellschaftlichen Bedingungen als unverzichtbar zu betrachten ist. Es geht mit anderen Worten um die Frage, wo theoretischer Erkenntniszuwachs und höhere technische Fähigkeiten zum Nutzen von Patienten sinnvoll, nach zu vereinbarenden wissenschaftlichen Kriterien in neue Diagnostik- und Therapiemuster umgemünzt und generell verfügbar gemacht werden sollen. Der Wert der modernen Diagnostik wird fraglos überschätzt (s. Abb. 3, S. 64). Will man die Superspezialisierung thematisieren, muß zunächst natürlich auch gesehen werden, in

Abb. 3:
Die Bedeutung der diagnostischen Fortschritte für die Entdeckung von Krankheiten

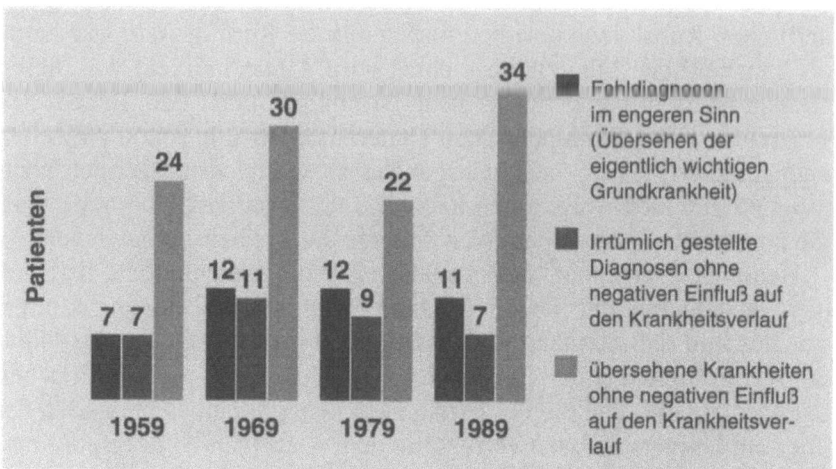

Für die Jahre 1959, 1969, 1979 und 1989 wurden an der Universitätsklinik Kiel die Ergebnisse von je 100 als repräsentativ bestimmten Obduktionen und die Ergebnisse der zugehörigen klinischen Untersuchungen gegenübergestellt. Es zeigt sich, daß die in diesem Zeitraum zu verzeichnende Verbesserung der diagnostischen Verfahren (zum Beispiel Computertomographie) die Rate an klinischen Fehleinschätzungen nicht nennenswert beeinflußt hat (Ausnahme: Infektionskrankheiten). Ein weiteres wichtiges Ergebnis: Anamnese und körperliche Untersuchung behalten in diesem Zeitraum ihren hohen, richtungsweisenden diagnostischen Stellenwert. Auch wenn die Veränderungen des Krankheitsspektrums in diesem Zeitraum mitbedacht werden, beeindruckt die Konstanz der übersehenen Krankheiten und klinischen Fehleinschätzungen.

nach Kirsch W und Schafii Ch. Misdiagnosis at a University Hospital in 4 Medical Eras. Medicine 1996; 75: 29-40

welchem Umfang und aus welchen Motiven die Nachfrage nach Untersuchung und Beratung durch Spezialisten entsteht; hierbei spielt die Angst der Menschen eine maßgebliche Rolle, der letzte Stand der Wissenschaft könne ihnen vorenthalten werden.

Es kommt für die Gesamtbetrachtung erschwerend hinzu, daß eine von Ärzten formulierte Ablehnung neuer Methoden aus dem zuletzt entwickelten Spezialgebiet der Medizin unter Berufung auf die eigene langjährige Berufspraxis doppeldeutig sein kann. Dahinter kann sich sowohl ein Festhalten an vergangenen, überholten Standards als auch eine sachlich-kritische Einstufung von bloß vermeintlichen Neuerungen verbergen. Nicht zuletzt spielt immer auch das Verteidigen abgesteckter Einkommens- und Machtstrukturen bzw. das Erschließen neuer Einnahmequellen eine wichtige Rolle bei der unterschiedlichen Bewertung von fortschrittsverdächtigen Entwicklungen in der Medizin. Niemand sollte glauben, daß Ärzte sich bezüglich ökonomischer Interessen edler verhalten als alle anderen Berufsgruppen auch. Wenn sich mit bestimmten Moden der Medizin viel Geld verdienen läßt, finden sich mit Sicherheit auch Kapazitäten, die ihren Namen für die notwendigen Werbekampagnen hergeben. Neben dieser Ebene des direkten ökonomischen Interesses finden sich im Gesundheitswesen aber auch Effekte mangelnder Methodenkritik und schulenbedingter Betriebsblindheit. Leider steckt die Qualitätssicherung der Diagnostik und Therapie der Alltagsroutine erst in den Kinderschuhen, sieht man von einigen wenigen gut abgrenzbaren Fragestellungen wie dem rationalen Einsatz wichtiger Medikamentengruppen ab. Am deutlichsten macht sich dieses Defizit an systematischem Denken bei dem bislang jedenfalls unkoordinierten Nebeneinander von ambulanter und stationärer Medizin bemerkbar. Es fehlt an Steuerungsinstrumenten, welche im Interesse einer wirksamen Patientenversorgung den Egoismus der beiden Systeme wirksam begrenzen könnten.

Was die medizinische Deutung und Bewertung von Krankheitssymptomen anbelangt, so ist unstrittig, daß nach wie vor eine sorgfältig erhobene Anamnese und eine qualifiziert durchgeführte körperliche Untersuchung in einem hohen Prozentsatz richtungsweisende oder sogar definitive diagnostische Ergebnisse erbringen können. Darüber hinaus läßt sich durch das Beherrschen dieses ärztlichen „Handwerks" der weitere Gang der technisch-apparativen Untersuchungen rational und so wenig belastend wie möglich für die Patienten gestalten. Es besteht unter erfahrenen Medizinern auch Einigkeit darüber, daß eine systematische Dokumentation der konzeptionellen Überlegungen und der gewählten Schritte in Diagnostik und Therapie unverzichtbar ist. Leider wird die Methode der problemorientierten Krankengeschichte zur Verbesserung der Transparenz und der Qualitätssicherung in der Medizin immer noch nicht als Standard betrachtet. Bei dieser international bewährten Dokumentationsweise ist nicht das vorrangige Ziel, Diagnosen niederzuschreiben, sondern die Probleme, welche zum Besuch der Arztpraxis oder des Krankenhauses geführt haben, zu erfassen und Schritt für Schritt zu belegen, welche dieser Probleme in welcher Weise angegangen und gelöst werden konnten. Die Medizin hinkt an diesem Punkt mittlerweile erheblich hinter der Pflege her, da diese begonnen hat, eine wissenschaftlich erprobte Pflegedokumentation in fast allen Krankenhäusern einzuführen. Und leider ist festzustellen, daß jede Generation von Ärzten erneut gegen diese und andere elementare Prinzipien einer guten Medizin verstößt. Dies macht sich freilich in Zeiten der fast exponentiell wachsenden diagnostischen Möglichkeiten und enormen Binnendifferenzierung der Therapieverfahren negativer denn je bemerkbar.

Damit sollen in keiner Weise diejenigen Ärzte herabgewürdigt werden, die sich intensiv und mit Erfolg um eine patientenorientierte Medizin bemühen. Es soll vielmehr darauf aufmerksam gemacht werden, daß weder die Lehrpläne des Medizinstudiums noch die Organisations- und Finanzierungsstruktur des Gesundheitswesens bis heute wirklich ernsthaft darauf ausgerichtet sind, der Kommunikation zwischen den Ärzten untereinander und mit den übrigen Berufsgruppen des Gesundheitswesens sowie der Verbesserung des Dialogs mit den Patienten mindestens dieselbe Aufmerksamkeit zukommen zu lassen wie der scheinbar wertneutralen Technik. Das wirklich bizarre Mißverhältnis zwischen einer technisch-apparativen Spitzenmedizin und der Sprachlosigkeit und fehlenden Systematik medizinischen Handelns sollte jenseits eines unfruchtbaren Mythos vom Generalisten und ohne Kultivierung einer irrationalen Technikfeindlichkeit endlich mit Nachdruck zum Gegenstand öffentlicher Debatten, intensiver Systemforschung und natürlich auch zum Herzstück der Aus-, Fort- und Weiterbildung erklärt werden. Andernfalls werden die beherrschenden Kräfte, hier vor allem die Ärzteschaft mit ihren Fachverbänden und die an Vermarktung ihrer Produkte interessierten Firmen, in jedem Einzelfall immer wieder mit großer Erfolgsaussicht fordern können, jedes den neuesten Forschungsergebnissen entsprungene diagnostische oder therapeutische

Verfahren müsse rasch flächendeckend eingeführt werden. Und letztlich fördert dies den Trend zu einer Hyperspezialisierung der Medizin, die sich damit schrittweise immun gegen Kritik von außen macht.

Wo begründete Zweifel auftauchen, ob ein neues Medikament oder ein neues bildgebendes Verfahren wirklich qualitative Verbesserungen mit sich bringen, wird sofort eine hochwirksame Begleitforschungs- und „Kritik-Zerstreuungs-Maschinerie" in Gang gesetzt, die erstens immense Kosten erzeugt, die über die Preise abgewälzt werden, und der es zweitens gelingt, auch ernstzunehmende Zweifel schrittweise von Kongreß zu Kongreß und von Publikation zu Publikation zu zerreden. Dies ließe sich exemplarisch an der Geschichte der Zytostatika-Therapie bösartiger Tumoren aufzeigen. Eine multizentrische Studie, d.h. Forschung unter Beteiligung mehrerer Spezialkliniken, löst die nächste ab, aber Aufwand und Erkenntniswert stehen oft in keinem Verhältnis zu den für die Patienten wichtigen Fortschritten bezüglich Überlebenszeit und Lebensqualität. Gleichzeitig werden zahllose Patienten mit Krebserkrankungen ohne echte Mitwirkungsmöglichkeit immer wieder zu Objekten von Forschung und Therapie, und dies unter der irrigen, wenn auch nur zu gut zu verstehenden Erwartung, ihr Opfer komme entweder ihnen direkt, sonst auf alle Fälle späteren Krebskranken zugute. Die Lawine der diesbezüglichen klinischen Studien wird auch nicht dadurch aufgehalten, daß regelmäßig in seriösen Fachzeitschriften Überblicksarbeiten unter dem Titel „Was ist gesichert in der Therapie?" - oft mit desillusionierendem Ergebnis - publiziert werden. Es gibt kaum eine wissenschaftliche Studie, die nicht mit dem Hinweis endet, daß weitere Forschung zu dem Thema unbedingt erforderlich ist, d.h. natürlich auch finanziert werden muß. Grundlegende Defizite in der Therapieforschung werden demgegenüber verschwiegen (s. Abb. 4, S. 68).

Es sei die These gewagt, daß die Häufigkeit schlechter Studien indirekt für die wachsende Skepsis gegenüber Chemotherapie bei Krebsleiden - gleiches gilt für andere eingreifende Behandlungsverfahren - in der Bevölkerung mitverantwortlich ist. Es wäre eine wirklich zentrale Frage, in welchem Umfang durch diesen Effekt die tatsächlich wirksamen Therapieverfahren zur Behandlung bösartiger Tumorleiden unterbleiben oder unnötig früh abgebrochen werden. So kann ja kein Zweifel daran bestehen, daß eine Reihe von Krebserkrankungen heute durch medizinische Behandlungsverfahren geheilt oder in ihrem Verlauf sehr

Abb. 4:
Frühzeitige Operation oder gezieltes Zuwarten: Das Beispiel Prostatakrebs

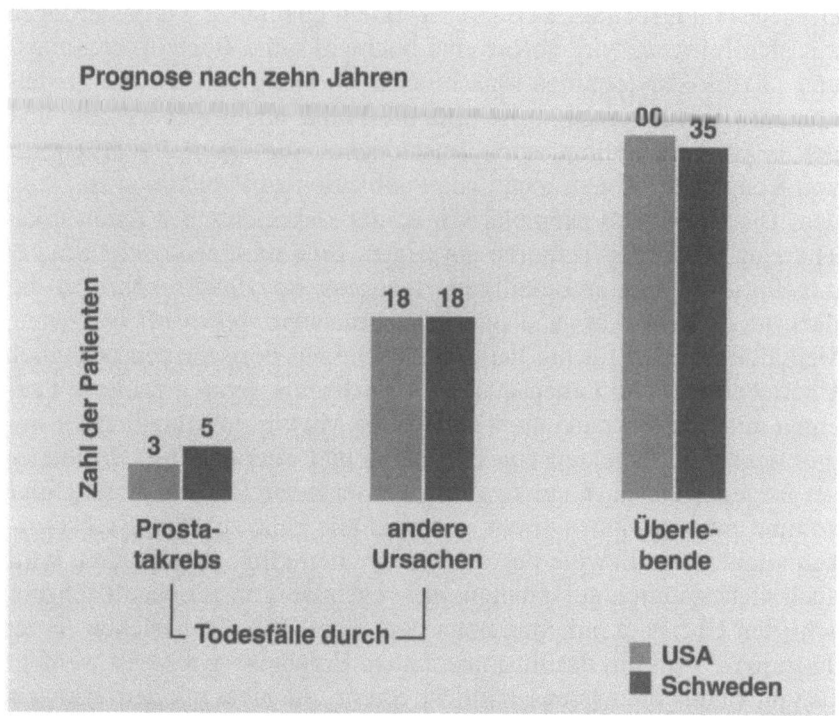

In einer der wenigen Wirksamkeitsstudien, die ein radikales Therapieschema in den USA (alle Patienten im Frühstadium eines Prostatacarcinoms werden nach Sicherung der Diagnose operiert) und ein zurückhaltendes Verfahren in Schweden (die gleiche Gruppe von Patienten wird erst nach Auftreten von Beschwerden operiert) miteinander vergleicht, wird deutlich, daß die Überlebenschancen jeweils sich nicht bedeutsam voneinander unterscheiden. Dies spricht nicht gegen den Nutzen von moderner Medizin beim Prostatakrebs, wohl aber gegen die Überschätzung des positiven Aspekts der Medizin bei dieser häufigen Krebserkrankung bezogen auf die Lebenserwartung. Eine Studie, welche diese provozierenden Ergebnisse bestätigen oder entkräften könnte, steht aus.

nach Russel L B. Educated Guesses. Making Policy about Medical Screning Tests. London: University of California Press, 1994

günstig beeinflußt werden können und daß die meisten der so behandelten Patienten die damit verbundenen Nebenwirkungen - zumindest rückwirkend - als erträglich bezeichnen. Wo aber dramatische „Nebenwirkungen" bei schlecht oder gar nicht behandelbaren Krebsleiden zur einzigen erfahrenen Hauptwirkung geraten oder minimale Fortschritte der Lebensverlängerung um wenige Wochen oder Monate von Ärzten viel zu positiv dargestellt werden, wird die gesamte Glaubwürdigkeit der Heilkunde in Mißkredit gebracht.

Bezogen auf das Krankenhaus als Ausbildungsstätte wäre dringend weiter zu untersuchen, in welchem Umfang Patienten eine gar nicht oder mühsam begründete Diagnostik und Therapie über sich ergehen lassen müssen, damit Ärzte die Hürden auf dem Weg zur Anerkennung einer Facharztbezeichnung überwinden können. Hier stellt sich die Frage, ob nicht das Spektrum der jeweils von der zuständigen Fachgesellschaft beschlossenen Untergliederungen ihrer Disziplin und die zur Pflicht erklärten Untersuchungs- und Operationskataloge ein ganzes Stück weit über medizinisch unstrittige Indikationen hinaus den Umfang der Diagnostik und die Therapiepläne auf den Stationen prägen. Und da die Spezialisierung herkömmlich mit einem höheren Prestige verbunden ist als die Ausbildung zu basismedizinischem Können, streben viele Ärzte auch von sich aus den Erwerb möglichst vieler Fertigkeiten an, so wie ihre Chefärzte daran interessiert sind, für möglichst lange Zeiträume von der jeweiligen Ärztekammer zur Weiterbildung in ihrem Spezialgebiet ermächtigt zu werden. Für die Bewertung des Spezialistentums in der Medizin kommt hinzu, daß jenseits der Triebfeder Einkommenserwartung und Prestige und selbst jenseits der ökonomischen wie sozialen Gesetze des medizinisch- industriellen Komplexes im Hintergrund die Faszination wirksam ist, die von der immer stärker spezialisierten und technikdurchdrungenen Medizin ausgeht. Die Macht dieser medizinischen Moderne wirkt allen anderen Trends und Einschätzungen zum Trotz gleichermaßen auf Patienten wie Ärzte, auf Politiker und Kostenträger. Daneben erscheint dann doch immer wieder das Erlernen von einfühlsamen Gesprächstechniken, das Einüben umsichtiger Behandlungskonzepte und das Nachdenken über die Grenzen der Hochleistungsmedizin als eine vielleicht liebenswerte, aber angestrengte bis brotlose Kunst.

Gesundheit ist eben doch keine beliebige Ware, so sehr sie längst zum Gegenstand hochlukrativer Geschäfte geworden ist. Ihre Sicherung und Förderung gehorcht aber nur scheinbar allein den vielbeschworenen Marktgesetzen. Die Ware Gesundheit wird vielmehr immer auch als Heiligtum gehandelt. Für ihren Erwerb ist angeblich kein Preis zu hoch. Hinter diesem pseudomoralischen Schutzschild lassen sich mit den Krankenkassen Verträge mit Luxusrenditen abschließen und Kritiker der bedenkenlosen Ausweitung medizinischer Leistungen zum Verstummen bringen. Erst die Begriffsfigur der globalen Kostenexplosion im Gesundheitswesen hat die Ökonomen und Planer zu Wort kommen lassen. Erstmals wurden Anfang der neunziger Jahre bedeutsame Leistungsbegrenzungen durchgesetzt. Noch ist aber keines falls ausgemacht, ob damit nicht überwiegend eine Schieflage bei der Inanspruchnahme medizinischer Dienstleistungen je nach Versichertenstatus und privatem Gegensteuern zustandekommt. Ein Weg zu einer wissenschaftlich fundierten Steuerung der verschiedenen Ebenen des Krankenversorgungssystems ist gegenwärtig weiter nicht in Sicht.

3.5. Therapieerfolge und Grenzen der Medizin

Eine radikale Kritik des Medizinbetriebs muß um der eigenen Wirksamkeit willen heute berücksichtigen, daß die Einschätzung der Medizin durch die Öffentlichkeit in wirklich starkem Gegensatz zu früheren Epochen - etwa vor Einführung der Antibiotika zur Behandlung bakterieller Infekte wie der Pneumokokkenpneumonie und der Syphilis oder vor der Anwendung der Osteosynthese zur Knochenbruchbehandlung - eben auch von ganz handfesten Fortschritten geprägt wird. Bis weit in dieses Jahrhundert hinein war aus nachvollziehbaren Gründen in weiten Teilen der Bevölkerung die Auffassung verankert, es lohne sich eigentlich nicht so recht, Ärzte zu konsultieren oder in ein Krankenhaus zu gehen, weil die Behandlung ja doch in der Regel zu spät kam und die Medizin sich oftmals mehr durch ihre drastischen Methoden als durch Heilerfolge auszeichnete. Es war, mit anderen Worten, einfach oft kein Kraut gegen die eingetretene Schwindsucht oder die Krebserkrankung gewachsen. Dies hat sich für viele Infektionskrankheiten, auch für eine Reihe von Krebsarten und manche früher zu Siechtum und Tod führende Erkrankungen deutlich geändert - man denke einmal an die sog. perniciöse (das heißt: lebensgefährliche) Anämie, die heute problemlos behandelbar ist. Hierdurch wurde ganz wesentlich die Basis dafür mitgeschaffen, daß Ärzte heute insgesamt ein so hohes Ansehen genießen und über ihre Befähigungen hinaus zu nahezu allen persönlichen Angelegenheiten auch von gesunden Menschen gern zu Rate gezogen werden. Die Ärzte haben sich erst auf dem Boden dieses Grundvertrauens ihrer Patienten zu Magiern neuen Typs entwickeln können. Sie kommen nicht länger mit leeren Händen, sondern sie können sich in vielen Bereichen auf ein solides Handwerk und ausgefeilte wissenschaftliche Theorien stützen. Wer nach Wegen sucht, die unkontrollierte und ausufernde Expertenmacht von Ärzten einzudämmen, tut gut daran, sich auch intensiv mit dieser realen Leistungsfähigkeit der Medizin auseinanderzusetzen und sie nicht um fundamentalistischer Prinzipien willen zu leugnen. Notwendig ist aber die breite Entwicklung der erst seit den achtziger Jahren begonnenen, anfänglich verkürzt unter Rationalisierungsgesichtspunkten geführten Debatte um die Qualitätssicherung in der Medizin wie der Heilkunde insgesamt. Niemand, so sollte man erst einmal meinen, müßte eigentlich diesen Weg scheuen. Die Patienten nicht, weil sie besser durchschauen könnten, wofür die Medizin hilfreich eingesetzt werden kann, und die Ärzteschaft nicht, weil ihre Erfolgsbilanz wirklich nicht so schlecht aussieht. Offenbar aber bestehen auch unabhängig von ökonomischen Interessen auf beiden Seiten Ängste, die medizinische Heilkunde derart nüchtern zu betrachten.

Die Entwicklung eines besser fundierten Ansatzes von Diagnostik und Behandlung in der Medizin dürfte bei sorgfältiger Betrachtung aber noch komplizierter werden. Eine seriöse Kritik der modernen Medizin muß nämlich weiter bedenken, daß die in einer jeweiligen Epoche breit akzeptierten Standards in Diagnostik und Behandlung einem fortwährenden Wandel unterworfen sind. Diese Entwicklung geschieht seit einigen Jahrzehnten in einem grundsätzlich anderen Tempo als in früheren Phasen der Medizingeschichte. Die Zeiträume, innerhalb derer das medizinische Fachwissen veraltet, werden immer kürzer. Jede Generation der Bevölkerung erlebt mit dem Älterwerden Entwicklungen der Medizin, die in der eigenen Jugend als unvorstellbar bezeichnet worden sind. Daß Operationen am offenen Herzen am Ende des zwanzigsten Jahrhunderts fast als Routineeingriff durchgeführt werden würden oder daß ein akutes rheumatisches Fieber ohne Folgen geheilt werden könnte, war für die Menschen im Jahr 1945 nicht vorstellbar. Organtransplantationen galten bis in die sechziger und siebziger Jahre hinein als kühnes Wagnis. Es ist insofern alles andere als einfach, darüber zu befinden, welche der gerade neu entwickelten Untersuchungs- und Behandlungsmöglichkeiten von welchem Zeitpunkt ab zwingend allen Mitgliedern einer Gesellschaft zur Verfügung stehen sollen, um bedeutsame Ungleichheiten bezogen auf Lebensqualität und Lebenserwartung zu vermeiden. Hierfür ist die Einführung der Behandlung mit der künstlichen Niere bei chronisch niereninsuffizienten Patienten ein ebenso exzellentes Beispiel wie die Einrichtung von internistischen wie anästhesiologischen Intensivstationen in jedem Krankenhaus. Niemand würde heute ernsthaft auf diese beiden Sparten der Akutmedizin verzichten wollen, auch wenn hin und wieder über respektable Entscheidungen einzelner Menschen berichtet wird, dem Schicksal auch bei guten Therapiechancen im Falle bedrohlicher Erkrankungen ohne Nutzung des medizinischen Fortschritts seinen Lauf zu lassen.

Es sagt sich so leicht dahin, daß die Medizin ihre Grenzen nicht kenne. Besonders häufig wird gesagt, daß alten und hochbetagten Menschen Untersuchungen und Behandlungen zugemutet werden, die ihre Lebensqualität nicht verbessern, sondern nur ihr Leiden verschlimmern. Hierfür gibt es sicher zahlreiche beschämende Beispiele, denkt man an die oft an Erbarmungslosigkeit grenzende Suche nach Tumoren bei erhöhter Blutsenkungsgeschwindigkeit und die Behandlung bestimmter Krebsarten mit fragwürdigem Erfolg bei extremen Nebenwirkungen. Die Antwort auf dieses Dilemma sollte eine grundlegende, nicht aber eine altersbezogene Änderung in der Medizin sein. Patienten und, wo nötig, ihre Verwandten und Betreuer, müssen aufgeklärt und in Entscheidungen einbezogen werden. Vorsicht ist demgegenüber bei allen Versuchen geboten, starre Altersgrenzen für aufwendige Behandlungsverfahren ziehen zu wollen. So kann die Dialysebehandlung auch für alte Menschen eine erwünschte und erfolgreiche Behandlung darstellen. Und scheinbar spektakuläre Eingriffe wie die Sprengung einer Aortenklappenverengung am Herzen können für über achtzigjährige Patienten mit einhergehender hochgradiger Kurzluftigkeit einen wahren Segen darstellen. Das Problem ist vielmehr, daß Ärzte nicht häufig genug zu Beginn des Kontaktes und fortlaufend mit ihren Patienten einen Untersuchungs- und Behandlungsplan entwerfen, der Möglichkeiten und Grenzen der Medizin gleichermaßen erkennbar werden läßt. Bezogen auf die Diagnostik ist das Überweisen zu hochspezialisierten Untersuchungen wie der Kernspintomographie nicht selten Ausdruck fehlender konzeptioneller Vorstellungen und eines Mißtrauens in die eigenen Möglichkeiten, wobei nicht wenige Ärzte mit den rückübermittelten Befunden aus der Hand von Superspezialisten nur überfordert sind. Aber auch hier wäre es gefährlich, technischen Neuerungen grundsätzlich skeptisch gegenüberzustehen. Die zitierte Verengung der Aortenklappe des Herzens läßt sich heute durch hochauflösende Ultraschallbilder viel einfacher feststellen als dies früher mittels Anamnese und Stethoskop möglich war. Es geht um den gezielten, verständigen Einsatz der Hochleistungsmedizin, nicht um deren Diffamierung.

Eine kritische Debatte kann aber darüber geführt werden, wie eng das Netz hochspezialisierter medizinischer Einrichtungen sein muß und wie Grenzen des sinnhaften Einsatzes der Maximalmedizin definiert werden können. Beides ist schwierig genug, da es nicht nur um objektive Daten wie Überlebensraten im Vergleich verschiedener Therapieformen untereinander geht, sondern immer auch um die Bewältigung von vitalen Ängsten angesichts der Bedrohung durch dramatische Erkrankungen und Unfälle. Ob in zwanzig Jahren beispielsweise die Transplantation der Bauchspeicheldrüse in ähnlich selbstverständlicher Weise zum medizinischen Standard erhoben werden wird wie heute die Nierentransplantationen, läßt sich auch durch noch so sorgfältig arbeitende Expertenkommissionen nicht vorhersagen. Möglich ist sowohl, daß die noch stark experimentellen Bemühungen in der Pancreaschirurgie eines Tages als Fehlentwicklung betrachtet werden, möglich ist aber auch, daß in den reichen Industriegesellschaften diese Form der chirurgischen Behandlung als ähnlicher Meilenstein gefeiert wird wie eben heute die Übertragung von Spendernieren. Mit diesen Ausführungen soll nicht über die ethischen Probleme der Organtransplantation hinweggegangen werden; gewarnt werden soll aber vor der Illusion, es sei relativ leicht, von vornherein feste Regeln zu entwickeln, welche chirurgischen Eingriffe eines Tages als Regelleistung zu betrachten sein werden und welche nicht.

Sehr groß dürften alles in allem die neu zu schaffenden ökonomischen Bewegungsspielräume durch die überfällige Debatte um Standards und Qualität in der Medizin nicht sein. Die Forderung nach einem Kriterienkatalog für den sinnvollen Einsatz der personellen und materiellen Mittel im Gesundheitswesen darf nicht zu der Illusion verleiten, man könne auf wesentliche Bereiche der kurativen Medizin verzichten oder das Gesundheitswesen insgesamt deutlich billiger gestalten. Dies geht nur um den Preis des drastischen Zurückschraubens der heute breit akzeptierten Angebote und wenn gleichzeitig die Defizite in der psychosozialen Betreuung Kranker weiter toleriert, gewissermaßen als nicht zum Auftrag des Gesundheitswesens gehörig bezeichnet werden.

Richtig ist aber - und dies ist eines der zentralen Dilemmata für rationale Planungen in der Medizin -, daß die Heilserwartungen der Gesunden und der Kranken systematisch überhöht sind. Die Angst vor der Endlichkeit des Lebens und vor nicht beherrschbarem Leid ist der beste Promotor für die fortwährende Expansion des Gesundheitssystems. Die nicht hinterfragte Idee des medizinischen Fortschritts verbindet Ärzte und Patienten in prinzipiell unlösbarer Weise. Es steht dahin, ob die Frage nach dem Preis des Fortschritts jenseits kurzsichtiger ökonomischer Überlegungen eine Chance erhält und damit der Weg zu einer Umverteilung der Mittel, die innerhalb des Gesundheitswesens aufgewendet werden, zugunsten von Prävention und Krankheitsbewältigung und Rehabilitation geebnet werden kann. Dies hieße, die Lebensqualität in den Mittelpunkt von Gesundheitsforschung zu stellen und hierüber eine andauernde Debatte in der Wissenschaft wie in der Öffentlichkeit zu führen.

4. Mittel und Methoden der Medizin

Medikamente, Strahlen und Skalpell sind die bewährten drei Mittel der ärztlichen Heilkunde. Psychotherapie und Gesprächsführung gelten demgegenüber nach wie vor eher als Accessoires. Der Begriff Medizin drückt in seiner doppelten Bedeutung bereits aus, daß das Rezeptieren der Arznei, der Medizin, von überragender Bedeutung für das Verhältnis der Ärzte zu ihren Patienten ist. Es ist heute fast die Regel, daß ein Arztbesuch in das Verschreiben eines Medikaments einmündet. Deutschland ist dabei zu einem Paradies für die pharmazeutische Industrie geworden, weil Zulassungspraxis und Preisgestaltungsmöglichkeiten ihresgleichen suchen. Eine unübersehbare Fülle von Einzelsubstanzen, die sich oft pharmakologisch untereinander nur geringfügig unterscheiden, und darüber hinaus eine nur als gefährlich zu bezeichnende Mischung von Einzelsubstanzen in unzähligen Kombinationspräparaten können sich wirkungsvoll am Markt behaupten. Dies gilt für schulmedizinische wie auch für die sogenannten naturheilkundlichen Präparate gleichermaßen.

Werbeagenturen entwerfen im Auftrag der pharmazeutischen Industrie immer neue Bilder von glücklichen, herzgesunden und seelisch ausgeglichenen Menschen in einer heilen Welt, die durch das Einnehmen von Medikamenten herstellbar zu werden verspricht. *Ein* maßgeblich von einer pharmazeutischen Firma gesponsorter Kongreß reiht sich an den nächsten mit nur einem einzigen Ziel: an ein älteres Präparat zu erinnern oder ein neues auf den Markt zu drücken. Viele Wissenschaftler spielen hierbei wohl nicht nur aus Überzeugung, sondern auch wegen der üppigen Honorare oder der Finanzierung ihrer Forschung bereitwillig mit. Und ein eigener Berufsstand, das Heer der Pharmareferenten, wird in der Technik des nach Wissenschaft klingenden Überredens der Ärzte geschult. Oft werden diese Besuche kombiniert mit kleineren und größeren Gratifikationen vom Kugelschreiber über ein wertvolles Lehrbuch bis zur Finanzierung einer interessanten Fortbildungsreise, die aus dem Hausetat nicht hätte bezahlt werden können.

Die Liste der Präparate ist endlos. Sinnloses und Gefährliches, Unnötiges und Suchterzeugendes steht im Regal des pharmazeutischen Warenhauses neben Bewährtem und Unverzichtbarem. Dieser Wildwuchs im Arzneimittelsektor ist wie kaum ein anderes Problem in der Medizin exzellent und immer wieder wissenschaftlich untersucht und beklagt worden. Die Kritik kann bislang aber keinen durchschlagenden Erfolg verbuchen. Auch das vermehrte Nachfragen aufgeklärter oder verunsicherter Patienten, inzwischen unterstützt durch zum Teil hochqualifizierte populärwissenschaftlich aufbereitete Bücher, deren hohe Auflagen das große Interesse an einer vernünftigen Arzneiverschreibung beweisen, hat der pharmazeutischen Industrie kaum schaden können. Erst die Kostendebatte, nicht die qualifizierte fachliche Analyse zur Problematik der patientengefährdenden Unübersichtlichkeit des Pharmamarktes hat allmählich zu der Erkenntnis geführt, daß Deutschland nicht weiter eine Gewinn-Oase für die Medikamentenhersteller und eine Risikozone für die Patienten bleiben darf. Der Weg zum zurückhaltenden Rezeptieren und problembewußten Konsumieren aber ist weit. Er muß nicht nur die Hürde der ökonomischen Interessen überwinden.

4.1. Die Droge Rezeptblock

Der Mißstand in der Medikamentenversorgung ist unstrittig in erster Linie das Ergebnis der gewachsenen Stärke der Krankenversorgungsindustrie, die sich eine hochgerüstete Schar von Experten leisten kann, um den Markt zu durchdringen und zu beherrschen. Eng gekoppelt hieran ist die Verantwortung jener Wissenschaftler und Kliniker, die immer wieder bereit sind, die Wirkung neuer Substanzen generell und im Verhältnis zu bewährten älteren Präparaten schönzureden. Weiter ist kritisch zu vermerken, daß die Ärzte, von denen viele die Problematik durchaus kennen, nicht konsequent gegen die Manipulationsmethoden der Industrie vorgehen, sondern im großen und ganzen die Spielregeln einhalten, wenn auch zum Teil mit zynischen Kommentaren beim Verspeisen des kalten Buffets am Rande von Fortbildungsveranstaltungen. Es wäre wieder eine Vereinfachung, alle Tagungen, die von der pharmazeutischen Industrie ausgerichtet werden, dem „Häppchen-und-Sekt-Typ" zuzuordnen; die Zahl der an vorrangigen Problemen der Patientenversorgung orientierten Tagungen und Kongresse zur medikamentösen Therapie ist jedoch nach wie vor gering.

Es ist aber auch nötig, danach zu fragen, ob sich das Kartell von Arzneimittelproduzenten und verschreibender Ärzteschaft nicht längst auf eine große Bereitschaft innerhalb der Bevölkerung stützen kann, dem Einfallsreichtum der pharmazeutischen Industrie zu vertrauen. Vermutlich erwarten viele Menschen zunächst einmal auf alle gesundheitlichen Beschwerden eine einfache medizinische Antwort, die sie in Form eines Rezeptes mit nach Hause nehmen können. Ein Problem besonderer Art ist dabei, daß es auch eine große Akzeptanz gegenüber Medikamenten gibt, welche vorgaukeln, psychosoziale Konflikte lösen oder erträglich gestalten zu können, anstatt den mühsamer erscheinenden Weg zu gehen, eigene Anstrengungen zu mobilisieren oder qualifizierte Beratung in Anspruch zu nehmen.

Patientenerwartung und Ausformung der Arztrolle treffen beim Verschreiben eines Medikamentes ideal zusammen. Für die Ärzte symbolisiert nichts so sehr wie das Ausfüllen eines Rezeptes ihre Machtposition. Sie können die Lösungen gewissermaßen schwarz auf weiß mit nach Hause geben. Es käme darauf an zu untersuchen, wie wirksamer als bisher das Verlangen nach den kleinen Helfern in den Pillenschachteln kritisch beleuchtet und Menschen eine Alternative zu trügerischen pharmakologischen Bewältigungsstrategien aufgezeigt werden kann. Innerhalb des heute üblichen Umgangs mit Medikamenten verstehen viele Patienten offenbar die Tatsache, ohne Rezept aus der Arztpraxis entlassen worden zu sein, als Mißachtung. Sie haben das Gefühl, mit ihren Beschwerden nicht ernstgenommen zu werden. Diese Behauptung steht nicht im Widerspruch zu der Tatsache, daß mittlerweile durchaus eine gewisse Grundskepsis gegenüber Medikamenten verbreitet ist und viele Schachteln gesammelt und nicht konsumiert werden. Das Rezeptieren von Medikamenten ist gleichermaßen Vermittlung einer Ware wie Symbol für die Zuerkennung der Patientenrolle. Dieser Prozeß hat sich verselbständigt und ist so sehr zum Ritual geworden, daß trotz allen Klagens über die stumme und seelenlose Medizin eine ausschließliche Beratung durch den Arzt, selbst wenn sie kompetent durchgeführt wird, von vielen Menschen als unzureichend erlebt wird.

Die verschiedenen Facetten des Problems lassen sich vielleicht am eindringlichsten am Beispiel der grenzenlosen Versorgung alter und hochbetagter Menschen mit Medikamenten verdeutlichen. Der Blick in den überquellenden Medikamentenschrank von Alten- und Pflegeheimen veranschaulicht besser als alle wissenschaftlichen Studien, daß von einem rationalen Verschreibungsverhalten der Ärzteschaft nicht die Rede sein kann. Die wenigsten Heimbewohnerinnen auf Pflegestationen (Männer sind hier wegen des hohen Altersdurchschnitts nur extrem selten anzutreffen) entgehen der Verordnung von Medikamenten, deren Nutzen schon bei den Einzelsubstanzen höchst fragwürdig ist und die oft in der Kombinationswirkung - nicht selten von verschiedenen Ärzten ohne gegenseitige Abstimmung aufgeschrieben - für alte Menschen geradezu gefährlich werden können. Welchen Sinn soll wohl die Rezeptur von cholesterin- und triglyzeridsenkenden Mitteln in den Altersstufen von 80 bis 100 Jahren haben? Glauben die zuständigen Ärzte selber daran, hiermit den Prozeß der Arteriosklerose und damit einhergehender Organkomplikationen wie Herzinfarkt und Schlaganfall positiv beeinflussen zu können? Ungezählt sind die verordneten Präparate, welche die Hirndurchblutung zu verbessern versprechen, obwohl es hierfür keinen einzigen seriösen wissenschaftlichen Beleg gibt. Bezogen auf die Heimbewohnerinnen liegt auf der Hand, welche Defizite in der Konzeption und der personellen Ausstattung der Heime dafür verantwortlich sind, daß die verbliebenen geistigen Fähigkeiten nicht besser gefördert werden können.

Nur als skandalös ist zu bezeichnen, mit welcher Fülle von Beruhigungsmitteln, Schlaftabletten und Psychopharmaka Industrie und Ärzteschaft viele dieser hochbetagten Menschen versorgen. Es ist durchaus nicht unüblich, daß Menschen in Pflegeheimen mehr als ein halbes Dutzend Medikamente gleichzeitig einnehmen müssen, ohne eine Chance der Einflußnahme hierauf zu haben. Im Gegensatz zum häuslichen Bereich werden ihnen die Tabletten zudem oft mit großer Sorgfalt kontrolliert verabreicht, während ältere Menschen sonst dazu neigen, teils bewußt, teils unbewußt durch das Sammeln der verordneten Medikamente den Nebenwirkungen zu entgehen. Leider verzichten sie manchmal damit auch auf die erwünschte Hauptwirkung des einzigen für sie wirklich wichtigen Mittels. Vielleicht übersteigt aber absurderweise insgesamt der positive Effekt dieser Nichtbefolgung von Rezepturen - in der Fachliteratur als Non-Compliance und fehlende Krankheitseinsicht von Patienten kritisiert - im hohen Alter in der Gesamtbilanz den Nutzen der Verordnungen. Es dürfte mit wissenschaftlichen Methoden kaum zu erfassen sein, was passieren würde, wenn alle verordneten Medikamente tatsächlich „gewissenhaft" eingenommen würden. Es soll angemerkt werden, daß qualifizierte Pflegekräfte in den Heimen sehr wohl mit den behandelnden Ärzten nicht selten um ein vernünftigeres Rezeptieren ringen, mit unterschiedlichem Erfolg. Und manches sinnwidrig verordnete Medikament wird auch dort dezent beiseite gelassen.

Ein wichtiger Grund für die Übermedikalisierung im Alter ist auch darin zu sehen, daß das Wissen über die veränderten Stoffwechselraten hochbetagter Menschen in der Ärzteschaft unzureichend verankert ist, so daß unnötig oft Überdosierungen auftreten. Um dem gefährlichen Mißverständnis vorzubeugen, Medikamente seien im Alter gewissermaßen immer schädlich, soll hierzu abschließend noch einmal darauf hingewiesen werden, daß es eben besonders tragisch ist, wenn alte Menschen in diesem Wirrwarr gelegentlich ausgerechnet das für sie einzig wichtige Medikament - zum Beispiel ein angemessen dosiertes, entwässerndes Mittel zur Behandlung einer Herzmuskelschwäche - nicht oder in falscher Dosierung einnehmen.

Das beschriebene unkritische Verschreibungsverhalten ist mithin zum einen Ausdruck unzureichender Qualifikation und zum anderen wohl auch Widerspiegelung der erlebten therapeutischen Hilflosigkeit angesichts eines zunehmend hohen Anteils alter und hochbetagter Menschen in den Arztpraxen und Krankenhäusern. Weiter kommt hier besonders drastisch das Defizit an praxisnaher Fortbildung insbesondere in klinischer Pharmakologie zum Ausdruck. Vor allem aber wird deutlich, daß die Medizin versäumt hat, zusammen mit den pflegenden Berufen und den sozialen Diensten an einem altersgerechten Konzept umfassender Betreuung und Aktivierung zu arbeiten. Dies würde voraussetzen, die typisch ärztlichen Reaktionsmuster viel seltener als heute einzusetzen und statt dessen das Gespräch, die Begleitung in dieser Lebensphase und die Vermittlung nichtmedizinischer Hilfen in den Vordergrund zu stellen. Nicht zuletzt müßte dies bedeuten, die Kompetenz der genannten anderen Berufsgruppen zu akzeptieren und der Versuchung zu widerstehen, immer wieder ausschließlich altersbezogene Probleme zu medikalisieren. Solange die Bedeutung der Kommunikation, der Pflege und der sozialen Beratung nicht den gebührenden Stellenwert genießt, mag ein zurückhaltendes Rezeptieren auch von den alten Menschen selber als Zurücksetzung mißverstanden werden. Es bleibt dem Beharrungsvermögen des jetzigen Systems geschuldet, daß diese Mißstände nicht schon lange beseitigt worden sind; spricht man mit niedergelassenen Ärzten, die häufig Hausbesuche bei alten Menschen machen, so werden diese den Bedarf an Gespräch, Beratung und Unterstützung im Alltag nicht grundsätzlich anders einschätzen. Es fehlt aber an der konsequenten Nutzung dieser Erkenntnisse für die Entwicklung neuer Konzepte.

Von herausragender Bedeutung ist der Einsatz des Rezeptblocks als Droge zur Befriedigung von süchtigem Verlangen und zur Zudeckung von psychosomatischen Störungen und seelischem Leid. Es steht außer Frage, daß viel zu viele psychotrope Medikamente verordnet werden, weit außerhalb aller Indikationen und Rechtfertigungen. Es ist dann sogar die Regel, nicht die Ausnahme, daß süchtige und suchtgefährdete Menschen ihre Dauerverschreibungen telefonisch verlängern lassen können und über lange Zeiträume nur noch mit der Arzthelferin Kontakt haben. Die Gründe für diesen Skandal sind nicht ganz einfach zu benennen. Offenbar reicht die Aus- und Fortbildung der Ärzteschaft nicht aus, eine grundlegende Kehrtwendung zu erzeugen, obwohl die Gefahren unüberlegten Verschreibens von Beruhigungs- und Schlafmitteln immer wieder Gegenstand von wissenschaftlichen Aufsätzen und Tagungen sind. Eine weitere, allein sicher auch nicht ausreichende Erklärung dürfte sein, daß in diesem Feld eine der wirksamsten Formen der Allianz zwischen Ärzten und ihren Kunden praktiziert wird. Die eine Seite ist froh, mit dem Suchtstoff aus der Praxis gekommen zu sein, die andere Seite gibt sich - zum Teil trotz schlechten Gewissens - damit zufrieden, schwierige und fordernde Patienten mit einem Rezept entlassen zu können, anstatt sich in eine anstrengende und konfliktträchtige Kommunikation zu begeben. Die Angst, Patienten zu verlieren, wird gelegentlich auch ins Feld geführt, ohne daß die Plausibilität dieses Arguments so recht belegbar ist. Möglicherweise ist für diesen Mißstand auch bedeutsam, daß trotz des allgemein vorhandenen Wissensstandes über die Gefahr der Suchterzeugung per Rezeptblock vielen Ärzten die nötige Befähigung fehlt, die Suchtgefährdung von Patienten richtig zu erfassen. Und schließlich könnte es so sein, daß die Routine des Verschreibens von Medikamenten den Blick für die Nebenwirkungen des Rezeptierens generell erschwert. Was häufig praktiziert wird, erscheint nach einiger Zeit als normal, zumal wenn es keine wirkliche Qualitätssicherung innerhalb des Systems gibt. Medizin als legalisierte Droge ist weithin zu einem sozialen Befriedungsinstrument geworden.

Um auch hier einem Mißverständnis vorzubeugen: sicherlich gibt es *sinnvolle* Indikationen für Psychopharmaka. Die Gesamtmenge der verordneten psychotropen Drogen steht aber in keinerlei vernünftigem Zusammenhang zu den fachlich begründeten Indikationen; dies deutet eben stark auf unsachgemäße Verordnungen hin. Daß Medizin gefährdete Menschen süchtig machen kann oder Süchtige davon abhält, sich ihrem Grundproblem zu stellen, müßte eigentlich schon lange Anlaß zum Umdenken sein. Der vordergründige Nutzen ist aber offenbar für alle Beteiligten so groß, daß die Gesellschaft sich insgesamt mit diesem Skandal abgefunden zu haben scheint. In ganz ähnlicher Weise wird von Ärzten und der Bevölkerung der bedeutendste Suchtstoff in unserer Gesellschaft, der Alkohol, bagatellisiert. Die permissive Gesellschaft, ein beschönigender Fachbegriff für die fast unbegrenzte Möglichkeit, zu relativ günstigen Preisen überall und zu jeder Zeit wie selbstverständlich Alkohol kaufen und konsumieren zu können, toleriert diesen Suchtstoff zur Regulierung ihrer harten sozialen Probleme. Sie ist als ganze längst abhängig von derartigen Lösungen aus den Brauereien und aus den Labors der pharmazeutischen Industrie geworden.

Vielleicht wird es bezogen auf das Krankenversorgungssystem nicht ohne Begrenzung der heute üblichen Leistungen gehen. Qualitätssicherung kann als Methode helfen, wenn nicht das Prinzip „Kostenreduktion um jeden Preis" der Motor für Veränderungen sein soll. Vorrangig dürfte dabei sein, Schritte in Richtung der Auflösung der unheilvollen Allianz von Ärzten und Patienten zu beschreiben. Verzicht auf sinnlose Rezepturen und unnötige Therapien muß dabei zu einem Dauerthema der Medizin werden, ohne daß dabei das Bedürfnis der Patienten nach Beratung und Kommunikation leiden darf. Es kommt schließlich darauf an, Wege zu wählen, die sich nicht im Beklagen des „Anspruchsdenkens" der Patienten erschöpfen oder unkritische Nützlichkeitsüberlegungen über alles stellen. Es kann beispielsweise nicht darum gehen, alten Leuten teure Medikamente vorzuenthalten, weil sie angeblich einen überproportionalen Anteil des Budgets verbrauchen, sondern es gilt, therapeutisch unwirksame Medikamente, die lediglich problematische Nebenwirkungen erzeugen können, wirklich konsequent aus den Verschreibungslisten zu streichen und die dadurch freiwerdenden Mittel in psychosoziale und pflegerische Betreuung und in Programme zur Aktivierung zu investieren.

4.2. Der Krieg der Worte und der Taten

Die Geschichte der Medizin und ihr Bild in der Öffentlichkeit ist nicht zuletzt durch eine lange Tradition heroischer, teilweise ausgesprochen aggressiver Behandlungsverfahren gekennzeichnet. Wie so oft ist die Sprache ein Spiegelbild der Kulturgeschichte. Aber kaum jemand scheint sich ernsthaft daran zu stören, daß die Fortschritte der Medizin traditionell in der Sprache des Krieges geschildert und gefeiert werden. Dies gilt sowohl für die Fachliteratur wie für journalistische Darstellungen und das allgemeine Bewußtsein. Krankheitserreger werden *bekämpft*, Todesursachen *besiegt*, Krankheiten *ausgerottet*. Die Krankheit erscheint in dieser Vorstellungswelt wie ein feindliches Heer, das mit Stahl, Strahlen und Chemie abgewehrt werden muß, besser noch durch präventive *Schläge* im Ansatz bereits zu vernichten ist. Die Geschichte der Medizin liest sich danach ganz überwiegend als die Geschichte heldenhafter Männer, die alles daran gesetzt haben, mit den scharfen Waffen der Medizin das Leiden aus dieser Welt zu verbannen. Die Medizin erklärt seit Jahrhunderten den Krankheiten den Krieg.

Bei dieser Sicht der Dinge wird durchweg unterschlagen, daß nicht die für sich genommen unstrittigen Errungenschaften der neuzeitlichen Medizin wie das Mikroskopieren, die Identifizierung von Krankheitserregern durch Anzüchten auf Nährböden, aktive und passive Impfungen oder die Entdeckung bahnbrechender Medikamente wie des Penicillins die großen Seuchen zurückgedrängt haben. Diese relativierende Betrachtungsweise ist aber selbst für Bereiche wie die Seuchenhygiene auch unter Berücksichtigung von wirklich durchgreifenden Aktionen wie der Pockenschutzimpfung oder der Entdeckung der Tuberkulosemedikamente richtig (s. Abb. 5, S. 83).

Die breite Öffentlichkeit, aber auch die Ärzteschaft will bis heute nicht wahrhaben, daß nicht die durch die Medizin veranlaßten Maßnahmen, sondern allgemeine gesellschaftliche Interventionen und Entwicklungen die großen Volksseuchen der Moderne wie die Cholera, den Typhus, und die Tuberkulose lange vor Entdeckung der Bakterien und Antibiotika in ihrer vernichtenden Dimension zurückgedrängt haben. Die Fortschritte wurden in erster Linie erreicht durch den Bau eines hygienischen Wasseraufbereitungs- und Abwassersystems in den Großstädten, durch die schrittweise Verbesserung des Ernährungszu-

Abb. 5:
Der Rückgang der Infektionskrankheiten in der Neuzeit: Der Beitrag der Medizin

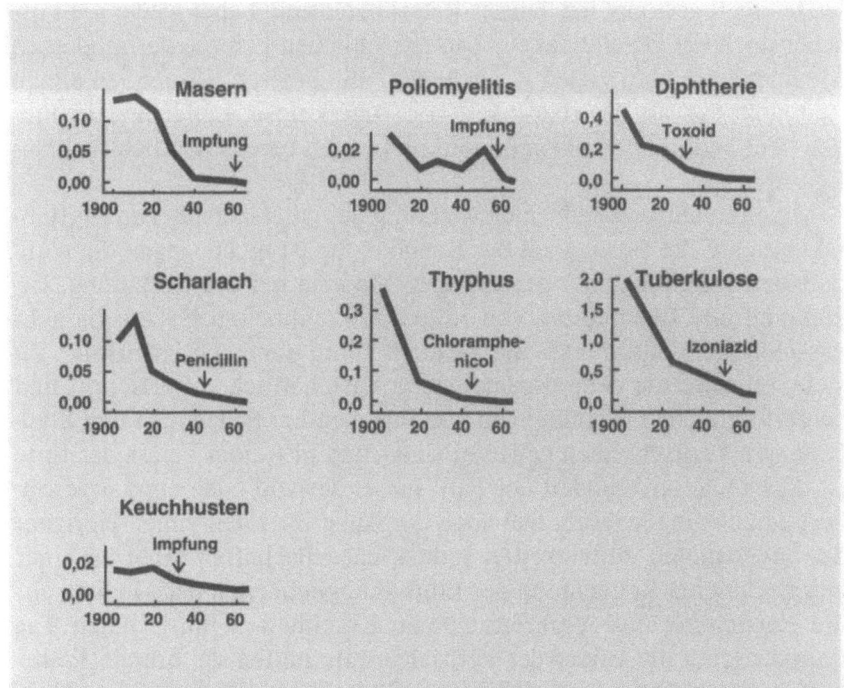

Die Betrachtung der standardisierten Todesraten pro 1000 durch Infektionskrankheiten seit der Jahrhundertwende verdeutlicht, daß der starke Rückgang der Mortalität im 20. Jahrhundert wesentlich weniger von medizinischen Maßnahmen (Impfungen, Antibiotika) beeinflußt worden ist als gemeinhin angenommen wird. Die Ursachen dieser Trends sind zwar bis heute nicht vollständig bekannt. Der Verbesserung der allgemeinen Lebensbedingungen (Wohnen, Ernährung, Bildung, Einkommen) kommt aber fraglos eine Schlüsselrolle zu. Diese bevölkerungsmedizinische Betrachtung steht nicht im Widerspruch zu der Tatsache, daß zum Beispiel die Tuberkulose durch die Impfung und die medikamentöse Behandlungsmöglichkeit für jeden einzelnen Betroffenen ihre frühere Bedrohlichkeit („Schwindsucht") verloren hat.

nach McKinlay J B u. S M McKinlay. The Questionable Contribution of Medical Measures to the Decline of Mortality in the United States in the Twentieth Century. In Milbank Memorial Fund 1977, 77: 405-428

standes, durch Beseitigung miserabler Wohnbedingungen und parallel hierzu durch die Hebung des allgemeinen Bildungsstandards in breiten Bevölkerungsschichten. Manches bleibt zudem bis heute ungeklärt. Niemand weiß beispielsweise, was den Todeszug der Pest in Europa letztendlich gestoppt hat. Dieses Rätsel beunruhigt aber weder die Forscher noch die Öffentlichkeit. Die tatsächlichen Erfolge der modernen Medizin setzen bei vielen Krankheiten, mit anderen Worten, zu einem Zeitpunkt ein, als die Häufigkeit von Tuberkulose, Lungenentzündungen oder bedrohlichen Durchfallerkrankungen bereits deutlich rückläufig war.

Mit einer entsprechenden Gewichtung der unterschiedlichen Einflußfaktoren auf die Gesundheit der Bevölkerung ist nichts gegen die wunderbaren Möglichkeiten der heutigen Medizin bei der Verhütung, Erkennung und Behandlung von Infektionskrankheiten gesagt. Es geht ausschließlich darum, daß die Medizin völlig unberechtigt Erfolge für sich verbucht, die dem allgemeinen gesellschaftlichen Fortschritt und den erfolgreichen Bemühungen von Ingenieuren, Pädagogen und Städteplanern zuzuschreiben gewesen sind - und in weiten Teilen der Erde ist dies heute unverändert der Fall. Es sei deshalb noch einmal gesondert darauf hingewiesen, daß auch der Blick über den engen Horizont der sogenannten entwickelten Industriegesellschaften nicht zu einer bescheideneren Betrachtung der Einflußmöglichkeiten der Medizin auf die Entstehung und Verbreitung von Krankheiten führt. Jeden Tag transportieren die Bilder der Fernsehgesellschaften die brutale Wahrheit in die Wohnzimmer, daß Krieg, Bürgerkrieg, Hunger, Mangel an sauberem Wasser und desolate Bildungssysteme den Weg zu einem auskömmlichen Leben und einer in unserem Verständnis tolerablen Lebenserwartung versperren. Diese Dimension der sozialen Voraussetzungen von Gesundheit, Krankheit und Tod bleibt offenbar für die meisten Menschen eine zu abstrakte Größe. Demgegenüber ist die ärztliche Hand, die impft und Medikamente aufschreibt, den Körper abtastet und das Ultraschallgerät bedient, Knochenbrüche heilt und Geschwülste mit dem Messer aus dem Körper herausschneidet, unmittelbar sinnlich erfahrbar. Sie entspricht den aktuellen, gegenwartsbezogenen Lebenseindrücken. Hierdurch wird das Bild von der Medizin geprägt, hierauf bauen sich die Hoffnungen auf das Erkennen bedeutsamer Gesundheitsrisiken und auf Heilung auf. Der gesellschaftliche Hintergrund, den die Menschen sicher auch sehen und der die persönliche Arzt-Patient-Beziehung überhaupt erst in ihrer konkreten Erscheinungsform ermöglicht, ist in der eigenen Betroffenheit nicht gedanklich präsent oder wird nicht mit der persönlichen Geschichte und den individuellen Chancen, ein zufriedenes und gesundes Leben führen zu können, in Beziehung gesetzt. Insbesondere die Entwicklung der Antibiotika und der Impfungen hat zu der Fehleinschätzung verholfen, die Infektionskrankheiten, die über Jahrhunderte schicksalsbestimmend gewesen sind, seien besiegt.

Das Auftauchen von Aids wurde wohl nicht zuletzt deshalb als so bedrohlich erlebt, weil in den reichen Gesellschaften in dem Zusammentreffen einer neuen lebensbedrohlichen Krankheit mit einer zudem noch überwiegend als fremd erlebten Sexualität die selbstgefällige Einschätzung erschüttert wurde, alle ansteckenden Erkrankungen seien im Griff. Bis zur Entwicklung der HIV-Epidemie war offenbar nicht nur der Zusammenhang von sozialer Lage und Infektionskrankheiten verdrängt worden, sondern auch die überall nachzulesende Tatsache, daß viele wichtige Infektionskrankheiten wie die Hepatitis nicht behandelbar und nur zum Teil durch Impfungen zu verhüten sind. Durch Aids wurde mit anderen Worten in den Industriegesellschaften auf einmal wieder deutlich, daß die Menschheit stets mit Mikroben leben wird und daß nach schwer zu durchschauenden Gesetzen immer wieder neue Infektionskrankheiten auftauchen, die Grundfragen der Lebensweise der Menschen aufwerfen können.

Die martialische Sprache wird heute auch bei den prinzipiell behandelbaren Infektionskrankheiten weiter benutzt, wenn es in einem scheinbaren Gegensatz zum medizinischen Fortschritt zu Todesfällen kommt. Dann wird die Salmonella enteritidis, ein im Zusammenhang mit der Massentierhaltung bedeutsam gewordener Erreger von Lebensmittelvergiftungen, vermutlich nicht allein wegen des Interesses an der Steigerung der Auflagenhöhe der jeweiligen Zeitschrift zum *Killerbakterium* hochstilisiert. Offenbar übersteigt es die Vorstellungskraft der meisten Menschen, daß die Zusammenhänge zwischen Epidemien oder auch vereinzelt auftretenden Infektionen mit dem ökologischen System und der Immunabwehr des Menschen komplex sind und Medikamente zwar oft, aber nicht immer schwere Krankheitsverläufe mit Todesfolge aufhalten können. Der Tod durch Salmonellen muß dann einem *magischen* Bakterium zugeschrieben werden. Auf ähnliches Unverständnis stößt die Mitteilung über Mutationen von Krankheitserregern und insbesondere über die Entwicklung von Bakterienstämmen, die unempfindlich gegenüber bislang bewährten Antibiotika geworden sind.

Der Krieg kennt nur Sieger und Besiegte, eine daran orientierte Heilkunde erlebt entweder Gewinne oder Niederlagen. Die martialische Denkweise kennt nur die Schablonen schwarz oder weiß. Die Gesundheit der Menschen läßt sich aber nicht mit einem derart einfachen Vorstellungsraster von gefährlich und nicht gefährlich begreifen; sie hängt vielmehr von einer Vielzahl äußerer wie innerer belastender und schützender Faktoren ab, deren Zusammenwirken für die Entstehung einer Krankheit oder deren Verhinderung zudem immer wieder Rätsel aufgibt. Die Erhaltung und Wiederherstellung der Gesundheit darf wegen der Vielschichtigkeit ihrer Existenzbedingungen deshalb auch nicht den Ärzten allein überlassen werden, so sehr diese auch noch vorgeben, alles für deren Erhalt einzusetzen, und so unverzichtbar qualifizierte Mediziner für die Erkennung, Verhütung und Behandlung von Krankheiten auch immer sein werden.

4.3. Militär und Medizin

Die kriegerische Sprache der Medizin verweist zudem auf direkte Kooperationsbezüge und gemeinsame Traditionen mit dem Militär. Hier ist an erster Stelle die unmittelbare Einbindung der Medizin für militärische Forschung und zur Aufrechterhaltung der Wehrkraft im Frieden wie zur Wiederherstellung der Schlagkraft im Krieg zu nennen. Krankheiten und Seuchen wurden von weitsichtigen Feldherren als bedeutsame Feinde erkannt und mit ähnlicher Aufmerksamkeit beachtet wie der militärische Gegner selbst, legten doch Wundfieber, Cholera, Typhus und Pocken nicht selten ganze Armeen lahm. Ärzte wurden aus diesen unmittelbaren Motiven der Herrschaftssicherung vom Militär eingestellt und mit dem Auftrag versehen, bereits im Rahmen von Musterungsuntersuchungen sicherzustellen, daß nur voll leistungsfähige Rekruten zum Kriegsdienst einberufen wurden und sich andererseits Gesunde nicht durch Vorspiegeln von Krankheiten vor der vaterländischen Pflicht drücken konnten, wie dies umgangssprachlich genannt wurde. Die Ergebnisse der Musterungsuntersuchungen wurden wegen ihres systematischen Charakters im Umkehrverfahren zu einer wichtigen Quelle staatlicher Gesundheitsberichterstattung und lenkten die Aufmerksamkeit auf gravierende gesundheitliche Problemlagen der jungen Männer, die ja nicht nur wehrtüchtig sondern in der expandierenden Industriegesellschaft auch arbeitsfähig sein sollten. Hier hat die Medizin frühzeitig staatliche Weihen erfahren, da sie einerseits zu einem wertvollen Instrument der Stabilisierung der Macht heranwuchs und andererseits aktiv in die gesellschaftliche Debatte um das menschliche Kapital eingebunden werden konnte.

Unmittelbar ist die militärische Tradition auch im Bereich der Psychiatrie nachweisbar. Nervenärzte wurden seit dem Ersten Weltkrieg an der Front und im Heimatland eingesetzt, um Angst und Panik in der Truppe frühzeitig zu erkennen und eine Ausbreitung solcher Tendenzen zu bekämpfen - oft mit brutalen Methoden wie Elektroschocks. Das Ziel war neben der Aussortierung unruhiger und agitierter Kranker vor allem der Kampf gegen das sogenannte Simulantentum, das hinter Krankmeldungen vermutet wurde. Kein geringerer als Sigmund Freud sprach von den Militärpsychiatern als den „Maschinengewehren hinter der Front". Die Denkwelt, die sich hinter dem Begriff vom Kriegsneurotiker verbarg und die im Kaiserreich und in der Weimarer Republik mit der Begriffsbildung des Rentenneurotikers komplettiert wurde, fließt bis heute in das Bild vom Kranken ein, wenn auch die obrigkeitsstaatliche und offen patientenfeindliche Version der Arzt-Patient-Beziehung glücklicherweise weithin überwunden worden ist. Dabei ist das Erstaunliche, daß dieselbe Schulmedizin, welche die Freudsche Neurosentheorie bis heute im Grunde immer noch nicht akzeptiert hat, in den genannten Zusammenhängen den Begriff der Neurose in diffamierender Weise zu benutzen gewohnt ist.

Schließlich hat auch die Kriegschirurgie ihre tiefen Spuren im Bewußtsein von Ärzten hinterlassen und Handlungs- wie Denkmuster geprägt. Ärzte haben sich immer auch bereit gefunden, Verwundete und Kranke so schnell wie möglich kriegsverwendungsfähig aus der Behandlung zu entlassen. Zum möglichst rationellen Einsatz der Ressourcen wurde das Triage-Prinzip der Sichtung der Verwundeten und Kranken unter dem Gesichtspunkt der Therapie- und Überlebenschancen eingeführt, wobei die gefährdetsten Patienten liegen und oft ohne eine wenigstens lindernde Behandlung sterben gelassen wurden: unerbittlich logisch - und ethisch unhaltbar.

Auf der anderen Seite wurden technische, biologische und medizinische Forschung in der Geschichte in vielfältiger Weise benutzt, um möglichst brutale und effektive Methoden der Vernichtung des Gegners zu erfinden. Dies bedeutet hier maßgeblich die Entwicklung biologischer und chemischer Kampfstoffe. Zu nennen ist aber auch die Beteiligung von Ärzten an der experimentellen Chirurgie bei der Testung von Waffen und Munition im Tierversuch mit dem Ziel, immer teuflischere Geschoßverletzungen erzielen zu können. Es ist erstaunlich, daß die Jünger Aesculaps dabei nicht in ethische Konflikte gekommen sind oder die Kraft entwickelt haben, sich kollektiv dieser Einbindung der Medizin in Vernichtungsstrategien zu widersetzen. Hier scheint sich das Interesse am Experimentieren so sehr verselbständigt zu haben, daß es zu einer erschreckend wirkungsvollen Abspaltung der Emotionen und dem Verlust von Schuldgefühlen kommen konnte

Vor diesem Hintergrund wird deutlich, daß die sprachlichen Parallelen zwischen militärischer und medizinischer Strategie ganz konkrete Wurzeln haben und nicht allein Ausdruck von freigesetzten Aggressionspotentialen sind. Gefährliche Herde werden beim Feind und im kranken Organismus geortet und entfernt. Infektionsquellen werden ermittelt und bekämpft, seien sie psychologischer oder bakteriologischer Natur. Ziel ist stets die Ausrottung des Übels, möglichst ein für allemal. Die sprachlichen und praktischen Überschneidungen mögen auf den ersten Blick nicht so aufregend wirken, wie dies aus der Perspektive des Humanismus für die unmittelbare Einbindung der Medizin in die Kriegsmaschinerien festzustellen ist. Bedeutung erhalten diese Parallelen aber auch im gewöhnlichen Alltag, wenn man sich die Aggressivität betrachtet, mit der Patienten in allen Epochen der Medizin bestimmten Untersuchungs- und Behandlungsverfahren unterworfen worden sind. Die Medizin war traditionell zumindest so sehr von ihrem Heilungsauftrag überzeugt, daß die zu allen Zeiten beschworenen Humanitätsprinzipien im Zweifelsfall hinter den Bekämpfungsstrategien und dem unbedingten Willen zum Sieg über die Krankheit zurückzustehen hatten. Militärische Macht wurde umgekehrt direkt mit dem Ziel der Krankheitenbekämpfung eingesetzt. Armeen riegelten ganze Städte ab, in denen Infektionskrankheiten grassierten, weil hierin lange Zeit ein probates Mittel der Seuchenhygiene gesehen wurde. Diese Tradition konnte sich lange halten, ohne daß jemals nachgewiesen werden mußte, ob dadurch der gewünschte Effekt bezüglich der Eindämmung von Pest, Cholera und Typhus auch tatsächlich eintrat.

Die Tradition der Musterungsuntersuchungen hat bis heute vielfältige Auswirkungen auf die Denkweise der Ärzte. Sie glauben, durch möglichst viele Reihenuntersuchungen und Screeningverfahren einen Eindruck über die Gesundheitslage der Bevölkerung zu gewinnen und damit gleichzeitig auch die vorherrschenden Erkrankungen in der Bevölkerung zurückdrängen zu können. Die wenigsten Mediziner sind in der Lage, kritisch danach zu fragen, wo dieser Ansatz, der immer große zeitliche und finanzielle Mittel bindet, wirksam eingesetzt werden kann und wo er allenfalls fragwürdige Ergebnisse produziert oder im schlimmsten Fall Menschen zu Patienten macht, die von der statistischen Norm abweichende oder kontrollbedürftige Befunde ohne jeden Krankheitswert aufweisen (s.Abb.6, S.90). Jeder Reihenuntersuchungs-Ansatz im Versorgungssystem versorgt die Ärzteschaft insoweit unabhängig von der Sinnhaftigkeit seines Ansatzes mit neuen Kunden und gewinnt allein dadurch eine hohe Attraktivität. Das vielleicht bekannteste Beispiel aus dem Bereich der Infektionskrankheiten ist die Röntgenreihenuntersuchung zur Entdeckung von Tuberkuloseerkrankungen. In Abhängigkeit von der Rate der Neuinfektionen kann diese Maßnahme äußerst sinnvoll sein; sie kann aber auch in Ländern mit niedriger Tuberkuloserate ihren Stellenwert verlieren. Trotzdem wird der Ruf nach dem Durchröntgen großer Bevölkerungsgruppen auch heute immer wieder laut, wenn einzelne Neuinfektionen an besonders sensibel erscheinenden Stelle auftreten, so in Gemeinschaftseinrichtungen wie in Schulen oder in Wohnunterkünften für Zuwanderer. Hier wird deutlich, daß die Angst breiter Bevökerungskreise vor dem „Einschleppen" von Seuchen durch Ausländer der Medizin immer wieder die alte Rolle der Gefahrenabwehr zuweisen kann.

Während das Screening zum Herausfinden von Tuberkulosekranken schon etwa seit den siebziger Jahren weniger bedeutsam wurde, war der Versuch, der in den fünfziger und sechziger Jahren begonnen wurde, das Mittel der Röntgenreihenuntersuchungen in das Feld der Prävention von Lungenkrebs zu verlängern, von vornherein unsinnig. Es gab niemals Hinweise darauf, daß die Rate zuverlässig diagnostizierter Neuerkrankungen an Lungenkrebs mit dem Ziel der wirksamen Therapie und Lebensverlängerung durch regelmäßige Reihenuntersuchungen vergrößert werden konnte. Trotzdem war aus der Tuberkuloseära die Röntgenaufnahme der Brustorgane so vertraut, daß über Jahrzehnte kaum kritische Nachfragen zu diesem aufwendigen Verfahren gestellt wurden, während gleichzeitig die Hauptursachen der *verhinderbaren* Formen von Lungenkrebs wie die Inhalation von Asbeststaub und das Zigarettenrauchen längst bekannt waren.

Die Forderung nach Reihenuntersuchungen von Erkrankten und möglichen Kontaktpersonen wurde auch im Zusammenhang mit sexu-

Abb. 6:
Möglichkeiten und Grenzen der Früherkennung von Krankheiten durch ärztliche Vorsorgeuntersuchungen

Zielerkrankung	Früherkennung möglich	Nutzen der Frühtherapie belegt	Empfehlung
Karzinome:			
Gebärmutterhals	+	+	ja
Brustdrüse (nur für bestimmte Altersgruppen)	+	+	ja
Dickdarm (mit Hilfe Blutnachweis)	-	-	nein
Prostata	-	-	nein
Nieren	-	-	nein
Lungen	+	-	nein*
asymptomatische:			
koronare Herzerkrankung	(+)	-	nein
periphere Durchblutungsstörungen	(+)	-	nein
zentrale Durchblutungsstörungen	(+)	-	nein
Hochdruck (ab 100 mm Hg diastol.)	+	+	ja
Fettstoffwechselstörung (bei deutlicher Ausprägung)	+	+	ja
Diabetes mellitus	+	-	nein*
Hyperurikämie	+	-	nein
Harnwegsinfekte	+	-	nein*
Niereninsuffizienz	(+)	-	nein
Hauptgruppe der Lebererkrankungen	+	-	nein
Atemwegserkrankungen	+	-	nein

+ trifft zu, (+) trifft nur eingeschränkt zu, - trifft nicht zu, * mit Ausnahme für definierte Risikogruppen

Der Berliner Arzt Abholz hat eine Fülle von Forschungsstudien zur Frage des Nutzens medizinischer Früherkennungsprogramme ausgewertet und Bewertungen vorgenommen, wo wirkliche Früherkennung möglich ist, bei welchen Krankheiten daraus Konsequenzen für eine frühzeitigere Behandlung gezogen werden können und was letztlich als gesichert und damit empfehlenswert betrachtet werden kann.

nach Abholz H H „Früherkennung – Mehr an Gesundheit? Eine Klinisch-epidemiologische Analyse" in: Psychosozial 1990, 12: 43-54

ell übertragbaren Erkrankungen in der Geschichte immer wieder gestellt, vor allem bei der Syphilis und der Gonorrhoe, zuletzt verstärkt wieder nach dem Auftreten der HIV-Epidemie. Angesichts der langen Tradition der Zwangsuntersuchungen weiblicher Prostituierter und der tief verankerten Vorurteile gegenüber dieser Gruppe wie gegenüber Homosexuellen und Drogenabhängigen ist es eine ausgesprochen ermutigende Erfahrung, daß mit einigen wenigen Ausnahmen in allen von der HIV-Epidemie betroffenen Ländern Reihenuntersuchungen nicht als entscheidendes Mittel der Prävention betrachtet werden. Historiker, Fachleute des öffentlichen Gesundheitsdienstes, Sozialwissenschaftler und Sexualmediziner konnten schlüssig belegen, daß sich die Weiterverbreitung von sexuell übertragbaren Erkrankungen am wirksamsten durch zielgruppenorientierte Aufklärung und qualifizierte Beratungsangebote abbremsen läßt, insbesondere dann, wenn aktive Selbsthilfegruppen, sachkundige Wissenschaftler und Kommunen gemeinsam vorgehen. Dies heißt nicht, daß sich unter anderen sozialen und politischen Vorzeichen nicht doch wieder Mehrheiten für Zwangs- und Reihenuntersuchungen finden ließen; trotzdem läßt sich im Zusammenhang mit Aids bisher sagen, daß in relativ kurzer Zeit ein Präventionskonzept entwickelt und in praktisches Handeln umgesetzt werden konnte, das sich nicht in erster Linie auf die Pfade der klassischen Seuchenbekämpfung und auch nicht auf die Organisationsstrukturen des kurativen Gesundheitswesens stützt. Vielleicht konnte es aber auch deshalb mehrheitsfähig werden, weil Ärzteschaft und Politik die erst einmal ungewohnten, aber vor allem von der Selbsthilfebewegung in Städten wie San Francisco zügig entwickelten Wege wirksamer Prävention mittels vielfältiger Aufklärungs- und Beratungsangebote mangels eigener Konzepte dankbar zur Kenntnis nahm, duldete und dann sogar mittrug.

Als tragisch ist demgegenüber zu bezeichnen, daß die Risikofaktorentheorie im Falle der sogenannten Zivilisationskrankheiten erreichen konnte, daß immer wieder ungezielte Screeningverfahren angewendet und zum großen Teil sogar durch die gesetzliche Krankenversicherung finanziert werden. Von den Hundertausenden von Cholesterin- und Harnsäureuntersuchungen wie den unzähligen Belastungs-EKGs haben aber ganz überwiegend die Ärzte und die beteiligten Firmen einen Vorteil. Es spricht alles dafür, daß die massiven Werbekampagnen zum Cholesterin-Testen und damit verbundenen Arztbesuchen wenig zur Beeinflussung der Häufigkeit von Herz-Kreislauf-Erkrankungen beigetragen, möglicherweise aber viele Menschen unnötig verunsichert haben. Erstaunlich ist mithin die Hartnäckigkeit, mit der trotz einer weit fortgeschrittenen wissenschaflichen Diskussion um Nutzen und Grenzen von Screeningmethoden in der Medizin im allgemeinen Bewußtsein der Ärzteschaft das Durchmustern als Prinzip und als Allheilmittel lebendig gehalten werden kann. Viele Ärzte geben sich damit zufrieden, daß sie bei jeder Art von Reihenuntersuchung natürlich auch tatsächlich kranke Menschen entdecken, denen sie individuell helfen können.

In übertragenem Sinne waren in der Medizin auch außerhalb dramatischer Ereignisse wie Kriegen und Seuchen bei rigorose Behandlungsmethoden zu allen Zeiten äußerst beliebt. „Drastikum" ist bezeichnenderweise der medizinische Begriff für stark wirksame Abführmittel, die jahrhundertelang in Kombination mit Brechmitteln für alles und gegen jedes Übel gut zu sein schienen. Daß die Kranken unter solchen Torturen immens litten, wurde als vermeintlich unabweislicher Preis für die Austreibung giftiger Substanzen in Kauf genommen. Tuberkulosekranke mußten vor Entdeckung der spezifischen Medikamente massive operative Eingriffe an der Lunge ertragen. Das Lahmlegen eines Lungenflügels durch Einblasen von Luft in den Pleuraspalt mußten zahllose TBC-Kranke über sich ergehen lassen, bis es nach dem zweiten Weltkrieg die ersten wirksamen Medikamente gab. Syphiliskranke wurden mit Quecksilber und Arsen „therapiert", de facto sehr oft vergiftet, bevor das Penicillin dieser Ära ein Ende setzen konnte.

Schließlich kennt die Geschichte der Psychiatrie vielfältige Formen von Kriegsführung der Medizin gegen ihre Patienten. Psychisch Kranke wurden viele Jahrhunderte lang Peinigungen und Foltern ausgesetzt, die zur jeweiligen Anwendungszeit aber als Stand der psychiatrischen Wissenschaft betrachtet wurden. Patienten wurden in Verliesen angekettet, bis zur Bewußtlosigkeit auf eigens konstruierten Drehstühlen herumgeschleudert und über Stunden zwangsweise entweder in eiskalte oder warme Wannenbäder gesteckt, um ihnen die Verrücktheit auszutreiben. Unter „wissenschaftlicheren" Vorstellungen wurden schizophrene Patienten mit Insulininjektionen in Unterzuckerungsschocks versetzt. In den vierziger Jahren wurden in Deutschland alle sogenannten Heilanstalten mit Elektroschockgeräten ausgestattet, und zahllose psychiatrische Patienten wurden durch strominduzierte Krampfanfälle „behandelt". Bevor hierbei Muskelrelaxantien und später die Narkose eingesetzt wurden, kam es regelmäßig zu Knochenbrüchen. Wenn man überhaupt eine Skala des Grauens innerhalb der martialischen Behandlungsversuche der Psychiatrie aufstellen will, so rangiert in der jüngsten Neuzeit vermutlich die verstümmelnde Gehirnchirurgie an erster Stelle; seit den dreißiger Jahren des zwanzigsten Jahrhunderts wurden insbesonderere bei schizophrenen Patienten in Serie Frontalhirnverstümmelungen durchgeführt, wobei diese Methode auch von chirurgisch völlig unerfahrenen Psychiatern jenseits aller Vorstellungen von gezielten operativen Eingriffen eingesetzt wurde. Es mag verstören, daß gerade die Geschichte der Psychiatrie derartig erschreckende Beispiele für den martialischen Umgang mit Krankheit und Behinderung liefert. Nahezu alle Gesellschaften aber entwickelten mehr oder minder grausame Methoden der Austreibung von Verrücktheit und Verzweiflung, wobei dies teils religiös, teils therapeutisch begründet wurde. Bezogen auf die Medizin läßt sich feststellen, daß psychisch Kranke immer wieder fragwürdigen und ungesicherten Behandlungsverfahren ausgesetzt wurden, auch nachdem infolge des naturwissenschaftlichen und reformerischen Selbstverständnisses der Aufklärungszeit die Irren von den Ketten in ihren Verliesen befreit worden waren.

Diese oft kaum mehr nachvollziehbaren Gewaltmaßnahmen sind schrittweise aus dem Kanon der Schulmedizin entfernt worden. Hier ist eine deutliche Pazifizierung, eine Befriedung der Medizin zu verzeichnen, die nicht genug gewürdigt werden kann. Und doch bleibt die Frage, wie die heutigen Behandlungsverfahren in ein bis zwei Generationen betrachtet und bewertet werden. Vieles muß nachdenklich stimmen, weil der unbeirrbare Therapiedrang der Medizin unverändert an vielen Stellen zu spüren und zu erleben ist. Im Zentrum der heutigen Kritik an der Praxis der Psychiatrie steht der oft unbegrenzte und unkritische Einsatz von hochwirksamen Psychopharmaka, der Neuroleptika, die mit extrem belästigenden bis behindernden Schädigungen des zentralen Nervensystems einhergehen können. Und selbst wenn man in Rechnung stellt, daß die radikale Ablehnung von Neuroleptika und Psychopharmaka ganz sicher keine Lösung sein kann, da sie in bestimmten Situationen tatsächlich sehr hilfreich sind, so muß man auch hier in der Breite von einem völlig unkritischen Verschreibungsverhalten sprechen, das - wie bei der medikamentösen Therapie insgesamt - in schroffem Gegensatz zu einmütig vertretenen Empfehlungen der Fachgesellschaften steht.

Das wahrlich oft anstrengende Aushalten von Verrücktheit, tiefer Traurigkeit, von empfundener Sinnlosigkeit und schlicht oft von Anderssein ist demgegenüber bis heute die am wenigsten eingeübte Reaktion auf psychische Krankheiten. Und dies gilt in erschreckender Gleichförmigkeit für alle „modernen" Gesellschaften trotz deutlich unterschiedlichen Ausprägungen von Toleranz oder Repression. Und betroffen sind gleichermaßen die Professionellen in der Institution Psychiatrie wie die Allgemeinbevölkerung, welche im großen und ganzen die Aussonderung der Irren und Abweichenden auch von den Experten verlangt. Damit sollen in keiner Weise die beachtlichen Fortschritte im Rahmen der Reformdiskussion der Psychiatrie, vor allem die Integration von seelisch Kranken in ihrer gewohnten sozialen Umgebung, während der letzten 25 Jahre wegdiskutiert werden. Es gilt vielmehr beharrlich an diesen sozialpsychiatrischen Errungenschaften festzuhalten und sie auszuweiten. Angesichts der nach wie vor überwiegend offenen Fragen nach den eigentlichen Ursachen der gravierenden, Angst und Unverständnis in der Bevölkerung erzeugenden seelischen Störungen läßt sich offenbar die Sehnsucht nach radikalen Therapieformen nicht beseitigen. Was vermeintlich und subjektiv nicht auszuhalten ist, muß bekämpft werden.

4.4. Der Krieg gegen chronisch Kranke und Behinderte

Die Unfähigkeit und der Unwille, mit denjenigen chronisch Kranken und Behinderten zu leben, die ein großes Maß an Toleranz und Zuwendung benötigen und gewissermaßen „trotzdem" oft nur Hilflosigkeit in den eigenen Gefühlen hinterlassen, wurde in brutalster Weise während der NS-Herrschaft mit den Mitteln der gesellschaftlich breit akzeptierten Ausgrenzung und Sterilisation von mindestens 350 000 Menschen umgesetzt. Schließlich mündete der unbedingte Wille zu einer reinen und gesunden Gesellschaft in die Tötung von weit über 100 000 schwer seelisch Kranken und Behinderten sowie von Menschen, die als asozial definiert wurden, so daß auch sie nach der NS-Lehre ihr Lebensrecht verwirkt hatten. All dies - von der Verabschiedung des Gesetzes zur Verhütung erbkranken Nachwuchses bis zum Massenmord - geschah unter maßgeblicher Beteiligung von Wissenschaftlern der verschiedensten Fachrichtungen, darunter zahlreiche Ärzte und Juristen. Für die Nachkriegszeit war ein Sterbehilfegesetz vorgesehen, welches endgültig regeln sollte, daß „unheilbar Erkrankte" nach entsprechender Begutachtung durch Experten umgebracht werden durften. Wer danach trotz radikaler medikamentöser oder psychologischer Therapie weiter der Gesellschaft zur Last fiel und als gänzlich unproduktiv zu charakterisieren war, sollte der Vernichtung anheimfallen. Gemeint war: Tötung durch die Hand von Ärzten.

Nichts kann so sehr die Perversion und die Gefahren des martialischen Denkens in der Medizin verdeutlichen wie die Wahnidee der „Reinigung des Volkskörpers" von seinen „Schädlingen". An der Vorbereitung und Durchführung dieser Massenmorde waren zahlreiche Forscher und Ärzte beteiligt. Es ist eine bleibende Verpflichtung, diese Erinnerung auch für jede Generation von Medizinstudenten wachzuhalten und sie bei der Suche nach einer Ethik des Heilens und Helfens zu nutzen. Der gnadenlose Antisemitismus hatte im Gesundheitswesen seine Ausprägung lange vor den Massenmorden bereits in den Berufsverboten, der Verfolgung und der Vertreibung jüdischer Ärztinnen und Ärzte gefunden. Dies führte zu einem dramatischen Verlust an breitgefächerter medizinischer Kompetenz.

Die Einbindung zahlreicher Ärzte in die Vernichtungsstrategien des deutschen Nationalsozialismus und insbesondere die innerhalb dieses Terrorregimes durchgeführten Menschenversuche stellten den Höhepunkt einer unmenschlichen Medizin dar, für die Mitgefühl und humanitäre Verantwortung Fremdworte waren. Diese Erfahrungen der jüngsten Medizingeschichte hätten Anlaß sein müssen, grundsätzlich über eine Weiterentwicklung der Beziehungen zwischen Patienten und Ärzten nachzudenken. Die im Anschluß an die frühe Arbeit „Medizin ohne Menschlichkeit" von Alexander Mitscherlich und Fred Mielke erst in den siebziger Jahren allzu spät begonnene systematische Aufarbeitung der NS-Medizin zeigt nämlich auf, daß durchaus bedeutende Teile der Ärzteschaft - konzeptionell auch schon vor 1933 - Überlegungen angestellt hatten, die Beziehung zwischen Krankheit und Gesundheit zugunsten einer inhumanen Aussonderung sozial auffälliger Menschen und aufwendig zu pflegender chronisch Kranker und Behinderter neu zu definieren. Aktive, zum Teil ausgesprochen aggressive Therapien zur Bekämpfung von seelischen und körperlichen Krankheiten gingen im Konzept des Sozialdarwinismus einher mit dem Willen, vermeintlich minderwertige Gesellschaftsmitglieder wegen der befürchteten negativen biologischen und sozioökonomischen Folgen zu sterilisieren und den „unheilbaren" Patienten den sogenannten Gnadentod zu geben.

Dies bedeutete nichts anderes als selektierte chronisch Kranke und Behinderte nach herzlosen ökonomistischen Kriterien zu ermorden. Dieser therapeutische Wahn ging dann nach 1933 mit einer grausamen Bilanz in Erfüllung. Viele der Täter waren fest davon überzeugt, daß dieser Preis zur „Reinigung und Behandlung des Volkskörpers" gezahlt werden müsse.

Sowohl für die öffentliche Debatte als auch gerade für die Ausbildung von Ärztinnen und Ärzten sind derartige Forschungsergebnisse und ihre Beachtung von überragender Bedeutung. Zeigen sie doch auf, daß das Heilungsversprechen und der unbedingte Helferdrang in der Medizin unter bestimmten sozialen und historischen Bedingungen in Vernichtungsdenken und in Töten umschlagen kann. Berichte von Überlebenden der NS-Vernichtungsmedizin und sozialhistorische Studien legen in großer Übereinstimmung die bedrückende Erkenntnis nahe, daß keineswegs alle Täter im weißen Kittel brutale Sadisten gewesen sind - solche hat es sicher gerade in den Vernichtungslagern auch gegeben - sondern daß diese Strategen der aggressiven Rassenhygiene in der unmittelbaren Kommunikation durchaus eher den herkömmlichen Erwartungen an einen zugewandten Arzt entsprechen konnten. Sie lebten zwei Leben und waren davon überzeugt, daß Zwangssterilisieren und endlich dann Töten Bestandteil einer neuen Heilslehre zu sein hatten.

Die Lehren aus der Geschichte wurden sehr zögerlich gezogen, da zwischen der Barbarei der sogenannten Euthanasieaktionen und der KZ-Medizin einerseits und der Normalität der Nachkriegssituation im Gesundheitswesen andererseits keine Zusammenhänge zu bestehen schienen. Und so steht bis heute nach wie vor der Entwurf einer neuen Ethik in der Medizin auf der Tagesordnung, nachdem Ärzte offenkundig auch zu scheinbar unvorstellbaren Grausamkeiten wie der Ermordung von Kranken aus bevölkerungsmedizinischen Motiven oder zum Zweck kriegswissenschaftlicher Forschung fähig werden konnten.

5. Seelenlose Apparatemedizin und neue Heilkunde

Kaum eine Formulierung erfreut sich innerhalb der Kritik des heutigen Gesundheitswesens einer so großen Beliebtheit wie die Bezeichnung „seelenlose Apparatemedizin". Ähnlich einprägsam sind die Begriffe „stumme und sprechende Medizin". Fast alle Menschen verbinden die stumme Medizin mit der Durchführung von technischen Untersuchungen wie EKGs, mit aufwendigen Laboruntersuchungen und dem Erstellen von röntgenologischen Bildern durch Computertomographen, neuerdings auch in der magnetfeldgespeisten Kernspintomographie. Und die Patienten erleben offenbar eine deutliche Diskrepanz zwischen der Qualität und Häufigkeit derartiger technischer Untersuchungen und dem Umfang der persönlichen Zuwendung in Form des Gesprächs mit ihren Ärzten, angefangen beim Erstkontakt über die Besprechung einer Untersuchungsindikation bis hin zum Erläutern therapeutischer Maßnahmen nach Eingang der Befunde.

Mittlerweile sind auch die mit dieser Entwicklung verbundenen Abrechnungsmodalitäten in der Arztpraxis in das Kreuzfeuer der Kritik geraten. Es rechnete sich bis vor kurzem überhaupt nicht, Zeit für Gespräche und Beratung zu verwenden. Technische Leistungen sind demgegenüber schnell erbracht, oft werden sie von den technischen Assistentinnen und Arzthelferinnen selbständig durchgeführt, ehe die knappe ärztliche Bewertung und Befundung erfolgt. Fraglos hat sich hier im Bereich der Medizin ein Kreislauf entwickelt: die Geräteproduzenten finden dankbare Abnehmer, können auf einfache Abschreibungs- und Rentabilitätsberechnungen hinweisen, und die Mediziner müssen um der Amortisation willen die oft zunächst über größere Bankkredite finanzierten Geräte dann auch maximal einsetzen, um finanziell klarzukommen. Und sie können diese Leistungen weniger anstrengend erbringen als dies bei der kommunikativen Auseinandersetzung mit ihren Patienten der Fall ist. So jedenfalls läßt sich eines der zentralen Probleme der vertragsärztlichen Praxis zugespitzt beschreiben. Das Problem wird seit etwa zehn Jahren zunehmend auch von den Ärzten selber thematisiert. Die gültige Abrechnungspraxis ist keineswegs ein unabänderliches Naturgesetz in der heutigen Dienstleistungsgesellschaft, sie kann grundlegend verändert werden. Selbst das System der Einzelleistungs-Vergütung, bislang Sakrileg der kassenärztlichen Vereinigungen, ist nicht länger ein Tabu für die Ärzteschaft, weil sich im Rahmen der Einführung von Gesamtbudgets Einkommensverluste nicht mehr grenzenlos durch Ausweitung der Leistungszahlen kompensieren lassen.

Der Breiteneinsatz moderner Technik in jeder Arztpraxis, schon gar in den zahlreichen superspezialisierten Facharztpraxen, die im Ausstattungsniveau inzwischen oft das benachbarte Kreiskrankenhaus übertreffen, und natürlich auch in den Fachabteilungen der Hochleistungs-Krankenhäuser, deren Ruf nicht unmaßgeblich davon abhängt, ob sie über die letzte Generation eines Computertomographen oder Operationslasers verfügen, hat seit den sechziger und siebziger Jahren in Deutschland eine Verdichtung erfahren, die weltweit ihresgleichen sucht. Im Querschnitt übertrifft der Stand der Technisierung selbst das Niveau der USA, weil dort ein wesentlich größeres Gefälle zwischen der Maximalversorgung für die wohlhabenden und ausreichend versicherten Schichten einerseits und dem Niveau der Medizin in der Provinz und für die Armen andererseits besteht.

Nun ist im Grunde unstrittig, daß die Medizin sich viel zu sehr auf technische Untersuchungen verläßt und oft nur unnötige oder irritierende Befunde erzeugt. Es gibt aber bislang nur zögernde Ansätze, diese Fehlentwicklung zu korrigieren. Dies dürfte nicht nur daran liegen, daß die Macht der Industrie und das Interesse der Ärzte am Einsatz der Technik so groß sind, es könnte auch darin begründet sein, daß die Kritik an der Apparatemedizin halbherzig und nicht ausreichend durchdacht ist.

5.1. Die Doppelmoral der Technikkritik

Will man auf die heute weithin als unbefriedigend erlebte Bevorzugung der Technik in der Medizin Einfluß nehmen, so sollte man sich vielleicht zunächst vor Augen führen, daß bislang noch jede Gesellschaft - völlig unabhängig, um welche Anwendungsbereiche es sich handelt - stets alle vorhandenen technischen Möglichkeiten ausgeschöpft hat. Dieses Grundprinzip wurde natürlich auch in der Medizin zu allen Zeiten angewandt. In den reichen Industrienationen wurde jedes neu entdeckte technische Untersuchungs- oder Behandlungsprinzip innerhalb kürzester Zeit auf den Markt und zur Anwendung gebracht. Niemals ist danach gefragt worden, ob ein neues technisches Verfahren nicht vielleicht zunächst in einem Langzeittest seine Vorteile gegenüber etablierten Methoden beweisen müßte, vor allem ehe die gesetzliche Krankenversicherung und damit die Versicherten selber in die Leistungspflicht genommen werden.

Für eine Analyse der gegenwärtigen Situation und eine Einschätzung der Veränderungschancen verdient besondere Beachtung, daß sich gerade die Führungseliten aller Gesellschaften immer ungeniert der Hochleistungsbereiche der Medizin bedient haben und bedienen. Dieses Verhalten bekommt nun zum einen Vorbildcharakter, weil gebildete und reiche Bürger nach Einschätzung breiter Bevölkerungskreise ja wohl wissen müssen, wie sie ihre Gesundheitschancen optimal nutzen. Zum anderen bewirkt der Hang der gebildeten und wohlhabenden Schichten zur Spezialmedizin eine Verstärkung der über Generationen geprägten Auffassung, daß derjenige eher sterben muß, der arm ist. Wie sollte für die Bevölkerung auch durchschaubar sein, wo die wirklich bedeutsamen Unterschiede in der Nutzung des kurativen Gesundheitswesens liegen? So steht zu vermuten, daß sich Reiche und Superreiche tatsächlich in bestimmten Bereichen Vorteile erkaufen können, indem sie beispielsweise an Warteschlangen vorbei in Operationsprogramme aufgenommen werden. Andererseits gibt es sicher auch Bereiche, wo die oberen Zehntausend lediglich dem schönen Schein des vermeintlichen Fortschritts aufsitzen und in erster Linie schlicht als besser versicherte Privatpatienten den Ärzten zu einem hohen Einkommen verhelfen, ohne daß ihre Lebensqualität und ihre Lebenserwartung dadurch um einen Deut besser werden. Eine ausführlichere Betrachtung des Verhältnisses von Privatpatienten und Chefärzten müßte sicher auch zusätzlich den Gewinn an Sozialprestige und innerer Zufriedenheit in Rechnung stellen, der sich aus der Konsultation dieser Kapazitäten ergibt. Eine wirkliche externe Qualitätskontrolle der Privatmedizin existiert nicht, eine theoretisch vorstellbare interne Kontrolle wird vor allem durch das Abhängigkeitsverhältnis der Ober- und Assistenzärzte von ihren Chefs und die spezielle Beziehung zwischen diesen und ihren Privatpatienten selber weitgehend unmöglich gemacht.

Der schlichte, gerade auch in den Massenmedien zunehmend zu findende Aufruf, zu einer weniger spektakulären und technikarmen Medizin zurückzukehren, ist allein aus dem Grund hilflos wie unfair, weil die wohlhabenden Schichten mit einer derart „reduzierten" Medizin kaum einverstanden sein werden. Maßhalteappelle, welche das sogenannte Anspruchsdenken der Patienten zum Ausgangspunkt von Einsparungs- und Reformüberlegungen machen wollen, müssen angesichts des stark gegliederten Versorgungssystems bei einem bedeutenden Anteil von Privatkassen und entsprechend unterschiedlichen Leistungsangeboten mit dem Vorwurf der Doppelmoral konfrontiert werden. Um noch einmal zum schönen Schein zurückzukommen: die Privatkrankenkassen werben bekanntlich ausdrücklich damit, daß durch die Chefarztwahl eine bessere Behandlung sichergestellt werden könne. So fragwürdig derartige Versprechungen auch bei näherer Betrachtung sein mögen: angesichts dieser immer wieder neu erzeugten Bilder einer Spitzenmedizin, die man sich doch leisten soll, um im Krankheitsfall besser davonzukommen, stehen Appelle zu einer einfacheren, bescheideneren Medizin immer erst einmal unter dem Verdacht, Billiglösungen für die breite Bevölkerung zu propagieren.

Nicht nur Manager aus den Vorstandsetagen der Großunternehmen, sondern letztlich alle, die auf Grund ihrer Bildung und ihres Status über eine besondere Durchsetzungsfähigkeit verfügen, werden immer alle Hoffnung auf den Chefarzt einer Spezialklinik und das gesamte Spektrum der verfügbaren Diagnostik und Therapie setzen, wenn sie befürchten, ihr letztes Stündlein könnte geschlagen haben. Sie alle sind mit anderen Worten in der beständigen Sorge, daß ihnen wichtige Neuerungen des medizinischen Fortschritts vorenthalten werden könnten, wenn sie nicht unmittelbaren Zugang zu den sogenannten Kapazitäten der medizinischen Spezialdisziplinen haben. Dieses Verhalten der Macht- und Meinungseliten dürfte ein ganz entscheidender Grund dafür sein, daß es so schwer ist, zu einem Konsens über eine bescheidenere Dimensionierung der technisch-apparativen Seiten des Gesundheitswesens zu gelangen. Auch der Starjournalist, der gerade einen beißenden Artikel über das überteuerte Gesundheitssystem beendet hat, wird sich in diesen Bahnen bewegen. Selbstverständlich wäre es ohne weiteres möglich, mit einem wesentlich kleineren Technikpark auszukommen, wenn stets nur das gesicherte Wissen um die Nutzung bestimmter Untersuchungs- und Behandlungsverfahren zur Geltung käme. Inzwischen ist aber die Nutzung der Dienstleistung Medizin so sehr Teil des Alltagshandelns geworden, daß nicht selten diejenigen Ärzte, die an einem rationalen Einsatz ihres Könnens interessiert sind und die Ausweitung ihrer Expertenrolle sowie den unnötigen Einsatz von Diagnostik und Behandlung ablehnen, bei vielen Patienten auf Unverständnis stoßen. Der verständige Arzt kann im Extremfall sogar als der unqualifizierte Arzt eingestuft werden, da er nicht das gewohnte Repertoir an aufwendiger Diagnostik auffährt. Eine gewissermaßen pure Form von Medizin ist somit in der Praxis heute kaum vorstellbar. Dies liegt maßgeblich wohl daran, daß sich die Hoffnung aller Menschen stets auf die Überwindung der gesetzten Grenzen der jeweils anerkannten Heilverfahren richtet. Paradoxerweise wird diese Sehnsucht auch durch diejenigen Vertreter alternativer Heilverfahren gefördert, die anzweifeln, daß es überhaupt rationale Kriterien für den Einsatz von Diagnostik und Therapie geben kann und die der ausschließlich individuellen Gestaltung der Behandlung das Wort reden. Im Windschatten dieses Subjektivismus kann dann auch wieder die Supertechnik ungestört Ausbreitung finden. Im Einzelfall - so die Hoffnung - können ja vielleicht doch das zusätzliche Kernspintomogramm oder die eigentlich nach dem Lehrbuch nicht mehr indizierte Nachoperation oder das noch nicht zugelassene Krebsmedikament Sinn machen. Dieser Mechanismus spielt nicht zuletzt eine überragende Rolle bei dem Einsatz fragwürdiger Heilverfahren innerhalb wie außerhalb der anerkannten Gebäude der Medizin. Insbesondere wenn spürbar oder absehbar wird, daß die Lebenszeit durch eine rasch fortschreitende Erkrankung drastisch verkürzt werden wird, wachsen die Hoffnungen auf Wundertherapien.

Was den Reichen in diesem Sinne recht ist, muß nun folgerichtig auch für die Armen billig sein, ganz unabhängig davon, ob sich der Einsatz der Hochleistungsmedizin nun tatsächlich segensreich auf Gesundheit und Gesundung auswirkt oder nicht. Solange sich für den Einsatz der diagnostischen und therapeutischen Verfahren nicht breit akzeptierte Qualitätsstandards durchsetzen, ist verständlich, daß der Verzicht auf eine ungebremste und sofortige Anwendung der jeweils modernsten Methoden schwer durchsetzbar ist.

Das Grundproblem läßt sich bereits an alltäglichen Beispielen der Arzt-Patient-Beziehung erläutern. Leider gewinnen Patienten leicht den Eindruck, sie seien ja gar nicht richtig untersucht worden, wenn ihr Arzt sie lediglich ausführlich zur Anamnese befragt, möglicherweise dann auf die körperliche Untersuchung verzichtet oder sie stark eingrenzt, weil ein Mehr an Diagnostik keine richtungsweisenden Erkenntnisse mit sich bringen würde. Auch diejenigen, die nach der alternativen Medizin rufen, wollen in der Regel nicht auf die Absicherung durch moderne Technik verzichten. Es wäre auch ganz unvernünftig, zu einer Schlichtmedizin zurückkehren zu wollen, denn im Prinzip ist tatsächlich unstrittig, daß zum Beispiel moderne bildgebende Verfahren und die Vielfalt an Behandlungsverfahren bedeutsame Vorteile mit sich bringen können, wenn sie denn intelligent eingesetzt werden.

Zur Entmutigung der Ärzte, viel Geld in unnötig viel Apparate zu stecken, muß wohl auch die Ermutigung der Patienten treten, wieder mehr auf das Wort und die Beratung zu vertrauen. Dies setzt aber voraus, daß dem Wort auch zu trauen ist und daß innerhalb der Gesellschaft nicht neben einer medizinischen Durchschnittsversorgung ein Luxusangebot vorgehalten wird, das stets den Zweifel nähren muß, ob nicht doch die Zweiklassenmedizin alter Zeiten fortlebt. Dies ist eines der großen Probleme bei den allgegenwärtigen Überlegungen zur Leistungsbegrenzung in der gesetzlichen Krankenversicherung. Auch dort, wo es nach überwiegender Meinung von Fachleuten möglich ist, auf bestimmte bisher übliche Angebote zu verzichten, ohne daß deshalb die Gesundheitschancen der Menschen verschlechtert werden, ist absehbar, daß private Versicherungen entsprechende Angebote auf Nachfrage zu einem höheren Preis anbieten werden. Durch den vom Gesetzgeber gewollten Wettbewerb der gesetzlichen Krankenkassen kann diese Tendenz in großem Stil gefördert werden, wenn es nicht gelingt, die Leistungskataloge der Kassen nach fachlich-wissenschaftlichen Gesichtspunkten qualitätsgesichert, das heißt nach überprüfbaren Standards zu definieren.

Unabhängig davon ist fraglich, ob es jemals einen von Fachleuten und Öffentlichkeit breit getragenen Konsens geben kann, welche Abstriche im diagnostischen und therapeutischen Spektrum akzeptabel erscheinen. Ein wichtiger Grund ist wie geschildert darin zu sehen, daß die meinungsbildenden Gruppen in der Gesellschaft in ihrer Anspruchshaltung keine Vorbildfunktion wahrnehmen, sondern eher den Neid der einfachen Menschen wecken, unabhängig von der Frage, ob die Unterschiede in der Behandlung von armen und reichen Patienten tatsächlich immer die Chancen zur Erhaltung oder Wiedergewinnung der Gesundheit beeinflussen. Die Aura, die von dem Verhalten der Großen in der Medizin gegenüber den oberen Zehntausend ausgeht, weckt jedenfalls das Mißtrauen einfacherer Leute und nährt die Zweifel, ob der Ruf nach mehr Bescheidenheit bei der Inanspruchnahme von medizinischen Leistungen nicht dem Satz von Heinrich Heine folgt: Sie trinken heimlich Wein, und predigen öffentlich Wasser.

5.2. Die Enteignung der Gesundheit durch die neuen Heiler

Neben der Forderung nach einer ganzheitlichen Betrachtung durch die Schulmedizin selber - dies mündet oft in den Ruf nach einer Renaissance des klassischen Hausarztes - hat sich im letzten Jahrzehnt als Gegenpol zur Apparatemedizin ein Trend zu psychologischen und psychotherapeutischen Heilverfahren außerhalb der kassenärztlichen Versorgung entwickelt. Hierbei sind gleichermaßen Selbsthilfeansätze wie ein buntes Feld unterschiedlichster professioneller Angebote entstanden. Je deutlicher die Unzufriedenheit mit einer als technik- und machbarkeitsbesessen erlebten Medizin geäußert wurde, umso mehr expandieren Behandlungs- und Heilverfahren, die sich als alternativ und ganzheitlich bezeichnen. Diese berufen sich teils auf bewährte traditionelle psychotherapeutische Verfahren, ohne immer deren Qualitätsstandards einzuhalten, teils entwickeln sie sich eigenständig im reinen Außenseiterbereich. Mehr aber noch bei psychologisch und pädagogisch ausgebildeten Akademikern, und nicht zuletzt auch unter dem Schutzschild der Heilpraktikerschaft entstand so im letzten Jahrzehnt eine neue Seelenheilkunde. Ein Psychotherapeutengesetz läßt weiter auf sich warten, das Heilpraktikergesetz aber stellt ein Schlupfloch dar. Es ist nicht unerheblich, daß es keinerlei Ausbildungs- und Prüfungskriterien für die Berufsgruppe der Heilpraktiker gibt und daß lediglich eine Überprüfung bei dem örtlich zuständigen Gesundheitsamt bestanden werden muß. In der Regel wird hierbei nicht mehr als einfaches medizinisches Grundlagenwissen abgefragt. Heilpraktiker dürfen aber mit wenigen Ausnahmen alle Formen der Heilbehandlung ausüben, so auch die Psychotherapie. Der Gesetzgeber und die Parteien weigern sich seit Jahrzehnten, diesen Skandal zu beenden, der darin zu sehen ist, daß - berechtigterweise - die Anforderungen an die ärztliche Heilkunde immer größer geworden sind, Heilpraktiker aber in einer bewußt erhaltenen Grauzone ohne Qualitätskontrollen die Heilkunde ausüben dürfen. Gesundheitlicher Verbraucherschutz findet hier somit per gesellschaftlicher Vereinbarung nicht statt.

Während einige Richtungen der neuen Seelenheilkunde den Beweis antreten wollen, bei einer Vielzahl von seelischen und psychosomatischen Störungen und der Bewältigung chronischer Krankheiten wirksamer und kostengünstiger als die Schulmedizin arbeiten zu können, lehnen andere jeden Ansatz einer wissenschaftlichen Überprüfung ihrer Methoden kategorisch ab. Hierbei wird dann in der Regel so argumentiert, daß sich das Wesen von Krankheit und Gesundheit nicht mit dem positivistischen abendländischen Wissenschaftsbegriff begreifen lasse und daß nur Intuition und Erfahrung als Methoden des richtigen Heilens akzeptiert werden dürften. Das Angebot ist mittlerweile nicht mehr zu überschauen und erfreut sich einer großen Beliebtheit, wobei bislang nicht untersucht ist, welche Bevölkerungsgruppen mit welcher Ausdauer und welcher Ausschließlichkeit in den sogenannten alternativen Heilverfahren ihr Glück suchen. Vielleicht ist es nur eine kleine Zahl von Menschen, die sich vollständig von der Medizin abgewandt hat. Vieles spricht jedenfalls dafür, daß der traditionelle Arztkontakt gewissermaßen als Sicherheitsvariante parallel genutzt wird, um die Vorteile der skeptisch betrachteten Schulmedizin nicht zu versäumen.

Untersucht worden ist bisher ebenfalls nicht, in welchem Umfang die veränderten Erwartungen der Patienten Einfluß auf das Verhalten der Ärzteschaft haben, inwieweit etwa die Bereitschaft zur Anwendung von Außenseitermethoden und Naturheilverfahren bei den Medizinern gestiegen ist, damit sie ihre „Kundschaft" nicht verlieren. Die Werbung im Deutschen Ärzteblatt für Naturheilkunde , Akupunktur- und andere aus dem asiatischen Raum stammenden Behandlungsverfahren - gewöhnlich handelt es sich um Kurzlehrgänge in exklusiver Umgebung - spricht eindeutig dafür, daß die Ärzteschaft diese Außenseitermethoden integrieren will, um nicht noch mehr Marktanteile zu verlieren.

Die oft zur Schau gestellte Selbstgefälligkeit der neuen Heiler, die hierin der Ärzteschaft mindestens ebenbürtig sind, und die ablehnende Haltung gegenüber Qualitätskriterien stehen in einem erstaunlichen Kontrast zu der Härte, mit der die Leistungen der Schulmedizin herabgesetzt oder geleugnet werden. Von der Homöopathie bis zur Edelstein-"therapie" gilt der vernunftabgewandte eiserne Grundsatz: *ich habe gute Erfahrungen mit diesem Verfahren gemacht*. Mit einem derartigen Subjektivismus übertreffen die alternativen Heiler mühelos diejenigen Mediziner, die ausschließlich auf persönliche Eindrücke schwören und allen Versuchen interner und externer Qualitätssicherung kritisch bis ablehnend gegenüberstehen. Therapiestudien zum Wirksamkeitsnachweis stellen außerhalb der Schulmedizin bislang noch die Ausnahme dar (s. exemplarisch für die Homöopathie Abb. 7, S. 105).

Alternative Therapeuten beteuern in der Regel, ihnen gehe es nicht um Heilung im schulmedizinischen Sinne, eher um Akzeptieren der Krankheit, Begleitung des Kranken und das Aufzeigen von Wegen jenseits der naturwissenschaftlich eingeengten Betrachtungsweise der

Abb. 7:
Was bewirkt Homöopathie – eine Diskussion

In einem Briefwechsel diskutieren S. Lewith (ein Arzt, der Homöopathie praktiziert), und R. Buckman (ein Krebsspezialist, welcher der Homöopathie aufgeschlossen gegenübersteht). Die Argumentationskette pro und contra macht deutlich, daß hinter dem Fachdisput die Frage steht, wie die artikulierten Bedürfnisse von Patientinnen und Patienten von der Heilkunde glaubhaft beantwortet werden können.

L.: Das große Interesse an Homöopathie sollte von der Medizin endlich ernst genommen werden.

B.: Das ist richtig, aber es gibt bislang keine überzeugenden wissenschftlichen Studien zur Wirksamkeit von Homöopathie.

L.: Es gibt sehr wohl erfolgversprechende Einzelstudien zur Behandlung von Heuschnupfen, Migräne und dem Fibromyalgie-Syndrom.

B.: Dies ist bei genauer Betrachtung nicht richtig: Es gibt zwar diese drei randomisierten Studien, von denen aber bisher nur eine sich einer Überprüfung im Zweitverfahren unterzog: dabei fand sich kein positiver Effekt durch Homöopathie.

L.: Es bleibt das Problem, daß die technokratischen Lösungsversprechungen der Medizin aus den 50er und 60er Jahren nicht in Erfüllung gegangen sind: die Menschen erwarten vor allem Antworten für die Behandlung der chronischen Krankheiten.

B.: Möglicherweise wirkt Homöopathie bei Beeinträchtigungen des Wohlbefindens durch den Placebo-Effekt. Es ist durchaus legitim, unschädliche Mittel bei angemessener Aufklärung der Patienten auch dann einzusetzen, wenn der Wirksamkeitsnachweis fehlt. Es ist zuzugeben, daß die Medizin für viele Krankheiten kein Heilmittel bereitstellen kann.

L.: Placebo-Effekte werden doch auch von der Schulmedizin genutzt. Außerdem steht auch für viele der klassischen Medikamente der Wirksamkeitsnachweis aus. Es kommt darauf an, ob Ärzte in der Lage sind, Selbstheilungskräfte der Patienten zu mobilisieren.

B.: Es ist wichtig, die verschiedenen Anschauungen über Therapie auszutauschen. Trotzdem bleibt zu hoffen, daß die Frage nach der Wirksamkeit der Homöopathie in einigen Jahren auf einer besseren Informationsbasis beantwortet werden kann.

nach Buckman, R und G Lewith. What does homoeopathy do – and why? Brit Med J 1994; 309: 103-106

Ärzteschaft. Der Blick in die Veröffentlichungen der Naturheilkundler und Außenseiter, mehr noch das Besuchen ihrer öffentlichen Vorträge und die Berichte von Patienten, die sich enttäuscht abgewendet haben, zeigen aber rasch auf, daß im Grunde fast alle diese Gegner der Schulmedizin fest davon überzeugt sind, zumindest für bestimmte Erkrankungen wirksamer als die Ärzte die vollständige Gesundung herbeiführen und die Lebensdauer verlängern zu können. Umgangssprachlich hat dies seinen Niederschlag im Wort „Wunderheiler" gefunden. Und in der Tat werden immer wieder Mittel angepriesen, die vermeintlich die fortgeschrittene Krebserkrankung noch zum Guten wenden können. Und auch der nach außen hin selbstkritische Homöopath glaubt wenigstens im Inneren seiner Seele daran, daß er mit seinen hochverdünnten Mixturen schwere Krankheiten beseitigen kann, während er auf kritische Nachfragen eher beteuern wird, unterstützend tätig sein zu wollen und sich auf Befindlichkeitsstörungen jenseits akuter, bedrohlicher Erkrankungen zu beschränken. Bis heute hat keine einzige der sogenannten Außenseitermethoden beweisen können, daß sie bei denjenigen Erkrankungen, welche auf Grund eines raschen Verlaufs und extremer Beeinträchtigungen der Lebensqualität die eigentliche Sorge aller Menschen sind, der Schulmedizin ebenbürtig oder gar überlegen ist. Diese Erkenntnis findet aber nicht ohne weiteres allgemeine Zustimmung, weil sich die meisten Menschen eine Tür zur Hoffnung offenhalten wollen und nicht, weil sie prinzipiell dem bunten Spektrum der Außenseitermethoden zugewandt sind. Diese vermeiden überwiegend den Vergleich mit den geschmähten Methoden der gern diffamierten Schulmedizin im Rahmen von kontrollierten wissenschaftlichen Studien. Heilserwartungen von Menschen stehen offenkundig nicht in einem unmittelbaren Verhältnis zur bewiesenen Wirksamkeit von Behandlungsmethoden.

Es ist zunächst einmal verwunderlich, mit welcher Selbstverständlichkeit die Kompetenz der neuen Therapeuten von ihren Patienten als gegeben vorausgesetzt wird. Gerade noch wurden die Ärzte wegen ihres angeblichen Dogmatismus und autoritären Gehabes gescholten, da steht eine neue Kaste von Heilern auf und bestimmt wie gottgegeben über die Gestaltung von Lebensschicksalen. Man könnte auch von einem neuen Typ des allwissenden Lebensberaters sprechen. Der Erfolg der psychotherapeutisch tätigen alternativen Heiler liegt vielleicht neben der unmittelbaren Zuwendung vor allem darin begründet, daß sie ihren Klienten gern mitgebrachte Anschauungen bestätigen und ihre Wünsche und Sehnsüchte in Worte fassen. Dies dient oft der Befreiung vom gesellschaftlich erzeugten Leistungsdruck. Nicht Auseinandersetzung mit der eigenen Lebensgeschichte, sondern wohlfeiles Anbieten einfacher Erklärungsmuster wird zum Rezept. Die hierauf eingestellten Patienten berichten dann fast stereotyp über den Behandlungsstand mit den Worten: „Mein Therapeut hat gesagt, ich bin noch nicht so weit".

Auf der Flucht vor einem paternalistischen und unreflektierten Arzt-Patient-Verhältnis landen Tausende von Menschen in den Armen neuer Väter und Mütter, die wieder vorgeben zu wissen, was gut und schlecht, was richtig und falsch ist. Im Bereich der neuen Psychotherapie-Szene entwickeln sich nicht selten unbegründete *Endlosbehandlungen*, die dem Beobachter den Eindruck aufzwängen, daß sich für die Ratsuchenden nichts Faßbares in Richtung einer eigenständigen Lebensgestaltung entwickeln darf. Dies steht dann in direktem Zusammenhang mit der gläubigen Übernahme der Ideologie des jeweiligen Heilverfahrens, welches völlige Umkehr fordert und grundlegend neue Lebensentwürfe verspricht.

Einwände und Fragen, inwieweit inzwischen weit verbreitete und zum Teil in Bestsellern vermarktete Methoden wie das Rebirthing oder der Urschrei bei seelischen und psychosomatischen Beschwerden überhaupt Erfolge vorweisen können, werden mit dem mitleidigen bis aggressiv gefärbten Hinweis zurückgewiesen, derartige Kritik spreche nur für die Borniertheit des Fragestellers, der sich endlich von seinem engen materialistischen Weltbild lösen müsse. Zwischen den meisten der esoterischen Behandlungsverfahren zugewandten Menschen und der Ärzteschaft gibt es oft keine Ebene des Dialogs mehr. Das Verlangen nach sich selbst genügenden mystischen Heilverfahren ist ganz offenbar in Teilen der Bevölkerung übermächtig. Das Irrationale wird dabei zum Teil mit stolzem Selbstbewußtsein verklärt. Neuerdings erwirbt sich dabei besonders der Hinweis auf die in Jahrhunderten gewachsenen therapeutischen Erfahrungen in fremden Kulturkreisen hohes Ansehen. Diese Trends haben interessanterweise auch das Berufsbild des Heilpraktikers in beträchtlichem Umfang verändert. Eine Reihe von Menschen, mit und ohne vorherige berufliche Erfahrung im Gesundheitswesen, die an den Wert einer ganz speziellen therapeutischen Methode glauben wie die Anhänger der japanischen Fingerdruckmassage oder der Ayur-Veda-Lehre unterziehen sich der Überprüfung nach dem Heilpraktikergesetz, um unter dem gesetzlich abgesicherten Schild des

Heilpraktikers dann gewissermaßen staatlich geschützt die ihrer Überzeugung entsprechende Heilslehre verkünden und praktizieren zu können.

Nachdem es einigermaßen erfolgreich gelungen ist, im Bereich der Medizin die Frage der unerwünschten Wirkungen von Behandlungsverfahren zur Sprache zu bringen, wichtige Schritte in Richtung angemessener Entschädigungen von Kunstfehlern zu gehen und im Bereich der Aus-, Fort- und Weiterbildung systematisch hierauf Rücksicht zu nehmen, kann zunächst nur mit Verwunderung zur Kenntnis genommen werden, daß all den sogenannten alternativen Heilverfahren von ihren Anhängern offenbar von Haus aus nicht nur Wirksamkeit, sondern auch Unschädlichkeit unterstellt wird. Vielleicht löst sich dieser Widerspruch aber doch relativ leicht auf, ohne daß damit das Problem als solches beseitigt wäre. Viele von der Medizin enttäuschte Ratsuchende wählen vermutlich den Weg zu alternativen Heilern in erster Linie, um darin bestätigt zu werden, daß bisher bei den Behandlungs- und Bewältigungsversuchen ihrer gesundheitlichen Probleme durch die Schulmedizin einfach alles falsch gelaufen sei und daß es möglich sein muß, noch einmal einen völlig neuen Weg zur Heilung ihrer Krankheit zu eröffnen. Auch wenn es hierzu keine wissenschaftlichen Studien gibt, so muß auf Grund zahlreicher gleichlautender Erfahrungsberichte doch angenommen werden, daß viele der alternativen Heiler den Erwartungen ihrer Patienten im Erstkontakt weit entgegenkommen und sich zu Versprechungen hinreißen lassen, die gemessen an der Schwere des Problems unseriös sind. Gelegentlich reicht schon das verständnisvolle Kopfnicken, wenn die Patienten über ihre Unzufriedenheit mit der bisherigen Behandlung berichten; die Form der Kooperation läßt sich vielfach variieren bis hin zur offenen Bestätigung, daß die Medizin alles falsch gemacht habe und der Patient von Glück reden könne, endlich bei einem richtigen Heiler gelandet zu sein. Fundierte Aussagen zu diesen Fragen könnte es allerdings nur dann geben, wenn Patienten bereit wären, über die Kontakte mit ihren Heilern authentisch zu berichten. Sie müßten dabei sicher sein, erzählen zu können, ohne sich dem Spott und der Besserwisserei ausgesetzt zu sehen, falls deutlich wird, daß ihnen viel zu viel versprochen worden ist oder sie offenkundig betrogen und teilweise um erhebliche Geldbeträge erleichtert worden sind. Leider steht außer Frage, daß gerade schwerkranke Menschen, die sich vertrauensvoll an Behandler außerhalb der Medizin wenden, nicht selten in schamloser Weise „geschröpft" werden. Ihr Urvertrauen in die Heilkundigen wird mißbraucht; das Prinzip Hoffnung läuft ins Leere.

Damit soll nun nicht unterstellt werden, daß es bei Heilpraktikern und selbsternannten Psychotherapeuten gewissermaßen immer um Leben und Tod ginge oder daß alle nichtärztlichen Heiler gewissenlose Scharlatane wären. Oft werden sicher - ganz ähnlich wie in der Arztpraxis - von Patienten Probleme vorgetragen, die möglicherweise überhaupt keiner fachkundigen Betrachtung bedürften, wenn ein ausreichendes soziales Umfeld und Selbstbewußtsein bei den Ratsuchenden vorhanden wäre. Und sicher sind auch Heilpraktiker und alternativ orientierte Psychotherapeuten bei bestimmten Problemlagen in der Lage, Patienten im erwünschten Umfang zu helfen. Es ist mehr als eine Volksweisheit, daß jede Form von Zuwendung und geduldiges Zuhören für sich genommen bereits Balsam für die Seele sein können. Beratung in schwierigen Lebenslagen findet, dies wollen alle professionellen Helfer nicht gern hören, bei vorhandener sozialer Unterstützung in großem Umfang im Laiensystem statt, ob es sich um die erfahrene Großmutter oder die langjährige Freundin handelt. Wichtig aber ist bezüglich übertriebener Heilserwartungen die folgende banale Erkenntnis: gäbe es besonders wirksame alternative Heilverfahren für die häufigen Beschwerde- und Krankheitsbilder, welche die Medizin nicht anbieten kann, so wäre jede dieser Heilslehren lebhaft daran interessiert, ihre Vorzüge gegenüber der Schulmedizin auch durch die ganze Bandbreite wissenschaftlicher Evaluations- und Qualitätsforschung belegen zu lassen. Genau dies geschieht aber bis heute nur in unzureichendem Maße (s. am Beispiel der Akupunktur Abb. 8, S. 110). Dabei steht außer Frage, daß sich wirkliche Fortschritte auf Dauer in der Geschichte der Medizin und der Heilkunde generell nicht haben unterdrücken lassen.

Neben der Frage, welche Heilerfolge im eigentlichen Sinne erzielt werden können, müßte auch interessieren, ob die Versprechungen der Wiederaneignung der Gesundheit, das heißt eines selbstbestimmten Lebens ohne unnötige Expertenehrfurcht, auch tatsächlich eingehalten werden oder ob es nicht doch in erster Linie immer um die Entwicklung eines möglichst zahlungskräftigen und treuen Patientenstamms geht. Möglicherweise ist der Erfolg esoterischer und obskurer Heilverfahren vor allem dadurch zu erklären, daß neue Geborgenheit in einer Gemeinschaft Gleichgesinnter versprochen und daß sehr viel Raum zur Selbstdarstellung gegeben wird. Sicher ist jedenfalls, daß viele Patienten erfahren oder davon überzeugt sind, im Sprechzimmer des Arztes

Abb. 8:
Studien zur Wirksamkeit der Akupunktur 1987-1994

Gesamtzahl in der Datenbank MEDLINE gelisteter Studien	53
davon wegen gravierender Mängel grundsätzlich nicht beurteilbar	-11
Doppelnennungen	-3
andere Mängel	-3
formal beurteilbar	36
davon Akupunktur der Kontrolle überlegen	25
davon Akupunktur der Kontrolle unterlegen	9
Akupunktur und Kontrolle gleich gut	2

Die Autoren kommen zu dem Ergebnis, daß – bei dieser recht häufig angewendeten alternativen Behandlungsmethode – ein Mangel an qualitativ befriedigenden kontrollierten Studien zu verzeichnen ist und daß es in den letzten Jahren kaum eine Stabilisierung des Wissens um Indikationen und Wirksamkeit von Akupunkturverfahren gegeben hat. Viele der bisherigen Studien haben Sammeldiagnosen beforscht, wodurch die Aussagekraft erheblich leidet. Dies verwundert umso mehr, als die Akupunktur zu denjenigen alternativen Verfahren gehört, bei denen nach dem heutigen Wissen angenommen werden kann, daß Wirksamkeitsstudien – wenn sie gezielt auf definierte Krankheitsbilder und Beschwerden ausgerichtet sind – mit Aussicht auf ein positives Ergebnis durchgeführt werden können.

nach Resch K L u. E Ernst. Wirksamkeitsnachweise komplementärer Therapien.
Fortschr. Med. 1995; 113: 49-53

nicht ausreichend Gelegenheit zum Zuhören und Erläutern zu bekommen. Und es ist ja richtig, daß trotzdem bis heute die Schulung der kommunikativen Fähigkeiten von Ärzten nicht ernsthaft Gegenstand der Aus- und Weiterbildung geworden ist. Die schillernde neue Generation von ausgebildeten und selbsternannten Heilkundigen muß sich aber einen entscheidenden Vorwurf gefallen lassen: sie ersetzen den Glauben an die Heilkräfte der Schulmedizin durch den Glauben an neue, oft genug völlig willkürlich definierte Heilmethoden. Die alternativen Heiler wollen in der Regel nichts anderes sein als die besseren Ärzte in einem fremden Gewand.

Die Kritik an der Selbstgefälligkeit der neuen Seelenheilkunde innerhalb des Spektrums der selbsternannten alternativen Heilverfahren fiele leichter, wenn sie nicht leicht dazu mißbraucht werden könnte, Psychotherapie insgesamt als Unsinn zu denunzieren. Es gibt auch heute noch zahlreiche Mediziner, die fest davon überzeugt sind, daß jeder niedergelassene Arzt - gleich welcher Fachrichtung und unabhängig von beruflicher Weiterbildung - mit jedem ausgebildeten Psychotherapeuten mithalten kann, wenn es um die psychische Dimension von Krankheit und Gesundheit geht. Es sei daran erinnert, wie lange die psychosomatische Medizin und die Psychotherapie benötigten, um sich innerhalb und neben der Schulmedizin wenigstens einen bescheidenen Platz verschaffen zu können. Es sollte nicht vergessen werden, wie viele Jahre einer der Begründer der Psychosomatik im Nachkriegsdeutschland, Alexander Mitscherlich, warten mußte, um als Wissenschaftler und Therapeut von den medizinischen Fakultäten wahrgenommen zu werden. Er hatte den Mut besessen, als einer der wenigen Mediziner über die NS-Verbrechen der deutschen Ärzteschaft ungeschönt zu berichten; und er hatte es gewagt, die Seelenlosigkeit und Borniertheit von Forschung, Lehre und Patientenversorgung in der Bundesrepublik anzuklagen.

Zwar ist die Hereinnahme der medizinischen Psychologie, Soziologie und der Psychosomatik in die Studentenausbildung seit Ende der 60er Jahre als Meilenstein für die Entwicklung einer patientenorientierten Medizin zu bezeichnen. Ein ähnlicher Fortschritt ist in der etwa zeitgleich erarbeiteten Bundestag-Enquete zur Psychiatriereform zu sehen, welche die skandalösen Zustände in der Anstaltspsychiatrie erstmals zum Gegenstand öffentlicher Debatten gemacht hat. Psychosomatik, Psychotherapie und aufklärerische Psychiatrie kämpfen aber bis heute einen Sysiphuskampf um die angemessene Thematisierung und Berücksichtigung der seelischen Dimension für Krankheitsentstehung, -verarbeitung und Rehabilitation.

Das Zeitalter der Aufklärung hat nicht erreichen können, daß eine wirkliche Gleichbehandlung von seelischen und körperlichen Störungen und Krankheiten in der öffentlichen Wahrnehmung und in den Behandlungsverfahren der heilenden Berufe durchgesetzt werden konnte. Insofern kann eine radikale Kritik an den heutigen modernen Psychotechniken auf dem Jahrmarkt der alternativen Beliebigkeiten und Eitelkeiten Gefahr laufen, Beifall von der falschen Seite zu bekommen. Dieses Dilemma darf aber nicht dazu führen, widerspruchslos zuzusehen, wie Menschen in neue Abhängigkeiten hineinrutschen, anstatt Hilfe zur Selbsthilfe zu erfahren und ausbalancieren zu können, wo die gescholtene Schulmedizin ihre - wie auch immer begrenzte - Berechtigung findet.

Nun könnte der Eindruck entstehen, daß die Popularität nichtmedizinischer Heilverfahren ein harter Indikator für eine endgültige Abkehr vom traditionellen Medizinbetrieb ist. Entsprechende Befürchtungen wären mit Sicherheit übertrieben. Denn so wahr es ist, daß die alternativen Heiler eine wahre Hochkonjunktur erleben, so richtig bleibt andererseits auch, daß selbst eingefleischte Kritiker der Schulmedizin - versehen mit dem erforderlichen Versicherungsschutz - den Weg zum ärztlichen Superspezialisten suchen und finden, wenn sich die eigenen Zukunftsräume durch bedrohliche Erkrankungen verengen. Es scheint so zu sein, daß der häufig schamhaft verschwiegene Arztbesuch als Rückversicherung weiter seinen unbestrittenen Stellenwert hat. Andersherum begeben sich auch treue Kunden der Ärzteschaft öfter als angenommen - wiederum nicht so selten heimlich - zu alternativen Heilern, vor allem Heilpraktikern, in der Hoffnung, daß „doppelt genäht" besser hält. Und nicht zuletzt verhilft die persönliche Erfahrung in den verschiedenen Systemen der Heilkunde zu einem hohen Sozialprestige und verleiht eine besondere Attraktivität im gehobenen small talk am Arbeitsplatz und in der Freizeit.

Es gibt - so die Schlußfolgerung - keinen Grund, die moderne Medizin als seelenlose Apparatemedizin zu verteufeln, da niemand ernsthaft auf die Möglichkeiten der entwickelten Methoden der Chirurgie oder der inneren Medizin wie anderer Spezialrichtungen verzichten möchte. Gleichzeitig gibt es keinen Beleg, daß die alternativen Heilverfahren Vorteile mit sich bringen, die innerhalb des medizinischen Systems nicht erreichbar wären. Es muß aber nachdenklich stimmen, wenn eine große Zahl von Menschen sich in der Kommunikation mit ihren Ärzten nicht ausreichend wahrgenommen und aufgehoben fühlt. Insoweit bleibt die Beseitigung der Schieflage zwischen einer ausgebauten Hochleistungsmedizin und den massiven Defiziten in der psychosozialen Beratung eine zentrale Herausforderung, um das zum Teil aus nachvollziehbaren Gründen verloren gegangene Vertrauen der Patienten in das Gesundheitswesen wiederherstellen zu können.

6. Individualmedizin und Individualisierung von Gesundheit

Für alle Menschen verbinden sich die Begriffe Gesundheit und Krankheit verständlicherweise zunächst einmal mit den ganz persönlichen Erfahrungen und den über viele Generationen geformten Bildern von Krankheit als einem individuellen Schicksal. In dieser Betrachtungsweise wird die Arzt-Patient-Beziehung zum Ausgangs- und Fluchtpunkt jeglicher Überlegungen und Aktivitäten. Mit der Etablierung eines leistungsfähigen Krankenversorgungssystems wurde es immer selbstverständlicher, das Denk- und Handlungsmuster der Individualmedizin auch auf alle übrigen Felder des Gesundheitswesens zu übertragen. Es soll gezeigt werden, daß die in wichtigen Bereichen hochwirksame Medizin im Sinne der Behandlung einzelner erkrankter Menschen in unsinniger und im Grunde auch unnötiger Weise immer wieder über ihre Zuständigkeiten und Möglichkeiten hinaus für Prävention und Gesundheitsförderung bemüht wird. Die Medizin hat sich inzwischen scheinbar unverrückbar in das Zentrum des Redens und Nachdenkens über Gesundheit bringen können.

Die Entscheidung, welche Themen in der Gesundheitsdebatte in einer jeweiligen Epoche vorrangig erörtert und von Politik, Verbänden und Kostenträgern des Krankenversorgungssystems für wichtig befunden und gefördert werden, hängt nur begrenzt von ihrer tatsächlichen Bedeutung für den Gesundheitszustand der Bevölkerung ab. Die Medizin gewann bei der Festlegung der Schwerpunkte des Gesundheitswesens seit der Aufnahme des naturwissenschaftlich-biologischen Erkenntnisfortschritts in ihre Denk- und Handlungsschemata kontinuierlich an Einfluß.

Gesundheitsthemen kommen und gehen. Und je weniger gesichert das Wissen um die Ursachen und Behandlungsmöglichkeiten von Krankheiten oder Beschwerden ist, umso lebhafter entwickeln sich paramedizinische und pseudowissenschaftliche Erklärungs- und Behandlungsansätze. Die Häufigkeit und Beliebigkeit der jeweils in den verschiedenen gesellschaftlichen Epochen favorisierten Blickrichtungen und Erklärungsmuster weisen eine gewisse Verwandtschaft zu Vorlieben in der Mode auf. Bei näherer Betrachtung wird dann aber doch deutlich, daß die Medikalisierung von Fragestellungen fast immer nachvollziehbare Gründe hat. Diese gilt es genauer zu verstehen, will man die Überfrachtung des individualmedizinischen Ansatzes vermeiden oder zurückschrauben.

Die im folgenden erörterten Beispiele aus der aktuellen Gesundheitsdebatte unterscheiden sich von den Themen früherer Epochen grundsätzlich dadurch, daß unser heutiges Grundlagenwissen über die Ursachen und Verläufe von Krankheiten ungleich fundierter ist. Es soll nachfolgend gezeigt werden, daß der kurativen Medizin offenkundig ein weiteres Mal gelungen ist, die Medikalisierung gesellschaftlicher Themenfelder zu forcieren.

6.1. Umweltmedizin als neue Heilsideologie

Innerhalb weniger Jahre scheint sich mit der Umweltmedizin eine neue Spezialdisziplin der Medizin entwickelt zu haben, obwohl weder der Begriff selber noch die damit in der Fachwelt wie im Laienverständnis verbundenen Inhalte darauf hinweisen, worin das grundsätzlich Neue und Prägende dieses Gebiets liegen könnte. Alle reden davon, aber kaum jemand ist in der Lage, präzise zu beschreiben, welches die neue Qualität von Umweltmedizin im methodischen Ansatz, in der Entwicklung von Forschungsfragen und gar in der praktischen Umsetzung in der Arzt-Patient-Beziehung ist. Allein die Kopplung der Worte Umwelt und Medizin verströmt einen magischen Reiz, der das kritische Nachdenken nicht nur bei Laien massiv erschwert.

Das Problem beginnt damit, daß weder in der öffentlichen Debatte noch in der sogenannten Fachdiskussion deutlich genug herausgestellt wird, ob es nun in erster Linie um die Entwicklung einer neuen Variante der Präventivmedizin geht oder ob das Untersuchungs- und Behandlungsspektrum der niedergelassenen Ärzte und der Krankenhausmedizin erweitert werden soll. Bei der Präventivmedizin geht es um die Veränderung der großen Rahmenbedingungen für die Entstehung von Krankheiten und die Stärkung der Gesundheitschancen ganzer Bevölkerungsgruppen. In der Arzt-Patient-Beziehung lassen sich präventive Anteile in Form von Beratung zwar auch realisieren, im Mittelpunkt steht aber zwangsläufig die Diagnostik vorgebrachter Beschwerden und deren Behandlung. Beide Denkansätze werden bezogen auf die sogenannte Umweltmedizin heute vertreten, und es verbindet sie zudem der Glaube, auf eine Vielzahl der heutzutage geäußerten Beschwerdekomplexe und Krankheiten endlich eine zeitgemäße Antwort finden zu können oder sogar bereits gefunden zu haben. Immer mehr Krankheiten werden als umweltbedingt bezeichnet, wobei fast immer gemeint ist, daß bestimmte definierbare Umweltschadstoffe, die von der produzierenden chemischen Industrie oder dem Automobilverkehr oder von Baustoffen ausgehen, unmittelbar für Erkrankungen wie das Asthma bronchiale, Lungenkrebs, Herzinfarkt, die Neurodermitis und andere Hauterkrankungen oder nervöse Störungen verantwortlich gemacht werden können. Manche Exponenten der umwelttoxikologisch orientierten Medizin vertreten sogar die Auffassung, daß im Grunde viele der bislang als psychosomatisch definierten Störungen durch Schadstoffe hervorgerufen seien, die das zentrale Nervensystem bei einer über Jahrzehnte dauernden Belastung unwiderruflich geschädigt hätten. Dies ist insofern bedeutsam, als sich hier eine zweite Argumentationslinie neben der Genetik entwickelt, die der psychologischen Deutung von Krankheiten langfristig ihre Berechtigung abspricht; in gewisser Weise arbeiten neuere genetische Ansätze, die von ererbten Schadstoffempfindlichkeiten sprechen, und die moderne Umwelttoxikologie bereits Hand in Hand. Es zeichnet sich ab, daß auch hierdurch die Weiterführung psychosomatischer Forschungs- und Behandlungsrichtungen deutlich erschwert werden könnte.

Durch die extrem leistungsfähigen Untersuchungsmethoden der heutigen Umweltlabors werden seit etwa zehn Jahren für eine Fülle von chemischen Einzelsubstanzen Nachweise in fast allen Medien der Natur und des menschlichen Körpers möglich. Dies führt verständlicherweise zu einer erheblichen Verunsicherung und Verängstigung, da deutlich wird, daß von Menschen in die Umwelt ausgebrachte Chemikalien über Wasser, Boden und Luft, vor allem oft über die Nahrungsmittelkette im menschlichen Organismus abgelagert werden. Bei vielen dieser Substanzen wie den chlorierten Kohlenwasserstoffen gibt es praktisch keine Möglichkeit, einmal aufgenommene Konzentrationen aus dem Körper wieder herauszubekommen. Die Feinanalytik führt darüber hinaus ihre Nachweise in Niedrig-Konzentrations-Bereichen, die sich der allgemeinen Vorstellungskraft völlig entziehen. Der Versuch, für den menschliche Körper wie in der Grenzwertdebatte sogenannte Hintergrundkonzentrationen festzulegen, die als „normal" betrachtet werden sollen, zeigt die Ratlosigkeit der Forschung auf, mit diesen neuen Erkenntnissen problem- und handlungsorientiert umzugehen. Für die Medizin tritt die Schwierigkeit auf, mit der Fülle neuer Untersuchungsergebnisse aus der Hochleistungsdiagnostik der Umwelttoxikologie in der Beratung und Behandlung von Patienten umzugehen. Jenseits akuter Vergiftungsymptome, die in diesem Zusammenhang fast nie zur Debatte stehen, lassen sich nun aber nur selten sichere Aussagen treffen, ob die gemessenen Konzentrationen von Holzschutz- und Schädlingsbekämpfungsmitteln im Körper oder die Schadstoffbelastung in der Innenraumluft der Wohnung oder des Büros in einem ursächlichen Zusammenhang zu den geklagten Beschwerden stehen. Oft wird aus der Interpretation der Daten dann ein Glaubenskrieg. Und was noch bedeutender ist: die Aufmerksamkeit wird häufig von der eigentlich wichtigen Frage abgelenkt, wie nämlich der einzig wirklich präventiv wirksamen Maßnahme in der Gesellschaft zu größerer Durchsetzungskraft verholfen werden kann: der Begrenzung des Einsatzes von chemischen Substanzen, deren Schädlichkeit für Pflanzen, Mikroorganismen, Tiere und Menschen grundsätzlich geklärt ist, auch wenn sich der Nachweis der Verursachung ganz bestimmter Erkrankungen des Menschen nicht oder noch nicht führen läßt.

Trotz der großen methodischen Probleme werden aber in der Regel die wissenschaftlichen Untersuchungsansätze, welche Zusammenhänge zwischen der Schadstofffreisetzung in die Umwelt, deren Aufnahme in den menschlichen Körper und möglichen Krankheitsfolgen untersuchen, und die Arbeitsmethoden der praktischen Medizin gedanklich und emotional in einen Topf geworfen. Der Bevölkerung wird weisgemacht, jetzt sei die Wissenschaft endlich der wahren Ursache vieler Krankheiten auf der Spur und der Gang zum Hausarzt oder in ein Spezialinstitut könne möglicherweise heute schon Symptome verständlich machen, die bislang als rätselhaft - oder seelisch bedingt - betrachtet wurden.

Das hohe Renommee der sogenannten Umweltmedizin findet seine Bestätigung immer wieder in der tatsächlich unglaublichen Leistungsfähigkeit der modernen Umwelttoxikologie, die inzwischen in der Lage ist, eine riesige Palette von Schadstoffen, die in erster Linie im industriellen Produktionsprozeß entstanden sind, in unvorstellbar geringen Konzentrationen in Luft, Boden, Wasser, Pflanzen, aber eben auch im menschlichen Blut, im Fettgewebe oder in den Haaren nachzuweisen. In Kombination mit rechnergestützten mathematischen Denkmodellen werden von Wissenschaftlern täglich neue Risikokonstellationen erarbeitet, die für Überlegungen des vorbeugenden Gesundheitsschutzes zum Teil bereits sinnvoll eingesetzt werden können, für die individuelle Arzt-Patient-Beziehung aber kaum Relevanz haben. Denn bereits die berechtigte Sorge, daß die Anreicherung von biologisch nicht abbaubaren Schadstoffen im menschlichen Körper langfristig gesundheitliche Schäden hervorrufen könnte, wird immer wieder ausreichen müssen, um politische Konsequenzen für Produktions- bzw. Konsumverbote zu diskutieren. Das heißt aber umgekehrt noch lange nicht, daß die Medizin für den einzelnen Patienten ein zuverlässiges diagnostisches Instrumentarium oder gar Behandlungsansätze parat hätte.

Toxikologen, Hygieniker, Hautärzte, Arbeitsmediziner, Chemiker und Biologen streiten in Fachzeitschriften und auf Kongressen um das Definitionsmonopol für Umweltmedizin. Dabei geht es nicht etwa um die reine Wissenschaft, sondern immer maßgeblich auch um die Beschaffung neuer Forschungsmittel, um Ansehen und um die Schaffung neuer Disziplinen in der Forschergemeinschaft. Umweltmedizin ist populär, dies begünstigt die Möglichkeiten, enorme Finanzmittel einzuwerben. Und hierbei ist der Bezug auf allergische Erkrankungen oder Krebs ein äußerst wirksames Mittel. Wem würde denn nicht sofort einleuchten, daß die gesundheitlichen Folgen des Ozonlochs mit den Händen und Augen der Ärzte zu fassen sind. Die These, daß bösartige Hauttumoren heute viel häufiger als früher auftreten, wird als unumstößliche Wahrheit gehandelt, nicht als ernstzunehmende wissenschaftliche These, die angesichts großer methodischer Probleme wie der Beschaffung von Vergleichszahlen aus früheren Jahrzehnten weiter erhärtet werden muß. Absolut plausibel erscheint es der breiten Öffentlichkeit, daß infolge der zunehmenden Umweltbelastung die Häufigkeit allergischer Erkrankungen dramatisch zugenommen hat. Das Laienpublikum ist sofort davon zu überzeugen, daß wir in einer Zeit leben, die gewissermaßen einen Schadstoff-Frontalangriff auf das Immunsystem der Menschen erlebt. Daß die Abwehrkräfte des modernen Menschen geschwächt sind oder dieselben durch möglichst eindrucksvolle Behandlungsverfahren wieder gestärkt werden müssen, ist zu einer fest verankerten Denk- und Sprachfigur in weiten Bevölkerungskreisen geworden. Dabei stehen Komplexität und Kontroversen innerhalb der umweltepidemiologischen und -toxikologischen wie der immunologischen Forschung in krassem Gegensatz zu den schlichten Überzeugungsmustern, daß die Menschen generell durch die Umweltbelastung mehr Allergien und mehr Krebserkrankungen zu erwarten hätten als in früheren Epochen. Möglicherweise müssen die oft geradezu apokalyptischen Vorstellungen von den Auswirkungen des Schadstoffeintrags in den menschlichen Körper auf Grund der damit verbundenen dramatischen Verunsicherung bestimmter Bevölkerungsgruppen für sich genommen als neuer, bedeutender Risikofaktor für die Entwicklung von Krankheiten und seelischen Befindlichkeitsstörungen bezeichnet werden. Versuche der Relativierung der Schadstoffproblematik - wohlgemerkt: bezogen auf Veränderungen des heutigen Krankheitsspektrums - werden in der Regel unabhängig von dem Niveau der vorgetragenen Argumente als gezielter Verharmlosungsversuch inkompetenter oder im schlimmsten Fall bestochener Experten abgetan.

Hinter der Zuspitzung der Umweltproblematik auf die Frage von zusätzlich ausgelösten Krankheiten steckt zum Teil eine bewußt betriebene Skandalisierung der Ökologiedebatte. Manche Vorkämpfer der Ökologiebewegung meinen, daß die Umweltkatastrophe erst dann von Politikern und der Öffentlichkeit ernst genommen wird, wenn die unmittelbare gesundheitliche Schädigung der heute lebenden und der nächsten Generation thematisiert und problematisiert wird. Dabei wird die massive Verunsicherung der Bevölkerung bewußt in Kauf genommen, sogar als unverzichtbar betrachtet.

Erst stirbt der Wald, dann stirbt der Mensch. Diese Metapher markiert den Wandel in der Umweltdebatte. Zunächst schien so gewährleistet zu sein, daß endlich auch die Bedrohung der Gattung Mensch durch die Umweltzerstörung breit diskutiert und nicht mehr „nur" allein über die Schäden an Fauna und Flora geforscht wurde. Es zeigte sich aber rasch, daß mit dieser Wende auch Veränderungen in der Aufmerksamkeit einhergehen, die aus präventiver Sicht nicht hilfreich sind. Es gibt gute wissenschaftliche Argumente, die dagegen sprechen, die Häufigkeit von Krankheiten beim Menschen zum Ausgangspunkt von ökologischen Umkehrkampagnen zu nehmen. Vieles spricht dafür, daß die Gattung Mensch in bezug auf die heute im Mittelpunkt des Interesses stehenden Schadstoffe - vom Formaldehyd bis zu den sogenannten Schädlingsbekämpfungsmitteln - wesentlich robuster ist als Laien annehmen, und daß es insoweit gerade aus der vorbeugenden Perspektive nicht sinnvoll ist, den Menschen gewissermaßen als Gradmesser für bedeutsame Umweltschäden zu nehmen. Und, was von entscheidender Bedeutung ist: es wäre ein unverzeihlicher Fehler, wenn das Augenmerk mit der Zentrierung auf den Menschen von den nicht rückgängig zu machenden Schädigungen des gesamten Ökosystems abgelenkt würde. Globale Schäden in der Natur wie die Vernichtung der Artenvielfalt in der Tier- und Pflanzenwelt und ein nicht mehr steuerbares Aufwärmen der Erdatmosphäre können tatsächlich der Menschheit ein Ende bereiten. Aber es wird sich nicht - oder zu spät - an den Krankheitsraten in den Gesundheitsberichten ablesen lassen. Dennoch wird der Umweltmedizin von vielen Menschen zugetraut, endlich die wichtigen gesundheitlichen Fragen der Gegenwart zu thematisieren. Ganz offensichtlich projizieren sich auch weitreichende Heilungserwartungen auf diesen neuen Zweig von Forschung und Praxis.

Es ist auf den ersten Blick erstaunlich, daß die öffentliche Debatte um umweltbedingte Erkrankungen heute ungleich lebhafter geführt wird, als dies zu Zeiten der aufkommenden Arbeitsmedizin und der Beschreibung gesundheitlicher Probleme der Industriearbeiterschaft der Fall war. Dabei sind Gesundheitsschäden infolge von Lärm, Streß und Chemikalien-Exposition in der Arbeitswelt ungleich eindrucksvoller und methodisch leichter zu untersuchen als die negativen Folgen der meisten heute zur Debatte stehenden Schadstoffe für die Allgemeinbevölkerung. Dies gilt sowohl für die seit langem bekannten Schadstoffe und Gefahrenquellen am Arbeitsplatz wie auch für moderne chemische Substanzen, z.B. die Generation der chlorierten Kohlenwasserstoffe. Fast immer war und ist die schädigende Dosis am Arbeitsplatz ungleich höher als im Wohn- und Freizeitbereich, selbst wenn in Rechnung gestellt wird, daß die Schadstoffeinwirkung im privaten Bereich im Gegensatz zur Arbeitswelt über ein ganzes Leben gehen kann und daß auch die wesentlich empfindlicheren Säuglinge und Kleinkinder betroffen sind. Es soll nicht angezweifelt werden, daß sich ähnlich bedeutende Fragestellungen wie in der Arbeitsmedizin künftig aus einem besseren Verständnis der Schadstoffbelastung für Schwangere, Säuglinge und Kleinkinder ergeben. Dennoch erstaunt das enorme Interesse an der „modernen" Umweltmedizin im Vergleich zur vergleichsweise breiten Akzeptanz gesundheitsgefährdender Noxen in der Arbeitswelt.

Die chronische Schädigung des Innenohrs durch jahrelange Überbelastung mit dem Lärm aus Walkman-Kopfhörern oder Discothekenboxen spielt in der modernen Umweltmedizindebatte bislang nur eine untergeordnete Rolle. Chemische Schadstoffe interessieren. Je unvorstellbarer sie sind, umso mehr Aufmerksamkeit ziehen sie auf sich. Alles in allem hat sich über die letzten Jahrzehnte ein neues Verhältnis im

Umgang mit Gesundheitsrisiken entwickelt. Kleine individuelle und kollektive Risiken wie die Formaldehydbelastung durch Ausdünstung aus Spanplatten werden massiv überschätzt, große Risiken wie Auto-, Fahrrad- oder Skiunfälle und nicht zuletzt das Rauchen werden systematisch unterschätzt. Und das neu definierte Gesundheitsrisiko hat im Bewußtsein vieler Menschen erstaunlich wenig mit der eigenen Lebensweise zu tun. Man kann sich jedenfalls des Eindrucks nicht erwehren, daß die Frage nach der Notwendigkeit von individuellen und kollektiven Verhaltensänderungen in der Umweltmedizindebatte - ganz im Gegensatz zu der moralisierenden Erörterung im Lebensstilkonzept der Präventivmedizin - fast immer sorgsam ausgeklammert bleibt oder mit dem Hinweis auf bequeme technische Lösungen wie den Abgas-Katalysator am privaten PKW abgetan wird. Auch die Thematisierung des Rauchens wird in diesem Denkansatz noch oft mit dem prinzipiell ja richtigen Hinweis beendet, der Einzelne dürfe nicht zum Schuldigen gemacht und die äußeren Schadstoffquellen vor allem in industriellen Ballungszentren dürften nicht relativiert werden. Es ist auch tatsächlich schwierig, nichtmoralisierende Wege zu finden, um sinnvolle Empfehlungen zur individuellen Verhaltensänderung so zu formulieren, daß sie in praktisches Handeln umgesetzt werden können und daß gleichzeitig die erforderlichen Veränderungen in der Gesellschaft und in der großen Politik nicht unterbleiben. Einstweilen wird immer noch viel Energie und Geld darauf verwendet, formaldehydausgasende Spanplatten aus Wohnhäusern und öffentlichen Gebäuden zu entfernen, die auch in Jahrhunderten nicht die Belästigungen oder Gefährdungen produzieren können wie das permanente Rauchen in Innenräumen.

Mögliche Konsequenzen aus realistischeren Risiko-Abwägungen werden nur mühsam gezogen, wenn man daran denkt, wie langsam sich der Wandel von der PKW-Fixiertheit zur Förderung des öffentlichen Personennahverkehrs vollzieht. Auch die dauernden Erfahrungen mit der nach wie vor völlig inakzeptablen Rate von Verkehrsunfällen haben kaum Auswirkungen auf die Betrachtung der neuen Umweltschadstoffe.

Die Umwelt erscheint trotz der aufwendig erstellten Berichte über die Beschädigungen des ökologischen Gefüges durch den Menschen als eine Größe, die durch „äußere" Faktoren gefährdet wird, die keine Bezüge zum individuellen Verhalten hat. Umwelt wird gedanklich erstaunlicherweise auch selten mit den unmittelbar in der Welt der Arbeit entstehenden Belastungen des Menschen in Zusammenhang gebracht, außer in dem auf Entlastung abzielenden Hinweis auf die Umweltverschmutzung durch *die* Industrie. Und „Umwelt" wird zudem auch merkwürdigerweise von vielen Menschen mit „Natur" gleichgesetzt, womit die Erwartung verbunden wird, jeglicher Schadstoffeintrag in diesen Raum müsse vermieden werden, als habe es seit dem Auftreten des Menschen auf dieser Erde je eine reine Natur gegeben. Bedeutsam erscheint insgesamt, daß die Unklarheit über den Begriff der Umwelt in direkter Beziehung zur Ratlosigkeit im Umgang mit den sogenannten umweltmedizinischen Problemen steht.

In der Debatte um umweltbedingte Gesundheitsrisiken hat das Argumentieren mit dem gesammelten Wissensschatz der epidemiologischen und klinischen Forschung einen schweren Stand. Der Hinweis darauf, daß kein Weg daran vorbeiführt, im Interesse eines rationalen und effektiven Einsatzes der heute verfügbaren materiellen und geistigen Ressourcen bei den Risikoabschätzungen auch andere gesundheitsgefährdende Faktoren mit ins Blickfeld zu nehmen, wird fast immer als Versuch der Verharmlosung bezeichnet. Die kritische Diskussion findet spätestens dann ein Ende, wenn in emotional aufgebrachten Runden die Frage gestellt wird, wieviele zusätzliche Krebstote denn ein auf Risikoabwägung pochender Wissenschaftler oder Politiker in Kauf zu nehmen bereit sei. Dieses Argumentationsmuster findet sich in allen Debatten wieder, von der Bewertung des Dioxinausstoßes durch Müllverbrennungsanlagen bis zur Frage des Gesundheitsrisikos durch Innenraumluftbelastungen zu Hause oder im Büro. Schnell bilden sich bei der Debatte um die Beseitigung von Industriealtlasten in Wohngebieten verhärtete Fronten zwischen Anwohnern oder Gebäudenutzern einerseits und Politikern und Fachbehörden andererseits. Die Ängste sind so groß, daß der Hinweis darauf, daß öffentliche Haushaltsmittel auch unabhängig von der jeweiligen Konjunkturlage immer begrenzt sind und daß das Einwerben von zusätzlichen Geldern anderen Zwecken verloren geht, oft auf Unverständnis stößt. Noch wichtiger erscheint aber, daß viele Menschen letztlich wohl davon ausgehen, Experten und Politiker könnten bei ausreichend großer Anstrengung die verschmutzte und verseuchte Umwelt aufräumen wie ein unordentliches Kinderzimmer am Ende des Spieltages. Und schließlich steht die Sorge um unzureichende Sanierungsmaßnahmen nicht selten in krassem Gegensatz zu der fehlenden Phantasie, wie die ökologischen Schäden von morgen verhindert werden könnten.

Umweltmedizin wird in diesem Kontext zu einer neuen Zauberwaffe, welche angeblich ermöglicht, den erforderlichen Druck hinter Sanierungsforderungen zu setzen und vielleicht doch noch die auf Umweltschadstoffe zurückgeführten Gesundheitsschäden bei sich selbst repariert zu bekommen. Daß die Debatte um umweltbedingte Krankheiten häufig mit großen Emotionen beladen ist, wird aus der historischen Perspektive heraus wieder auch ein Stück weit verständlich: haben doch Experten aus Industrie und Wissenschaft in den vergangenen Generationen immer wieder die Bevölkerung über Gesundheitsgefahren systematisch getäuscht. Dies gilt für den eigentlichen Asbest-Skandal, der sich lange vor der Thematisierung der Gefahren durch die Einatmung von Asbestfasern in Innenräumen in der Arbeitswelt abgespielt hat, so in der Werftindustrie, wo Arbeiter jahrzehntelang in Asbeststaubwolken gestanden, gearbeitet und oft ohne Schutzmaßnahmen riesige Mengen von Asbestfasern in ihren Lungen abgelagert haben. Es kann kein Zweifel daran bestehen, daß gemessen an diesem Drama die heute in Rede stehenden Asbestbelastungen durch Spritzasbest in Gebäuden klein sind. Das bedeutet nicht, daß sie unwichtig sind. Es zeigt aber, daß die öffentliche Wahrnehmung des Asbestthemas ihren Höhepunkt erst erreicht hat, als die größten Belastungen für die Bevölkerung insgesamt bereits vorbei waren.

Umweltfragen sind von hohem Symbolgehalt: Wenn heute ein prominenter Industrievertreter vor laufenden Fernsehkameras ein Glas Dünnsäure einer zur Verklappung vorgesehenen Schiffsladung austrinkt, um die Ungefährlichkeit dieses chemischen Cocktails zu beweisen, wird die Irritation und Empörung in der Bevölkerung neu geschürt, da der Hinweis auf fehlende akute Gesundheitsschäden selbstverständlich nicht für die Harmlosigkeit des Einbringens von Dünnsäure in den ökologischen Kreislauf garantiert. So verschwimmen Ebenen und Maßstäbe, und es resultiert das dumpfe Gefühl, nur noch von unkalkulierbaren Risiken umgeben zu sein.

Gerade für die Fragen des gesundheitlichen Umweltschutzes gilt die Notwendigkeit, einer fragenden Bevölkerung und verunsicherten Patienten einen ernstgemeinten Dialog anzubieten und sich nicht auf die vermeintlich wertneutrale Fachexpertise zurückzuziehen. Daß in solchen Auseinandersetzungen häufig unterschiedliche Risikowahrnehmungen zwischen Laien und Experten anzutreffen sind, gehört zur „Natur" der Sache.

Es gibt aber auch bei den medizinischen Umweltschützern eine problematische Attitüde, die Denkverbote erzwingt, wo es um Nachweise von chronischen Gesundheitsschäden durch Schadstoffbelastungen oder um die Grenzen der Sanierbarkeit des Ökosystems geht. Allein die Auflistung von positiven Untersuchungsergebnissen muß dann ausreichen, um sofortiges politisches Handeln einzufordern. Hinderlich ist weiterhin, daß nicht mehr ausreichend zwischen dem unterschiedlichen Gefährdungspotential von Schadstoffen für Menschen, Tiere, Mikroorganismen und Pflanzen differenziert wird. Statt dessen nährt die weitverbreitete populistische Version der Umweltmedizin nur noch die tiefsitzende Angst, daß wir ja doch alle Krebs bekommen, weil wir belastete Nahrung essen, vergiftete Luft atmen, verseuchtes Wasser trinken und die Kinder auf hochbelasteten Böden spielen lassen. Die jeweiligen Katastrophenszenarien treten - jedenfalls in den für Menschen erfahrbaren Zeiträumen - in der Regel nicht ein, aber die diffusen Ängste erschweren die Erstellung von Zukunftskonzepten für eine gesündere Umwelt. Es steht zu befürchten, daß in der Öffentlichkeit inzwischen eine weitgehende Nivellierung in der Wahrnehmung der Schadstoffe eingetreten ist. So wird zum Beispiel ein abgestuftes und abgewogenes Umgehen im Rahmen von Altlastsanierung und Städteplanung immer schwieriger.

Leider können auch manche Wissenschaftler der Versuchung nicht widerstehen, über die medienwirksame Verbreitung von Befürchtungen einen hohen Bekanntheitsgrad zu erwerben. Dabei muß zunächst einmal gesehen werden, daß es ein wirkliches Dilemma der modernen Umwelttoxikologie gibt, das von dem guten Willen der Akteure ein ganzes Stück weit unabhängig ist. Es ist nämlich jenseits der methodischen Probleme bei vielen wissenschaftlichen Studienergebnissen fast aussichtslos, wenigstens sehr schwierig, die zu einem bestimmten Zeitpunkt vorhandenen und als gesichert geltenden wissenschaftlichen Erkenntnisse über *Pathogenität*, *Kanzerogenität* und *Mutagenität* von Einzelsubstanzen noch in nachvollziehbarer Weise und verständlicher Sprache einer breiten Öffentlichkeit zu erläutern. Es ist eine wirklich neue Herausforderung, die Begrifflichkeit und Denkwelt der modernen toxikologischen Analytik und Methodik Laien noch nahe bringen zu können. Gleiches gilt für die mathematischen Denkmodelle der Umweltepidemiologie, die ebenfalls nur schwer in verständliche Sprache zu übersetzen sind. Diese resignativ anmutende Einschätzung darf aber keinesfalls dazu führen, daß unterlassen wird, nach besseren Wegen der

Kommunikation zwischen Experten und Öffentlichkeit zu suchen, ganz im Gegenteil. Es ist durchaus vorstellbar, daß die Gesellschaft über längere Lernprozesse auch mit den jetzt oft noch als diffus empfundenen Gefährdungen durch Schadstoffbelastungen souveräner umgeht als dies gegenwärtig noch der Fall ist.

Bis heute erscheint der Umweltmediziner, der sich in öffentlichen Auseinandersetzungen und in der einzelnen Arzt-Patient-Beziehung auf das Bedürfnis einläßt, Gefahrenabschätzungen nach dem Ja-Nein-Raster (gefährlich oder ungefährlich) vorzunehmen oder gesundheitliche Beschwerden wie Kopfschmerzen ursächlich auf eine einzelne angeschuldigte Noxe wie die Amalgamfüllungen der Zähne zurückzuführen, angesichts der zunehmenden Unübersichtlichkeit in der Ökologiedebatte als der Retter, der noch bereit ist, für den einzelnen Menschen Wege aus der Ratlosigkeit aufzuzeigen. Es ist auch schwierig, die immer wieder gestellten Fragen nach der akuten oder chronischen Gesundheitsgefährdung durch Niedrigdosen von Chemikalien oder Strahlen ohne Erzeugen von Mißverständnissen zu beantworten. Umgekehrt sind sich viele Experten und Politiker auch nicht ausreichend ihrer Verantwortung bewußt, so umfassend und verständlich wie möglich zu informieren. Allein der stereotype Satz, daß eine *akute* Gefährdung nicht zu befürchten ist, wenn beispielsweise aus dem Schornstein einer Chemiefabrik eine Giftwolke entwichen ist, reicht tatsächlich nicht aus, um der umliegenden Bevölkerung eine ausreichende Vorstellung von ihrem persönlichen und dem kollektiven Risiko durch einen derartigen Störfall zu vermitteln. Manche Experten und Politiker meinen zudem, daß es besser ist, der Bevölkerung komplizierte Tatbestände vorzuenthalten; sie wundern sich dann über panische Reaktionen, wenn beispielsweise aktiv recherchierende Journalisten die Informationen tags darauf groß herausbringen.

Wenn bei immer mehr Menschen der Eindruck entsteht, wir lebten in einer Endzeit, in der angesichts der Vergiftung aller Lebensräume ohnehin alles verloren sei, dann muß es umgekehrt vielleicht auch besonders schwer fallen, vermeidbare Schadstoffe wie den Zigarettenrauch in der Lebensgestaltung als ernstes Problem zu begreifen. Hier wird der Hinweis auf die globale Katastrophe zum probaten Entschuldigungsgrund, so wie auf anderer Ebene der Traum vom großen Auto oder Wohnmobil verwirklicht werden darf, weil es ja die modernen gewissensberuhigenden Katalysatoren gibt. Es ist gegenwärtig kaum einzuschätzen, wie tief die neue Debatte um umweltbedingte Erkrankungen in die Gedanken- und Gefühlswelt der Menschen eingedrungen ist. Bleiben die geradezu stereotypen Untergangsszenarien eine modische Attitüde, ein neuer Rausch am Schrecklichen, oder wächst zumindest die neue Generation mit völlig neuen Risikowahrnehmungen und phobischen Grundmustern auf? Sicher ist nach übereinstimmenden Untersuchungen aus verschiedenen Ländern, daß psychisch instabile Menschen nicht nur vereinzelt eine extreme Fixierung auf den Zusammenhang von Schadstoffen und vermeintlichen körperlichen Gesundheitsschäden aufweisen. Dies gilt zum Beispiel für die Angst vor einer Amalgamvergiftung, die manche sensiblen Menschen nicht loswerden können, egal, wieviele Fachleute ihnen von unnötigen Gebißsanierungen oder eingreifenden chemischen Behandlungsversuchen mit sogenannten Komplexbildnern abgeraten haben, selbst wenn nicht einmal ein Hauch von gesteigerter Quecksilberbelastung nachzuweisen war. Es ist hoffentlich eine zu dramatisch formulierte Sorge, daß Kindern durch die Beschwörung allgegenwärtiger todbringender Gefahren in ihrer ganz unmittelbaren Lebensumwelt der Rest an Urvertrauen in die Erwachsenengeneration genommen wird. Wäre diese Befürchtung berechtigt, so könnte eines Tages die erforderliche Kraft vollends verloren gehen, sich auf die Vermeidung der vermeidbaren Risiken dieser Epoche zu konzentrieren und Widerstand zu leisten gegen unmittelbare Gewalt, gegen Kriege und andere Hauptursachen von Krankheit und Behinderung oder gegen die Lebens- und Umweltzerstörung durch einen maßlosen Energieverbrauch in den sogenannten entwickelten Gesellschaften.

Möglicherweise ist Umweltmedizin deshalb so populär geworden, weil ein weiteres Mal von Experten die Erwartung geweckt worden ist, gesundheitliche Gefahren ließen sich bei genügend großer Anzahl von noch auszubildenden Spezialisten wirksam bekämpfen, ganz im klassischen Prinzip der Delegation des Heilungsauftrags an Ärzte. Diese sollen das individuelle Leid richtig erkennen und durch geeignete Rezepte aus der Welt schaffen. Diese neue Medikalisierung gesellschaftlicher Probleme bietet vielleicht auch eine weitere Chance der Schuldzuweisung an externe Störquellen: Spanplatten in Wohnzimmern, bröckelnder Asbestzement auf dem Dach des Wochenendhauses oder Gift in der Kleidung nach der chemischen Reinigung sind eine probate Erklärung für jede Form der Befindlichkeitsstörung. Da umgekehrt die Frühsymptome vieler toxischer Schädigungen des Organismus tatsächlich hochgradig unspezifisch sind, ist im Zweifelsfall die ganze Palette an Unpäßlichkeiten, Mißempfindungen und Streßsymptomen ein bedrohliches Zeichen - wenn sich nur moderne Umweltmediziner finden, welche die Feststellung treffen, daß sich ein entsprechender Zusammenhang keinesfalls ausschließen lasse. Wenn sich die Ärzte, die Techniker, die Ingenieure und Politiker nur ausreichend anstrengen würden, alle diese externen Schadstoffquellen in der eigenen Umwelt, in den eigenen vier Wänden zu beseitigen oder zu vermeiden, so könnte der Gedankengang gehen, dann kämen wir eines Tages doch dem Ziel näher, unsterblich zu werden - oder wenigstens so alt wie Methusalem - und ohne die Gebrechen des Greisenalters. Solche Tagträume mögen die Popularität der Umweltmedizin neben der Sehnsucht nach einfachen Erklärungsmustern in einer informationsüberfluteten Welt verständlich machen. Daß Medizin Heilung verspricht und bringt, ist ein festverankertes Denk- und Gefühlsmuster, das auch dann noch wirksam ist, wenn im Grunde nur eigenes Handeln, Einmischung in Politik und Entwicklung von neuen Lebens- wie Gesellschaftsentwürfen einen Weg aus der Misere bahnen können. Einstweilen profitiert der Ärztestand einmal mehr von der Individualisierung der Probleme. Umweltmedizinische Sprechstunden werden gegründet. Der Arzt für Umweltmedizin ist jüngst von den Ärztekammern aus der Taufe gehoben worden. Es ist nur noch eine Frage der Zeit, bis die Abrechnungstechnik für Ärzte auch das Feld der Umweltmedizin erschlossen hat. Die Lösung komplizierter ökologischer Probleme wird dann vom Besuch der guten alten Arztpraxis erwartet.

6.2. Gesundheitsförderung als Warenetikett

Gesundheitsförderung, so die etwas blasse Übersetzung des englischen „Health Promotion" kann inzwischen als der am häufigsten benutzte Begriff in der Fachdiskussion um Krankheit und Gesundheit gelten. Die Weltgesundheitsorganisation hat wesentlichen Anteil daran, daß in Weiterentwicklung der klassischen Dreiteilung der Gesundheitsfelder in Prävention, kurative Medizin und Rehabilitation mit dem Konzept der Gesundheitsförderung ein neuer Denk- und Handlungsansatz durchgesetzt werden konnte. Im Kern geht es dabei darum, Problemlösungen nicht allein aus der Perspektive von Krankheit und Krankheitsentstehung und aus der Analyse der durch Erkrankung und Behinderung entstehenden Defizite zu entwickeln, sondern danach zu fragen, welche Bedingungen Menschen *gesund* erhalten und *Kranken* zu einem zufriedeneren und gleichberechtigten Leben in der Gesellschaft verhelfen können. Die Philosophie der Gesundheitsförderung ist also nicht nur darum bemüht, alle Hebel in Bewegung zu setzten, krankmachende Faktoren zu identifizieren und so weit es geht abzustellen; es geht gleichgewichtig um die Entdeckung gesunder Anteile innerhalb eines durch Krankheit und Behinderung beeinträchtigten Lebens und um eine bessere Balance zwischen professionellem Helfersystem und Stärkung der Eigenkompetenz. Gesundheitsförderung zielt deshalb auch weit über das Gesundheitswesen und seine Akteure hinaus; sie benennt die gesellschaftlichen Voraussetzungen für mehr Gesundheit und für bessere Lebenschancen von Kranken. Etwas pathetisch formuliert beinhaltet das Konzept vor allem die Begrenzung der Expertenmacht und die Beteiligung der Bevölkerung an allen gesundheitlich bedeutsamen gesellschaftlichen Fragen.

Dieser Theorie von Health Promotion liegt nun, was viele nicht wissen, die den Begriff der Gesundheitsförderung benutzen, eine Fülle von gesundheitswissenschaftlichen, vor allem sozialepidemiologischen Studien zugrunde, welche die Zusammenhänge zwischen sozialer Lage und Gesundheit wie Krankheit erforscht haben. Dabei zeigt sich, daß Gesundheit und Gesunderhaltung in einem hohen Maße an den Grad der Bildung und die Befähigung zur Bestimmung über das eigene Schicksal gebunden sind. Die Chancen, nicht krank zu werden oder mit eingetretenen Krankheiten relativ gut umgehen zu können, sind in der Gesellschaft nicht gleich verteilt, sondern hängen von belastenden Faktoren in der Lebensgeschichte, von der Zufriedenheit mit der eigenen Lebenssituation und mit dem Maß der sozialen Unterstützung durch die unmittelbare Umwelt ab. Diese Erkenntnis ist so schlicht wie revolutionär (s. Abb. 9, S. 129). Schon lange bevor die Epidemiologie sich der Hochleistungsrechner des Computerzeitalters bedienen konnte, kannten Philosophie und Sozialmedizin diese Zusammenhänge. Leider sind aber die meisten Akteure der Gesundheits- , Sozial- und Gesellschaftspolitik mit diesen grundlegenden Informationen nicht wirklich vertraut. Gleichzeitig blenden die heutigen Ansätze der Gesundheitsförderung noch zu sehr aus, welche Welten zwischen den Lebensweisen und Chancen der verschiedenen sozialen Schichten liegen. Viele Aktivitäten beschränken sich auf das Verkünden „gesunder" Verhaltensweisen, ohne die Lebenswelten der angesprochenen Menschen genügend zu kennen und zu berücksichtigen.

Abb. 9:
Der Sisyphus-Kampf der Prävention: Zur Dialektik von Verhaltens- und Verhältnisprävention

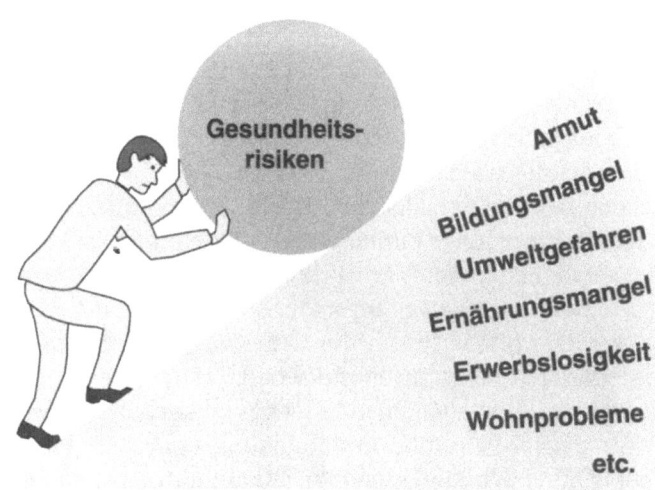

Prävention von Krankheiten ist für die Menschen wie das Schicksal des Sisyphus, der lebenslang einen schweren Stein (seine Gesundheitsrisiken) einen steilen Berg hochrollen muß. Die Menschen können durch eigene Anstrengungen Einfluß auf ihre Gesundheit nehmen, aber die Gesellschaft stellt durch fördernde oder krankmachende Lebensbedingungen wesentliche Weichen. Daraus resultiert, wie steil der Berg ist, den der einzelne überwinden muß.

Hjort P F. Prevention: the wish of everybody, the priority of nobody? European Public Health Association, Annual Meeting, Copenhagen 17. 12. 1994

Der Blick in die Praxis der Gesundheitsförderung macht anders gesagt deutlich, daß allein die Benutzung der neuen Begrifflichkeit nicht für neue Qualität sorgt. Vereinfacht können drei gängige Varianten der neuen Gesundheitsbewegung unterschieden werden, die sich ohne ausreichende Begründung auf das Prinzip der Gesundheitsförderung berufen.

Die erste Variante - in den Händen von Ärzten und alternativen Heilern - besteht darin, viel von Gesundheitsförderung zu reden und stereotyp zum Ausstellen von Rezepten zurückzukehren. Dies läßt sich am besten für den Zusammenhang von Ernährung, Übergewicht und medizinischen Interventionsstrategien zeigen. Da werden in aufwendigen Studien immer wieder einzelne Risikofaktoren für den Herzinfarkt, den Schlaganfall und verschiedene Krebserkrankungen herausgearbeitet. Es wird darüber hinaus immer besser beschrieben, daß notwendige Verhaltensänderungen zur Vermeidung dieser Risikofaktoren - unausgewogene Ernährung, Bewegungsmangel, Übergewicht, Rauchen - nur erreicht werden können, wenn die Lebenslage der Betroffenen realistisch gesehen und nicht mit moralischen Urteilen gearbeitet wird. Es gibt mittlerweile ernstzunehmende lebensweisenbezogene Handlungsansätze für betriebliche und kommunale Gesundheitsförderung, die weit über die völlig unwirksamen Bemühungen der Zeigefinger-Gesundheitserziehung hinausgewachsen sind. Trotzdem dominiert im Windschatten von noch so reflektierten Programmen in Stadtteilen und Industriebetrieben der medizinische und auf das Individuum gerichtete Ansatz, er hat durch die massive Thematisierung der „Risiken" sogar enormen Auftrieb erhalten. Alle Menschen sollen auf einmal ihren Cholesterinwert kennen und am besten halbjährlich zur Kontrolle beim Hausarzt erscheinen. Hierdurch werden aber letztlich ausschließlich die Kassen der Ärzteschaft und der profitierenden Firmen (von der Werbe- über die Pharma- bis zur Margarineindustrie) gefüllt, während es die Betroffenen in unheilvoller Weise auf die Heilkunde fixiert. Hierher gehört auch die bittere Erkenntnis, daß die meisten Ärzte ebenso wie die Laien fortwährend Prävention und Früherkennung von Krankheiten miteinander verwechseln, obwohl es eigentlich nicht so schwer sein sollte, die Verhütung von Erkrankungen vor dem Auftreten von Krankheitssymptomen von der Früherkennung bei bereits nachweisbaren Krankheitszeichen begrifflich und praktisch zu unterscheiden.

Wenn das Geld für das Cholesterin-Screening in der Bevölkerung und die unsinnige bis gefährliche Gießkannen-Therapie durch Lipidsenker in Programme zur Ernährungsberatung für Kindertagesheime, Schulen und Kantinen oder in die Einflußnahme auf die Produktpalette der Nahrungsmittelindustrie umgesteuert werden könnte, dann würde sich vermutlich wesentlich besser zeigen lassen, wie tatsächlich wirksame Prävention durch „gesunde" Ernährung entwickelt werden kann. Einstweilen aber wird das Thema in die Sprechstunde der Ärzte oder alternativer Heiler kanalisiert, wo in der Regel die pädagogische und ernährungswissenschaftliche Kompetenz zur Ernährungsberatung fehlt. Wichtiger aber noch: Die Praxis des Arztes ist für einen derartigen, auf Breitenwirksamkeit zielenden Präventionsansatz grundsätzlich schlicht der falsche Ort. Aber einstweilen sorgen die Abrechnungsmodaliäten der Arztpraxis dafür, daß Blutentnahmen und apparative Diagnostik wie Medikamentenverschreibung als typische ärztliche Reaktionsmuster Hochkonjunktur haben. Damit wird gleichzeitig permanent das Bewußtsein großer Bevölkerungsteile geprägt, die tatsächlich davon überzeugt sind, daß das Messen ihres individuellen Cholesterinwerts im Rahmen eines „Gesundheits-check-up" präventiven Sinn macht. Das ständige Einüben dieser Mustern in der individuellen Arzt-Patient-Beziehung führt dazu, daß für viele Menschen immer weniger vorstellbar wird, daß sie wichtige Gesundheitsfragen ohne ihren Arzt oder einen alternativen Heilkundigen und ohne das Klammern an Laborwerten regeln könnten.

Wenn jetzt über neue Abrechnungsziffern für niedergelassene Ärzte ernsthaft nachgedacht wird, um die Beratung besser zu honorieren als den Rezeptblock, so ist dies ein besonders begrüßenswerter Schritt in die richtige Richtung. Die Frage ist aber, ob derartige Veränderungen im Abrechnungssystem die unerwünschten Folgen des zu intensiven Verschreibens von Medikamenten und der Überdiagnostik tatsächlich begrenzen werden. Die Blickrichtung auf die eigentlich bedeutsamen Felder der Prävention bleibt dabei aber weiterhin verstellt. Es fragt sich, ob nicht möglicherweise eine Trendwende im Honorierungswesen sogar die Macht der Ärzteschaft samt den Irrglauben, Prävention sei vorrangig mit den Mitteln der Heilkunde zu realisieren, stabilisieren hilft. Die zu Recht geforderte sprechende und verstehende Medizin will zunächst auch erlernt sein.

Die zweite Variante von Gesundheitsförderung besteht im Umfärben bestehender Aktivitäten und Projekte, denen einfach ein Gesundheitsetikett aufgeklebt wird. Dies geschieht einmal aus unmittelbaren Werbezwecken, so wenn sich die Allgemeinen Ortskrankenkassen in Gesundheitskassen umbenennen oder wenn Produkte der Freizeitindustrie mit dem Prädikat „gesundheitsfördernd" versehen werden. Zum anderen läßt sich dieses Umfärben aber auch im Rahmen honoriger Projekte nachweisen. So startete die Weltgesundheitsorganisation für die Region Europa in den achtziger Jahren das Projekt „Gesunde Städte". Dabei sollte erreicht werden, daß die jeweiligen Stadtregierungen in die Pflicht genommen werden, Rechenschaft darüber abzulegen, wieviel ihnen die Gesundheit ihrer Bevölkerung wert ist und welche Aktivitäten vom Wohnungsbau über die Verkehrsplanung bis hin zur Umgestaltung des Gesundheitswesens unternommen werden, um die Verhütung von Krankheiten und die Interessen von Kranken und Behinderten stärker in den Mittelpunkt des öffentlichen Interesses zu rücken. Nachdem sich rasch abzeichnete, daß es extrem schwierig sein würde, zentrale Problemfelder wie die Beseitigung von Wohnungsnot, die Umsteuerung vom privaten auf den öffentlichen Personennahverkehr oder die bessere Verzahnung von ambulanter und stationärer Medizin durch dieses Projekt auch nur ansatzweise zu beeinflussen, verlegten sich die meisten Akteure des Gesunde-Städte-Gedankens darauf, bereits bestehenden Ansätzen in den Städten gewissermaßen das Prüfzeichen „Gesunde-Stadt" zu verleihen. Die Skala der Vereinnahmungen reicht von der Auflistung vorhandenen Selbsthilfegruppen bis zur Vermarktung von bestehenden Ansätzen verbesserter Verkehrskonzepte in einigen Großstädten. Lieblingsidee der Gesunde-Städte-Strategen aber ist die permanente Vernetzung von Projekten und das Schaffen immer neuer runder Tische, an denen sich stets dieselben Aktivisten treffen, die sich noch einmal gegenseitig ihre Wichtigkeit bestätigen. Nun soll nicht bestritten werden, daß es eine Unmenge gesundheitsrelevanter Planungen und Entscheidungen auf der Stadtebene gibt, aber bislang hat das Gesunde-Städte-Projekt nur ausnahmsweise den Beweis antreten können, wo echte Fortschritte erreicht werden konnten und wo lediglich bereits erreichte Ziele gesundheitlich umgetauft wurden.

Eine dritte Variante der verkürzten Gesundheitsförderung besteht in der Renaissance der alten Gesundheitserziehung. Diese Ansätze sind vielschichtig, laufen aber alle darauf hinaus, das Individuum zu einem vernünftigeren Verhalten überreden zu wollen. Auch diese neue Gesundheitsförderungswelle stellte die Themen Essen, Bewegung und Rauchen in den Mittelpunkt. Die Auswahl entspricht dem Risikofaktorenansatz zur Verhütung chronischer Krankheiten: Fehlernährung, Übergewicht, fehlende Bewegung bei dem wachsenden Anteil von Berufsausübung in sitzender Tätigkeit und das Zigarettenrauchen sollen möglichst konzertiert angegangen werden, um die neuzeitlichen „Killer" wie Herzinfarkt, Schlaganfall, Zuckerkrankheit und Krebserkrankungen ursächlich zu bekämpfen. Immer wieder wurde nachgewiesen, daß mit dem letztlich moralisierenden Ansatz nichts erreicht wird.

Nun gibt es durchaus auch gut durchdachte Modelle der Aktivierung gesundheitsbewußten Verhaltens im Rahmen kommunaler und betrieblicher Gesundheitsförderung, welche die Medien, die Schulen, die Großküchen und die Sportverbände als Transmissionsriemen ihrer Botschaften nutzen. Auch die klassische Gesundheitserziehung behält ihren Wert im Rahmen von durchdachten Konzepten der Aufklärung und Beratung in Schulen, Betrieben und Arztpraxen. Es überwiegen aber bei den Marktführern der Verfechter gesunder Lebensweisen die auf das Individuum abzielenden Angebote, die nach dem definitiv unwirksamen Konzept des Überzeugens vom richtigen Weg aufgebaut sind und zudem von immer denselben bereits über die Problematik bereits gut informierten Menschen wahrgenommen werden. Dies ist nicht nur ineffektiv, sondern längerfristig auch gefährlich für die nicht erreichten Zielgruppen der neuen Gesundheitspädagogik, da diese eines Tages wie unartige Schüler der öffentlichen Kritik preisgegeben werden, wenn sie nämlich zu lange „ungehorsam" gewesen sind. Das Opfer ist dann wieder einmal allein verantwortlich für sein Fehlverhalten.

Die Kostenträger, die derartige Kampagnen ganz oder teilweise finanzieren, haben lange Jahre weitgehend darauf verzichtet, ihre Ansätze auf Wirksamkeit hin zu untersuchen. Die Gesundheitswelle war zum Selbstläufer geworden; man könnte sie auf Grund der spezifischen Inanspruchnahme auch polemisch als eine neue Art Freizeitreligion der Mittelschichten bezeichnen. Die Attraktivität bestimmter Angebote - von Kochkursen bis zu transzendentaler Meditation - ist aber so groß, daß in erheblichem Umfang auch Gebühren erhoben werden können, wodurch die Kurse zum Teil finanziert werden. Erst allmählich entstand Einigkeit, daß es Wege der Qualitätssicherung für derartige Kursangebote geben muß.

Es muß untersucht werden, wieviele der Teilnehmer der bunten Palette von sogenannten Gesundheitsförderungskursen angeregt durch die intensivere Auseinandersetzung mit dem Thema Gesundheit und Gesunderhaltung zusätzlich den Weg in das Wartezimmer der niedergelassenen Ärzte und alternativen Heiler finden. Es steht zu vermuten, daß viele nach all den Anstrengungen eine Rückmeldung bekommen wollen, wie es denn „objektiv betrachtet" um ihre Gesundheit steht und ob möglicherweise bereits positive Effekte der umfangreichen Bemühungen um das Körpergewicht, die gesunde Ernährung oder das Nicht-Rauchen „gemessen" werden können. Wie hoch ist das Cholesterin? Wie hoch ist der Blutdruck? Ist das Belastungs-EKG wieder unauffällig? Die Ärzteschaft freut sich über diese neue Gruppe gesundheitsbewußter Kunden, die oft gesund sind und die sich willig zu den regelmäßigen check-ups einbestellen lassen. Es steht außer Frage, daß die damit verbundene neue Form der Selbstbeobachtung dazu beigetragen hat, daß die gesetzlichen Krankenkassen immer mehr Screening-Untersuchungen in ihren Leistungskatalog aufgenommen haben, ob sie nun wissenschaftlich als wirksam bezeichnet werden können oder nicht. Hier korrespondiert der Wunsch zur Gesunderhaltung mit der Förderung des TÜV - Modells im Gesundheitswesen. Die Arztkontakte bieten zusätzlich immer Gelegenheit zu einem interessanten und kurzweiligen Gespräch, sei es, daß der niedrige Cholesterinwert gelobt oder der geringfügig erhöhte mit leichtem Stirnrunzeln, aber ohne Äußerung ernster Sorge begleitet wird.

Die Kunst besteht darin, Konzepte für Gesundheitsförderung außerhalb des Medizinsystems zu entwickeln und gleichzeitig staatliche Instanzen wie die gesetzliche Krankenversicherung davon zu überzeugen, in derartige Projekte zu investieren. Qualitätsgesicherte Ansätze der betrieblichen Gesundheitsförderung können hierfür zum Vorbild genommene werden.

Man darf die Weltgesundheitsorganisation nur sehr bedingt für die Fehlentwicklungen in den Angeboten der Gesundheitsförderung verantwortlich machen. Die gewissermaßen amtliche Formulierung der Philosophie von Gesundheitsförderung - niedergelegt in der sogenannten Ottawa-Charta von 1986 - ist nämlich geradezu eine einzige Warnung vor der Medikalisierung von Gesundheitsthemen. In die Programmatik der WHO sind genau diejenigen sozialepidemiologischen und psychologischen Studien eingeflossen, die herausgearbeitet haben, daß die Stärkung der individuellen und kollektiv herzustellenden Handlungs- und Entscheidungskompetenzen der Menschen als entscheidende Voraussetzung für das Erreichen eines Höchstmaßes an Gesundheit zu betrachten ist. Eine neue Abhängigkeit von professionellen Gesundheitsförderern gleich welcher Herkunft steht im diamentralen Gegensatz zu den Botschaften dieses Schlüsseldokuments.

Gerade die aktuellen gesellschaftlichen Veränderungen wie die großen Wanderungsbewegungen von Süd und Nord wie von Ost nach West, der Zusammenbruch der traditionellen Industrien in den entwickelten Gesellschaften, die damit verbundene Massenerwerbslosigkeit und das Wiederauftreten härtester Gegensätze zwischen armen und wohlhabenden Schichten in der Bevölkerung machen überdeutlich, daß die vergessen geglaubte alte soziale Frage neu in den Mittelpunkt gesellschaftlicher Auseinandersetzungen gerückt ist. Hiervon kann die Entwicklung der Gesundheitstheorie und -planung nicht unberührt bleiben. Diese Frage wird ganz maßgeblich über Prosperität und Fortschritt entscheiden, über den gesellschaftlichen Frieden und nicht zuletzt auch über den Gesundheitszustand der Bevölkerung. Damit erledigt sich die Frage nach Methoden und Wegen der praktischen Umsetzung von Gesundheitsförderung überhaupt nicht. Sie muß aber neu und realitätsbezogener gestellt und auf die richtigen Handlungsebenen gebracht werden. Gesundheitsförderung darf sicherlich nicht in Spielwiesen enden, die irgendwo zwischen Zeigefingerpädagogik und esoterischen Veranstaltungen für interessierte Gruppierungen eines neuen Bildungsbürgertums angesiedelt sind. Für die Bewertung dieser Situation muß aber mit bedacht werden, daß Teile der Mittel- und Oberschicht an dem Modell der Individualisierung der Medizin für sich ganz persönlich festhalten wollen, da sie zumindest subjektive Vorteile wie ein besseres Körpergefühl und gesteigerte Leistungsfähigkeit spüren, vielleicht sogar in Teilbereichen ihre gesundheitlichen Chancen weiter verbessern können. Und natürlich spricht auch grundsätzlich nichts dagegen, nach Wegen zu suchen, derartige jenseits des Marktes der Eitelkeiten und Nichtigkeiten festzumachenden Vorteile von Gesundheitsförderung für alle Bevölkerungsschichten nutzbar zu machen. Dies wird aber nur gelingen, wenn gleichzeitig systematisch die unsinnigen Trends zur Individualisierung globaler gesundheitlicher Problemlagen aufgespürt werden. Bislang wird jedenfalls nicht ernsthaft problematisiert, daß es gerade die Bevölkerungsgruppen mit den größten kollektiven Gesundheitsrisiken sind, die von aktivierenden und auf Ermutigung abzielenden Ansätzen der Gesundheitsförderung am wenigsten erreicht werden. Gesundheit als wichtiges und gesondert herausgehobenes Lebensthema für die Menschen wird wohl erst bei einem bestimmten Maß von Wohlstand und sozialer Sicherheit erkennbar und autonom in Praxis umgesetzt. Für dieses erste große Dilemma der Idee von Gesundheitsförderung gibt es keine einfachen Lösungen.

Das zweite Dilemma ist darin zu sehen, daß gerade in Zeiten sozialer Krisen die eigentlich brennenden gesundheitlichen Themen nicht mehr ausreichend wahrgenommen werden und so beispielsweise mit den Einschnitten in das Netz von Bildung, Kinderbetreuung und sozialer Sicherheit zugleich die Gesundheitsschäden von morgen gesetzt werden. Die Spielräume für Gesundheitsförderung, so wie die Weltgesundheitsorganisation sie formuliert hat, werden mit anderen Worten gerade dann enger, wenn Politik und Öffentlichkeit sie besonders ernst nehmen müßten.

Zugleich ist die Überstrapazierung des Gesundheitsbegriffs ein generelles Problem der Fortentwicklung von präventiver wie kurativer Medizin. Gesundheit „pur" kann es nicht geben, Gesundheit läßt sich auch nicht durch Experten ein für alle mal definieren. Gesundheit ist ein Prozeß. Welche Ziele mit der Vorstellung von Gesundheit in einer jeweiligen Epoche verbunden werden, wird immer auch zwischen den verschiedenen gesellschaftlichen Gruppierungen ausgehandelt. Erschwerend kommt hinzu, daß die Aufmerksamkeit für gesundheitlich bedeutsame Aspekte unterschiedlich intensiv entwickelt ist, wobei die „objektive" Bedeutung eines wahrgenommenen Gesundheitsproblems und eines angeschuldigten Gesundheitsrisikos keineswegs immer mit der subjektiven Wahrnehmung in der Bevölkerung einhergeht. Hierzu soll noch einmal daran erinnert werden, daß dem ersten breit bekannt gewordenen „modernen Schadstoff", dem Formaldehyd, eine enorme Aufmerksamkeit geschenkt wurde, die in keinem Verhältnis zu seinem gesundheitlichen Gefahrenpotential steht, während „alte" Gesundheitsprobleme wie die toxischen Organschäden durch Alkohol völlig unterschätzt werden. Vor allem aber erscheinen die Versuche, ganze geographische und soziale Räume unter Gesundheitskriterien zu betrachten, als problematisch bis unmöglich. So scheitert die Einigung auf Kriterien für eine „gesunde" Stadt bereits an unterschiedlichen Wertschätzungen wichtiger Fortbewegungs- und Freizeittechniken. Solange das Automobil als Statussymbol weit über die tatsächlichen Mobilitätsvorteile hinaus unumstrittenes Kult- und Konsumobjekt ist, bleibt die Diskussion um die gesundheitsgefährdende Rolle von Schadstoffen innerhalb des Lebensraums Stadt in einer systematischen Schieflage. Gesundheitsförderung, dieses wichtige gegen die Denkwelt der Medizin angelegte Prinzip, tut gut daran, auch die eigenen Grenzen immer wieder zu thematisieren. Dies ist insbesondere nötig, um nicht dabei zu enden, angesichts der gewaltigen Widerstände, welche vor allem in

Wirtschaft und Politik, aber auch innerhalb des Gesundheitswesens der Schaffung gesundheitsfördernder Faktoren entgegengesetzt werden, die Energien letztlich doch auf Appelle an den einzelnen zur Besinnung auf gesundheitsgerechtes Verhalten zu lenken. Gesundheitsförderung wäre dann nichts anderes als die alte moralisierende Gesundheitserziehung im neuen Kleid, umgeben von einem bunten Warenangebot der Ernährungs- und Freizeitindustrie, die nicht müde wird, all ihren Produkten den modischen Gesundheitsstempel aufzudrücken.

Die Kritik an derartigen Fehlentwicklungen, und dies führt zum letzten Dilemma der Gesundheitsförderung, kann leicht dazu mißbraucht werden, in der Bevölkerung und bei politischen Entscheidungsträgern die wirksamen Modelle von Prävention und Laienbeteiligung an Gesundheitsfragen pauschal in Mißkredit zu bringen. Insoweit mag auch in diesem Feld die Qualitätssicherung die Türen für wirkliche Innovation wenigstens ein Stück weit offenhalten.

7. Der anspruchliche und der reiche Patient

Wer die in verschiedenen Variationen verbreitete grundlegende Kritik des Medizinbetriebs mit der gebotenen Differenziertheit betrachten will, der tut gut daran, nach den Motiven der Kritiker zu fragen. Die Radikalität der Kritik steht nämlich keineswegs automatisch in einem direkten Zusammenhang mit einer patientenorientierten Betrachtungsweise. Der Blick in die Geschichte zeigt, daß der Schritt von der Anprangerung einer angeblich ausufernden Medizin zur Patientenschelte nicht weit ist. Dieser im folgenden ausführlich entwickelten Einschätzung wird die Frage gegenübergestellt, welche Erkenntnisse sich aus einer Untersuchung der Qualität der Behandlung von Privatpatienten für die Entwicklung von Grundprinzipien einer guten Medizin ableiten lassen könnten.

7.1. Medizinkritik und Opferschelte

Spätestens seit dem im Jahr 1928 von dem völkischen Arzt Erwin Liek verfaßten Buch „Der Arzt und seine Sendung" - 1934 war von diesem Bestseller die für die damalige Zeit unglaublich hohe Zahl von 40 Tausend Exemplaren gedruckt - ist klar, daß sich eine besonders beliebte Form der Ablehnung des etablierten Gesundheitswesens sowohl gegen die spezialisierte Medizin als auch gegen die sogenannte Anspruchshaltung von Patienten richtet. Dies war bei Liek mit zwei weiteren wesentlichen Elementen der Kritik gekoppelt, die seither in immer neuer Weise formuliert und publiziert werden.

Zum einen wurde den Ärzten pauschal unterstellt, viel zu leicht krankzuschreiben, sei es aus Bequemlichkeit, um kritischen Gesprächen mit ihrer Klientel aus dem Weg zu gehen, sei es aus Eigennutz, um den Krankenschein und die Abrechnungsmöglichkeiten nicht zu verlieren. Zum anderen richtete sich der Lieksche Ansatz gegen das Prinzip der Solidargemeinschaft und der Sozialversicherung. Insbesondere die Ortskrankenkassen, welche die große Gruppe der Industriearbeiterschaft versicherte und in der Weimarer Republik eigene Untersuchungs- und Behandlungsstrukturen wie die Polikliniken geschaffen hatten, wurden als Hort des Sozialismus und des Bonzentums an den Pranger gestellt.

Liest man heute Liek neu und stellt dann fest, daß viele Kritiker des Gesundheitswesens auf seiner Ideologie aufbauen, so kann man geradezu ein flammender Befürworter des unabhängigen Kassenarztes werden. Dieser bietet nämlich den Patienten ein hohes Maß an Schutz vor sozialer Kontrolle, ob sie nun im schulmedizinischen Sinn krank sind oder tatsächlich „nur" Befreiung von Streß und Verantwortung durch das Erringen der Patientenrolle suchen. Daß Krankschreibung genau diese Funktion notwendigerweise erfüllt, ist innerhalb der wissenschaftlichen Literatur unumstritten; die Frage ist nur, wie diese Tatsache interpretiert wird. Liek und seine Nachfolger wollen nämlich durch Leistungsabbau, schärfere Kontrolle der Ärzteschaft und durch Förderung einer Schlicht- bzw. Billigmedizin erreichen, daß nur noch der „wirklich Kranke" über den Arzt die Gratifikationen der Krankenversicherung erhält. 1934 meinte Liek der Leserschaft im Vorwort stolz verkünden zu können, daß der Nationalsozialismus die alte Mißwirtschaft des sozialistischen Versicherungssystems endlich beendet habe. Der Arzt sei von den neuen Herrschern endlich als Erzieher des Volkes inthronisiert worden. Aus dem kranken, sterbenden Volk der Weimarer Republik sei wieder ein „gesundes und blühendes Volk" geworden. Härteste soziale Kontrollen und eine drastische Kostensenkung im Gesundheitswesen waren somit die eigentlichen Ziele dieser gegen das Prinzip der Sozialversicherung gerichteten Polemik.

Die scharfe Kritik des sogenannten Anspruchsdenkens der Patienten durchzieht bis heute viele Analysen des Systems der vertragsärztlichen Versorgung und der Krankenhausmedizin, wobei sich entsprechende Einschätzungen sowohl in der Wissenschaft wie in der Politik und auch in der Ärzteschaft selber finden. Natürlich kennt jeder - angesprochen auf dieses Thema - mindestens eine Frau oder einen Mann, die bei jeder Gelegenheit eine ärztliche Sprechstunde aufsuchen, um den berühmten gelben Schein abzuholen, oder statt medizinischer Beratung nur den sozialen Kontakt mit dem Arzt im Auge haben. Oder jeder kennt zumindest jemanden, der erzählt hat, daß der Nachbar bei jeder Gelegenheit grundlos zum Arzt rennt oder während der laufenden Krankschreibung in Ruhe der Gartenarbeit oder dem Tennissport nachgegangen ist.

Insbesondere die Betriebe sind stark daran interessiert, die krankheitsbedingten Abwesenheitstage besser „in den Griff" zu kriegen. Auch der Gesetzgeber überlegt immer wieder aufs neue, welche Kontrollmöglichkeiten es gibt, um den Krankenstand zu senken. Das aktuellste Beispiel hierfür ist im Zusammenhang mit der Finanzierung einer allgemeinen Pflegeversicherung 1993 in der amtlichen Begründung des Gesetzentwurfs der Bundesregierung nachzulesen. Die Mehrbelastung für die Unternehmer durch die Beteiligung an diesen neuen Versicherungsbeiträgen wird dort unter anderem mit dem Hinweis als vertretbar bezeichnet, daß durch eine intensivere Kontrolltätigkeit des auszubauenden Medizinischen Dienstes der Krankenkassen erreicht werden könne, den Umfang der Krankschreibungen zurückzudrängen und so die Bilanz der Betriebe zu verbessern.

Auch die Gesundheitsförderungs-Welle des letzten Jahrzehnts operiert in ihren theoretischen und ideologischen Begründungen teilweise damit, daß durch die Weckung der Eigenverantwortung der Menschen für ihre Gesundheit die krankheitsbedingten Abwesenheiten am Arbeitsplatz abgesenkt werden können. So vorstellbar manche Wege zur Verringerung des Krankenstandes auch sind, so wichtig es fraglos auch ist, die Selbsthilfepotentiale der Menschen nachhaltig zu fördern, und so wünschenswert erst recht die reale Senkung der Erkrankungshäufigkeit in der Bevölkerung ist, so bleibt doch festzustellen, daß niemand bislang eine wirklich überzeugende Alternative zu dem Prinzip formulieren konnte, den behandelnden Ärzten einen sorgsam gehüteten Raum für ihre Entscheidungsfindung zur Krankschreibung zuzubilligen und insbesondere die Schweigepflicht der Ärzteschaft und daraus abgeleitete Rechte der Patienten unangetastet zu lassen. Dies bedeutet nicht, daß Regelmechanismen zur Leistungsgewährung im Krankenversorgungssystem unnötig wären. Und es erscheint auch kaum verzichtbar, daß bei langdauernden Krankschreibungen medizinische Gutachter Weichenstellungen in Richtung Beendigung von langgehenden Krankschreibungen, Rehabilitation oder Einleitung von Berentungsverfahren vornehmen. Es ist aber nachhaltig vor jedem Versuch einer lückenlosen Kontrolle des vermeintlichen und tatsächlichen Mißbrauchs innerhalb des Schutzraums der Arzt-Patient-Beziehung zu warnen. Dies ist im Zeitalter der immer effektiver werdenden elektronischen Überwachungsmöglichkeiten von herausragender Bedeutung. Die Meßlatte für Eingriffe in die individuelle Arzt-Patient-Beziehung sollte sehr hoch liegen, auch wenn klar ist, daß im Windschatten derartiger gesellschaftlicher Spielregeln auch das Prinzip der Selbstbedienung wachsen und blühen kann, auf beiden Seiten, bei Ärzten und Patienten wohlbemerkt. Die „gläserne" Arzt-Patient-Beziehung wird vielleicht gelegentlich auch unbegründet von der Ärzteschaft selber als Schreckensgespenst an die Wand gemalt, wenn es um bloße wirtschaftliche Interessenvertretung geht. Eine derartige totale Transparenz muß aber tatsächlich mit allen Mitteln verhindert werden.

Dies muß nun überhaupt nicht dazu führen, daß Wege der Qualitätskontrolle der Medizin im Interesse der Patienten unmöglich gemacht werden. Längst haben auch die Profiteure im Gesundheitswesen verstanden, daß sich mit dem Reizwort vom Datenschutz unbequeme Fragen zurückweisen und notwendige Analysen hinauszögern lassen. Im Interesse einer guten Medizin muß dringend nach wirksamen Methoden der internen und externen Qualitätssicherung ärztlichen und therapeutischen Handelns insgesamt gesucht werden. Die Medizin und andere Formen der Heilkunde müssen sich der wissenschaftlichen Forschung und der öffentlichen Debatte und Kritik stellen. Aus-, Fort- und Weiterbildung der Ärzteschaft müssen immer wieder neu den Bedürfnissen der Patienten angepaßt werden. Inzwischen ist Qualitätssicherung in der kurativen Medizin zur gesetzlich geregelten Verpflichtung geworden. Die vorliegenden Erfahrungen zeigen, daß es vor allem wirksame Methoden der eigenverantwortlich durchgeführten Qualitätssicherung gibt, die allerdings nicht mit dem Ziel der Kostenreduzierung belastet werden dürfen.

Andererseits ist die gefürchtete Begrenzung der ärztlichen Leistungen, die mit dem Gesundheitsstrukturgesetz erstmals eingeführt wurde, bei distanzierter Betrachtung der Kosten-Nutzen-Problematik ein unabdingbarer Bestandteil jedes rational gesteuerten Gesundheitswesens. Die Rationalisierungsreserven durch Vermeidung von Doppeluntersuchungen, durch Beachtung von wissenschaftlichen Leitlinien beim Verschreiben von Medikamenten und durch eine bessere Verzahnung von ambulanten und stationären Angeboten werden zwar unterschiedlich eingeschätzt, sie können aber ohne Frage mehr als bisher produktiv genutzt werden. Zudem ist das Argument nicht von der Hand zu weisen, daß Mehrausgaben im Krankenversorgungssystem nicht in einem direkten Zusammenhang mit der Verbesserung der Überlebenschancen und der Lebensqualität der Menschen stehen (s.Abb.10, S.142). Gleichzeitig muß die Frage gestellt werden, ob die oft beschriebene Kostenexplosion im Gesundheitswesen überhaupt existiert oder ob die

Abb. 10:
Der Rückgang der Sterberaten im 20. Jahrhundert und die Entwicklung des modernen Gesundheitswesens

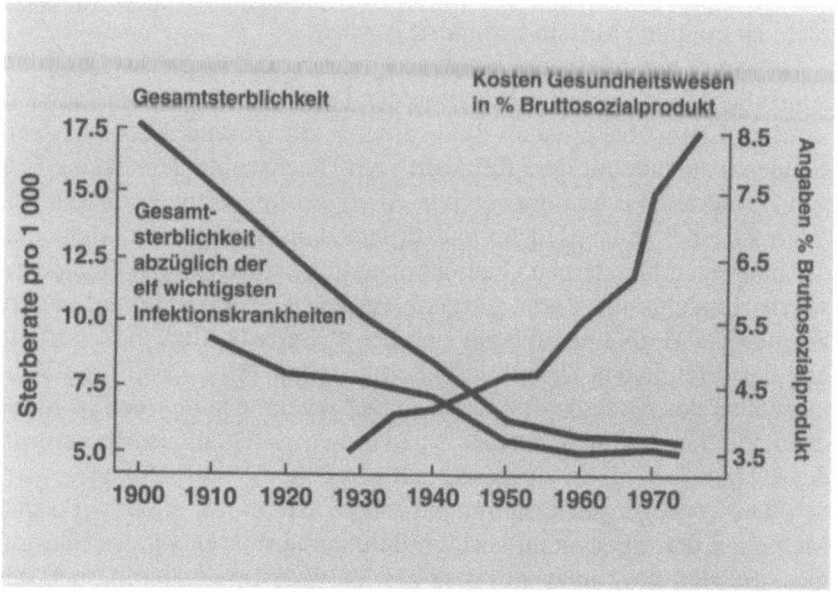

Die Darstellung zeigt am Beispiel der USA zum einen, wie dramatisch die Sterberaten schon vor der Ära der heutigen Hochleistungsmedizin abzufallen begannen. Zum anderen verdeutlicht die Grafik, daß das enorme Anwachsen der Kosten für die Krankenversorgung, bezogen auf die Sterberaten, nicht in einer einfachen Beziehung zur Verbesserung der Gesundheitslage der Bevölkerung steht. Vergleichbare Beziehungen stehen in allen entwickelten Industriegesellschaften. Die Studie erlaubt keine Aussagen darüber, wie wichtig die Ausgaben für eine moderne Medizin tatsächlich sind, stellt aber Vorstellungen über „heroische" historische Verdienste der Medizin in ein rechtes Licht.

nach McKinlay J B u. S M McKinlay. The Questionable Contribution of Medical Measures to the Decline of Mortality in the United States in the Twentieth Century. In Milbank Memorial Fund 1977, 77: 405-428

ser Begriff nicht ein geschickt verwendetes Mittel zur Einleitung von Leistungsbegrenzungen darstellt. Gemessen am Bruttosozialprodukt sind die Gesamtaufwendungen der gesetzlichen Krankenversicherungen über die letzten Jahre erstaunlich konstant geblieben; und zwischen einem Land wie Japan und den USA liegt Deutschland mit etwa neun Prozentpunkten im Mittelfeld der Industrieländer. Wirklich belastend sind aber die Einnahmeverluste der Krankenkassen durch die hohe Dauererwerbslosigkeit; diese Ausfälle rütteln am Grundprinzip der solidarischen Krankenversicherung. Keinesfalls aber darf hingenommen werden, daß Wege der Kostenreduzierung über die Aushöhlung der Schweigepflicht beschritten werden und daß die Arztpraxis zu einer gläsernen Institution wird. Hier müssen Grenzen der Durchleuchtung der einzelnen Arzt-Patient-Beziehung geachtet werden, wie sie auch für jede andere auf Vertrauen ausgerichtete Beratungseinrichtung gelten. Und in diesem Sinne ist Datenschutz im Gesundheitswesen alles andere als ein lästiges juristisches Experimentierfeld, so sehr die Realisierung der Anforderungen moderner Datenschützer gelegentlich erhebliche bürokratische Hemmnisse und einen erhöhten Verwaltungsaufwand mit sich bringt.

Die Stärkung des Kritikpotentials von Patienten, zum Beispiel durch Bestellung von Ombudsleuten und die Einrichtung von Patientenschutzstellen, wird seit einigen Jahren als wirksame Waffe gegen ärztliche Kompetenzüberschreitungen, Kunstfehler und unsinnige Leistungsausweitungen ins Feld geführt. Diese Entwicklung sollte ohne überhöhte Erwartungen betrachtet werden. Der Blick in die USA macht nämlich deutlich, daß beispielsweise die Zunahme der Kunstfehlerprozesse keineswegs zu einer besseren Medizin geführt hat. Der juristische Druck führt vielmehr zum einen zu einer teilweise absurden Defensivhaltung unter den Ärzten, die nunmehr zur Anordnung einer Maximaldiagnostik neigen, um im Falle von Prozessen nachweisen zu können, daß sie auch an seltenste Krankheiten gedacht haben. Zum anderen führt die Angst vor Regressen zur Ausgrenzung schwieriger Patienten, weil die Versicherungs- und Schadensersatzsummen zum Teil nicht mehr bezahlbar sind. Verdient haben an dieser Entwicklung in erster Linie spezialisierte Versicherungsunternehmen und entsprechend geschulte Rechtsanwälte, denen es nur darum geht, hohe Schadenssummen einzuklagen, weil ihr Honorar damit proportional steigt. Die Forderung nach einer fairen Regelung von Kunstfehlern wird über diesen Weg der Außenkontrolle kaum gesteigert werden können, eher durch einen Ausbau zivilrechtlicher Entschädigungsregelungen, die unbürokratisch und rasch zur Geltung kommen müssen und auf die Klärung von Schuldfragen und absolute Kausalitätsnachweise bei vermuteten Kunstfehlern verzichten. Damit ist wohlbemerkt nichts gegen die Zielvorstellung des mündigen Patienten gesagt, der mehr Informations- und Einsprachemöglichkeiten erhalten muß, als dies heute der Fall ist. Dieser Teil der Selbsthilfebewegung benötigt auch eine finanzielle Infrastruktur, da allein ehrenamtliche Tätigkeit und Spendenaquisition keine ausreichende Basis bieten. Es bleibt aber zu fragen, ob mit der Entwicklung von Patientenschutzstellen nicht auch neue Illusionen geweckt werden, die zu bitteren Enttäuschungen führen werden. Die Frage ist, wieviel ein derartiger Ansatz in der Alltagspraxis der Medizin erreichen kann, wenn man sich vergegenwärtigt, daß die Hoffnung auf kompetente ärztliche Beratung und Hilfe letztlich doch in jedem Einzelfall unendlich groß ist und in der individuellen Arzt-Patient-Beziehung immer wieder aufs neue eine Abhängigkeit entsteht, die sich nicht wegdiskutieren oder über gesetzliche wie organisatorische Bestimmungen überwinden läßt. Dieses Dilemma werden auch noch so qualifizierte Ansätze von Patientenberatung nicht lösen können. Sie können aber das Klima der therapeutischen Beziehungen positiv verändern und berechtigten Fragen von Gesunden wie von Kranken zur Qualität der Medizin zu mehr Aufmerksamkeit verhelfen. Die Verpflichtung zu Qualitätskontrollen muß aber zügig umgesetzt werden, damit nicht länger jeder Arzt von sich behaupten kann, er investiere ja genug Zeit in Fortbildung und ihm seien noch nie gravierende Fehler unterlaufen. Aufgeschlossene Gruppierungen in der Ärzteschaft haben längst verstanden, daß sie den Weg der inneren Qualitätssicherung gehen müssen, um das Vertrauen der Patienten zu behalten oder zurückzugewinnen und um nicht mit einem Übermaß externer Überprüfung überzogen zu werden.

Es möchte aber auch wahr sein, daß selbst nach einer glaubwürdigen Umsetzung von qualitätssichernden Maßnahmen im Gesundheitswesen wieder etwas gelassener wahrgenommen werden muß, daß der Arztberuf bezogen auf grundsätzliche Fragen der Leistungsfähigkeit nicht anders beschaffen ist als andere Berufe auch. Begabungen und Fähigkeiten verteilen sich auch in der Ärzteschaft innerhalb eines breiten Spektrums übergangslos von gelegentlich anzutreffendem Fehlen der beruflichen Eignung über ein vorherrschendes Durchschnittsniveau bis hin zu vertretenen Spitzenleistungen. Wer würde denn erwarten, daß alle

Lehrer oder Ingenieure ohne Ausnahme nur Höchstleistungen vollbringen und uns nie enttäuschen? Es muß erlaubt sein, diese Frage zu stellen, ohne in den Verdacht zu geraten, Schlamperei, Dummheit und risikoreiches Verhalten in Schutz nehmen zu wollen. Weder Idealisierung noch pauschale Verurteilung der Ärzteschaft können den Weg zu einer patientenorientierteren Medizin weisen. Eine andere Frage ist, ob es gangbare Wege gibt, Menschen vor Aufnahme einer Berufsausbildung zu beraten, für welchen Beruf sie auf Grund ihrer intellektuellen und persönlichen wie charakterlichen Eigenschaften möglicherweise nicht geeignet sind. Jeder Hochschullehrer wird auf Nachfrage die Auskunft erteilen, daß es immer wieder Studienanfänger gibt, bei denen „auf den ersten Blick" zu erkennen gewesen ist, daß sie für den Beruf des Arztes oder des Lehrers (die Liste ist beliebig zu verlängern) eigentlich nicht geeignet waren und daß man ihnen „eigentlich" hätte abraten müssen, weiterzustudieren. Diese Frage kann hier nicht vertieft betrachtet werden; sie berührt aber natürlich ebenso wie die Schutzrechte der Patienten oder Schüler auch ganz elementar das Grundrecht auf freie Berufswahl. Dennoch fehlt es an Mut und an praktikablen Modellen, mit Menschen während der Ausbildungszeit über ihren Berufswunsch und ihre Fähigkeiten kritisch zu diskutieren. Und berufsbegleitend müssen Hilfs- und Entlastungsmöglichkeiten durch Supervision und Teamberatung selbstverständlich werden.

Eine ausschließlich nüchterne Betrachtung der Leistungsfähigkeit des Ärztestandes wäre allerdings auch erst dann ein Fortschritt, wenn die Interessenverbände der Ärzte ihrerseits davon ablassen würde, das Hohelied von der besonderen ethischen Qualität des eigenen Berufsstandes zu singen. Beide Seiten, Ärzte und Patienten, fühlen sich offenkundig der Beschwörung des besonderen Charakters der Arzt-Patient-Beziehung verpflichtet, und dies erschwert die rationale Debatte um Verbesserungen auf den Beziehungsebenen in besonderer Weise. Und offenbar trägt zu dieser Situation maßgeblich bei, daß die Menschen den Traum von der Unsterblichkeit träumen und vom Kontakt zu den Heilkundigen letztlich grenzenloses individuelles Glück erhoffen. Diese grundsätzlich und für alle Zeiten unerfüllbar hohen Erwartungen bereiten immer wieder auch einen fruchtbaren Boden für Wunderheiler und Geschäftemacher. Und so ist mit Sicherheit der Mythos der Medizin und der Heilkunde unsterblich.

7.2. Der arme Arzt und sein reicher Patient

Das hohe Sozialprestige der Ärzteschaft geht trotz der stattfindenden starken Spreizung der Realeinkommen zwischen den verschiedenen Fachrichtungen insgesamt nach wie vor mit hohen Einkommenserwartungen einher. Seit dem wirtschaftlichen Aufblühen des Ärztestandes in der Nachkriegszeit ging bis weit in die achtziger Jahre hinein vielen Ärzten das Gefühl für Einkommensrelationen gegenüber anderen Bevölkerungsgruppen völlig verloren. Übertroffen wurden sie dabei vermutlich nur von wenigen Berufsgruppen wie Spitzenpolitikern und Managern der Industrie. Am lautesten pflegen bezeichnenderweise diejenigen Ärzte über ein viel zu geringes Einkommen zu klagen, die zu den Großverdienern gehören. Ein Beispiel besonderer Art liefern bis in die jüngste Gegenwart hinein die Zahnärzte, bei denen man sich fragen muß, ob sie mit dem Aufrichten ihrer Klagemauer wirklich noch ernst genommen werden wollen.

Jede Veränderung im System des Gesundheitswesens wird seit Jahrzehnten von der Mehrzahl der Standesvertreter der Ärzteschaft mit dem warnenden Hinweis begleitet, nunmehr sei mit einer dramatischen Verschlechterung der wirtschaftlichen Lage für die Ärzte zu rechnen. Das fortgesetzte Klagen über die ungerechte Behandlung steht in einem krassen Widerspruch zur Einkommensstatistik. Zwischen niedergelassenen Kinderärzten, Allgemeinärzten, Internisten, Röntgen- und Laborärzten bestehen deutliche Unterschiede bei der Aufteilung des zu verteilenden Kuchens. Auch unter den Chefärzten der Krankenhäuser finden sich beispielsweise zwischen Kinderchirurgen und Herzchirurgen gewaltige Einkommensunterschiede. Und es ist auch richtig, daß sich seit Ende der achtziger Jahre vor allem in den Großstadt-Zentren auch erstmals ein harter Konkurrenzkampf unter den niedergelassenen Ärzten abzuzeichnen beginnt, der sowohl mit der Arztdichte als auch dem Einfrieren des Gesamtbudgets für die Honorare erklärbar ist. Ärztinnen und Ärzten, die sich in den letzten Jahren niedergelassen haben, sind inzwischen teilweise mit der Schwierigkeit konfrontiert, die reinen Praxiskosten zu erwirtschaften. Paradoxerweise hat auch der erste Versuch, die ärztliche Beratung deutlich besser zu honorieren als technische Untersuchungen, vor allem wegen der dadurch erzeugten Mengenausweitung erst einmal nicht zu einer sinnvollen Umgestaltung der Einkommen niedergelassener Ärzte geführt. Und wenn von *den Ärzten* die Rede ist, so ist im Blickfeld selten die große Gruppe der Assistenz- und Oberärzte in den Kliniken, deren Einkommen keineswegs als fürstlich bezeichnet werden kann. Dennoch fällt es der Öffentlichkeit schwer, ein vernünftiges Verhältnis zwischen dem dauerhaften und pauschalen Klagen der Ärzteschaft über ihre schlechte Einkommenssituation und dem Lebensstandard vieler Ärzte zu entdecken. Man könnte trefflich polemisieren, daß der Blick in jede Neuausgabe des Deutschen Ärzteblatts Bände spricht: Anlagenberatung und berufsspezifisch zugeschnittene Werbekampagnen für Luxusgüter jeder Art wie für exotische Fern- und Bildungsreisen haben ja wohl nur deshalb einen festen Platz in dieser allen Ärzten wöchentlich ins Haus gesandten Zeitschrift, weil die Marktanalysen nach wie vor die Ärzteschaft als eine außergewöhnlich interessante Käuferschicht erscheinen lassen. Zudem nährt die weit verbreitete Praxis der Fortbildungstourneen, die sämtliche großen Pharma- und Apparatefirmen finanzieren, die Skepsis gegenüber diesem sich besonders besorgt gebenden Berufsstand, der es trefflich versteht, die fachliche Fortbildung bruchlos in das Urlaubsvergnügen auf Teneriffa oder am Gardasee übergehen zu lassen. Der Ärztestand läßt es sich offenkundig in seiner Welt der Diagnostik und Therapie gut gehen. Die Statistik zeigt, daß niedergelassene Ärzte im Durchschnitt nach wie vor deutlich über dem Einkommen vergleichbarer Berufsgruppen liegen. Bei der ausgeprägtesten Form des Jammerns der ärztlichen Spitzenverdiener über viel zu niedrige Einkommen muß psychologisch von einem tiefverwurzelten Verarmungswahn gesprochen werden. Gerade extrem reiche Menschen verlieren wohl tatsächlich nicht selten jedes Gefühl für die Mühsal, die ärmere und schlechter ausgebildete Zeitgenossen aufwenden müssen, um ihre Existenz zu sichern, ohne jemals in die Zone des Luxus gelangen zu können.

Verstanden es die Interessenvertretungen der Ärzteschaft bisher sehr gut, über die Beeinflussung des Abrechnungssystems und das Definieren neuer ärztlicher Leistungen der gesetzlichen Krankenversicherung ihr Gepräge zu geben und im System der ambulanten Versorgung die insgesamt hohen Einkommenserwartungen auch zu realisieren, so bedeutet der Zugriff auf die höheren Einzelhonorare der privaten Krankenkassen in der ambulanten Praxis, noch mehr aber für die Chefärzte größerer Kliniken, einen wahren Segen für geschickt agierende Ärzte. Auch hier sind Pauschalierungen zwar fehl am Platz; insgesamt stellt aber der Privatpatient für den Chefarzt und den gut etablierten Facharzt in der Großstadt so etwas wie das goldene Kalb in der Medizin dar.

Das im deutschen System verankerte Recht der Privatliquidation findet sich auch in anderen Gesellschaften in den unterschiedlichsten Formen wieder. Dies hat wohl maßgeblich damit zu tun, daß Menschen, die über ein höheres Einkommen und einen überdurchschnittlichen Sozialstatus verfügen, wie selbstverständlich für sich auch eine bessere ärztliche Versorgung beanspruchen, angefangen von kurzen Wartezeiten über eine höhere Qualifikation der ausgewählten Ärzte bis hin zum uneingeschränkten Einsatz des letzten Standes der medizinischen und technischen Erkenntnisse. Es gibt keine systematischen Untersuchungen über Unterschiede in den Verläufen akuter und chronischer Krankheiten bezogen auf Lebensqualität und Überlebenschancen in Abhängigkeit vom Versicherungsstatus und dem Renommee der behandelnden Ärzte. Ein entsprechender Forschungsansatz wäre von äußerstem Interesse, weil nicht nur in wichtigen Bereichen eine eklatante Bevorzugung zutage treten, sondern möglicherweise auch ein tabuisiertes Kapitel des stillen Leidens von Privatpatienten entdeckt werden könnte.

Hier soll die These vertreten werden, daß in einem kaum thematisierten Einverständnis zwischen Arzt und Privatpatient die Überlegung ausgespart wird, ob nicht der Vorteil des herausgehobenen Status auch mit dem Nachteil an Überdiagnostik und Übertherapie erkauft wird. Zur Erhärtung dieser These wäre zu klären, wieviele unnötige diagnostische Eingriffe Privatpatienten zugemutet werden und wieviele besonders aggressive oder auch nur unsinnige Therapieverfahren angeboten werden, damit zum Ausschluß von Erkrankungen oder Ausschöpfen der Therapie *alles* getan worden ist. Hier ist also, mit anderen Worten, die Frage zu stellen, ob ein privilegierter Sozialstatus auch eine zusätzliche Gefährdung mit sich bringen kann, wenn die behandelnden Ärzte in besonderer Weise in Sorge sind, die richtige Diagnose stellen zu müssen und den gesamten Therapieschatz tatsächlich auszuschöpfen, um den hohen Erwartungen ihrer Patienten auch zu entsprechen. Eine solche Überversorgung könnte sich in verhängnisvoller Weise mit dem Interesse des behandelnden Arztes an einem hohen Einkommen treffen. Vermutlich wird dies niemals exakt wissenschaftlich zu untersuchen sein, weil gerade die Allianz zwischen hochrenommierten Ärzten und ihren reichen und bekannten Patienten für ein hohes Maß an Verschwiegenheit sorgt.

Indirekt lassen sich bedeutsame Rückschlüsse aus der Tatsache ziehen, daß Ärzte eingreifenden medizinische Maßnahmen für sich selber sehr zurückhaltend gegenüberstehen. Es wäre sicher grundsätzlich möglich, einen systematischen Vergleich des Verhaltens von Ärzten angesichts eigener gravierender Erkrankungen gegenüber anderen sozialen Gruppen mit ähnlich hohem Status und Einkommen anzustellen. Unvorstellbar, es ließe sich schlüssig belegen, daß es grundsätzlich unterschiedliche Untersuchungs- und Behandlungsgrundsätze für Patienten der gesetzlichen Krankenversicherung, für Privatpatienten und für Ärzte als Patienten gibt! Erste Hinweise in diese Richtung liegen inzwischen vor (s. Abb. 11, S. 150).

Es ist offenkundig, daß der Ärztestand von der Erwartungshaltung und dem Versicherungsstatus der Privatpatienten in einem Umfang profitieren kann, der in keinem vernünftigen Verhältnis zu der tatsächlich zusätzlich erbrachten Leistung steht. Man könnte auch sagen: Ärzte machen sich die oft naiven Vorstellungen, die ihre bessergestellten Patienten von Krankheit und Gesundung haben, zunutze. Die Sentenz, daß die Welt betrogen werden will, fände somit auch im Gesundheitswesen ihre Bestätigung, ungeachtet der fraglos auch bestehenden Vorteile und Bevorzugungen, welche Privatpatienten genießen - von relativ niedrigen Beitragssätzen bis zu kurzen Wartezeiten. Diese pointierte Betrachtungsweise läßt zugleich aber auch wieder außer acht, daß Medizin eben mehr ist als eine reine Dienstleistung mit rational abrechenbaren Einzelleistungen. Der wohlhabende Patient lebt in der Vorstellung, er sei durch die Konsultation von Spitzenmedizinern dem Ziel ewiger Gesundheit und rascherer Gesundung ein ganzes Stück näher als der Kassenpatient. Und für Gesundheit ist vermeintlich kein Preis zu hoch. Solange sich dies für die privaten Krankenversicherungen, deren Kundschaft und für die Ärzteschaft gleichermaßen rechnet, bleibt die naheliegende Forderung nach einem einheitlichen Versicherungssystems für alle Menschen unabhängig von ihrem Status und Einkommen ein frommer Wunsch. Wer genügend Mittel zur Verfügung hat, geht davon aus, daß Gesundheit käuflich ist. Dies stellt gewissermaßen aus der Perspektive wohlhabender Menschen die Umkehrung der angstbesetzten Sentenz dar: weil du arm bist, mußt du früher sterben. Privatpatienten betrachten ihre Investition in die Medizin als eine besonders wertvolle Lebensversicherung, die nicht ausgezahlt, sondern genossen werden kann. Die Unterscheidung zwischen Realität und schönem Schein in der privilegierten Behandlung von Privatpatienten wäre von äußerster wissenschaftlicher und politischer Bedeutung; sie könnte freilich auch die Illusionen über die Medizin stärker erschüttern, als es

Abb. 11:
Häufigkeit durchgeführter Operationen (in Prozent) bei ausgewählten Berufen im Vergleich zur Allgemeinbevölkerung

Art der Operation	Ärztinnen Ärzte	Rechtsanwältinnen Rechtsanwälte	Allgemein- bevölkerung
Rachenmandel- entfernung	21.92	24.56	31.98
Blinddarm- entfernung	13.33	12.28	12.24
Gebärmutter- entfernung	9.69	8.45	15.70
Hämorrhoiden- entfernung	2.40	3.10	4.40
Gallenblasen- entfernung	2.73	2.83	5.03

Die Untersuchung aus dem Schweizer Kanton Ticino zeigt, daß mit der Ausnahme der Blinddarmentfernung Operationen bei Ärztinnen und Ärzten und Rechtsanwältinnen und Rechtsanwälten deutlich seltener durchgeführt werden als in der Allgemeinbevölkerung. Dies hat nichts mit einem unterschiedlichen Vorkommen dieser Erkrankungen zu tun, sondern weist am ehesten auf den Zusammenhang von Informationsstand und Einwilligung in Operationen hin; und hier spielen interessanterweise neben Ärztinnen und Ärzten die Rechtsanwältinnen und Rechtsanwälte in der Medizin ganz offenkundig eine Sonderrolle.

Tabelle nach Domenighetti G u. a. *Revisiting the most informed consumer of surgical services. The physician-patient.* Intern J Technol Ass In Health Care 1993; 9: 505-513

den Beteiligten lieb ist. Und so wird die Realität der medizinischen Versorgung von Privatpatienten wohl auf absehbare Zeit ein ausgeklammerter Bereich der Gesundheits-System-Forschung, dafür aber umso mehr ein Feld für Spekulation und hochgehängte Erwartungen bleiben. Vielleicht üben der absehbare Zusammenbruch des bisherigen Einzelleistungs-Vergütungssystems, die berechtigten Forderungen der nachwachsenden Ärztegeneration und die zunehmende Professionalisierung anderer Gesundheitsberufe so viel Druck aus, daß über grundlegend andere Vergütungssysteme nachgedacht werden kann und die versicherungsmathematische Kür für Privatpatienten endlich in das Kreuzfeuer der öffentlichen Kritik gerät.

8. Die Suche nach den Lösungen

Die Entwicklung innerhalb der Medizin der wohlhabenden Länder hat seit dem Zweiten Weltkrieg eine Dynamik entfaltet, die in vielen wichtigen Bereichen zu spürbaren Fortschritten in Diagnostik und Therapie geführt hat. So verfügt das kurative Gesundheitssystem in Deutschland heute über Möglichkeiten, die vor einer Generation außerhalb jeder Vorstellungskraft lagen und für die meisten Länder dieser Erde in naher Zukunft unerreichbar bleiben werden. Mit modernen bildgebenden Verfahren wie dem Ultraschall und der Kernspintomographie können Tumoren im Umfang von wenigen Millimetern erkannt werden. Der Ausfall der körpereigenen Funktionen der Nieren kann weitgehend durch technische Filterungssysteme und Medikamente ersetzt werden, auch wenn viele Dialysepatienten nicht voll leistungsfähig sind wie vor der Erkrankung. Es handelt sich aber alles in allem um spürbare Fortschritte, die durch keine noch so raffinierte Kritik des Medizinbetriebs einfach als unbeachtlich beiseite zu schieben sind. Zahlreiche Infektionskrankheiten wie die Tuberkulose können durch Impfungen und Antibiotika verhütet oder sehr häufig ohne die früher so gefürchteten Folgeschäden behandelt werden; dies ist so selbstverständlich geworden, daß viele Menschen von der irrigen Voraussetzung ausgehen, alle Infektionskrankheiten, so auch die Virusinfektionen, könnten durch Medikamente problemlos beseitigt werden. Aids war nicht zuletzt aus diesem Grunde ein so großer Schock in Ländern wie den USA, England, Italien oder Deutschland. Die Menschen in den entwickelten Industriestaaten hatten fast vergessen, daß ein Leben ohne Krankheitserreger nicht möglich ist und daß in der Geschichte der Medizin immer wieder neue, bis dahin unbekannte Mikroben für große Probleme gesorgt hatten.

Es ist bei Wahrung der gebotenen Distanz zu den Tageskonflikten auch alles andere als selbstverständlich, daß ein engmaschiges Netz in der ambulanten wie der stationären Medizin verfügbar ist und damit wichtige Voraussetzungen für die Wiederherstellung von Gesundheit liefert. Die kurative Medizin ist damit zugleich ein bedeutender Baustein zur Gewährleistung von hoher Lebensqualität im Krankheitsfall. Dies spielt sich in allen wohlhabenden Gesellschaften mit gewissen Schwankungen und auch durchaus unterschiedlicher Erreichbarkeit für die unteren und die oberen sozialen Schichten auf einem Niveau ab, dessen Höhe vor fünfzig Jahren niemand vorausahnen konnte. Es gilt, diese Entwicklungen im Auge zu behalten, wenn schnell das Schlagwort von der inhumanen Apparatemedizin ausgesprochen wird. Insbesondere die moderne Intensivmedizin gilt als Ausdruck einer durch Berechenbarkeit und Technologie unmenschlich gewordenen Medizin. Viele Menschen befürchten unendliches Leid und den Verlust jeder Form der Selbstbestimmung über Therapieziele und -wege im Falle der Verlegung auf Intensivstationen. Sie machen sich oft dabei keine Vorstellungen über die Vielzahl von Gründen, denen zufolge Patienten tatsächlich dort besser aufgehoben sind als auf einer einfachen Versorgungsstation. Die Erfolge der Intensivmedizin bei Patienten mit frischem Herzinfarkt, nach schweren Operationen und Unfällen sind gleichzeitig scheinbar paradox so selbstverständlich geworden, daß sie aus dem allgemeinen Bewußtsein nicht mehr wegzudenken sind. Dies Beispiel macht deutlich, daß nicht selten pauschale Aussagen über Schattenseiten der Medizin getroffen werden und im gleichen Atemzug die generelle Verfügbarkeit der Spitzenleistungen des Gesundheitswesens als normal betrachtet wird.

Wie auch immer der medizinische Fortschritt tatsächlich bewertet werden mag: es ist festzustellen, daß die Ärzteschaft und die von ihnen in Theorie und Praxis vertretene Medizin heute kritischer denn je betrachtet werden, ohne daß die öffentlich geäußerte und publizierte Kritik immer ein guter Maßstab für die tatsächliche Einstellung der Bevölkerung und insbesondere der Kranken sein muß. Es spricht einiges dafür, daß die Ärzteschaft als ganzes ein Stück weit die selbstverständliche Akzeptanz verloren hat, welche Professionen erst die Funktion von sinn- und wertestiftenden Beratern und Experten zuweist. So ließe sich jedenfalls von der einen Seite her erklären, daß anderen helfenden Berufsgruppen wieder mehr als früher in der Bevölkerung die Befähigung zum Heilen zugesprochen wird. Anders formuliert: die Erosion des Berufsstandes der Ärzte eröffnet anderen helfenden Berufen den Aufstieg zu einer anerkannten Profession.

Wenn diese Vermutung zutrifft, daß es ganz wesentlich ein Mangel an Sinnstiftung ist, der neue Berufe aus der Perspektive der Ärzteschaft zu Konkurrenten werden läßt, so wäre es völlig sinnlos, wenn Ärzte auf diese Entwicklung gekränkt und kopfschüttelnd reagieren. Die Situation muß nüchtern analysiert werden. Das erneute Aufkommen anderer Heilberufe (in früheren Epochen war das Nebeneinander eher das Typische) ist ganz offenkundig unabhängig davon, daß die Medizin einen Höchststand an Leistungsfähigkeit und die Bevölkerung in Ländern wie Deutschland eine früher für unmöglich gehaltene Lebenserwartung erreicht hat. Die Entwicklung wird aber durchaus dadurch verständlich, daß die Lebensqualität nicht in gleicher Weise wie die Behandlung vieler akuter Krankheiten durch die Medizin positiv beeinflußbar ist. Die Frage der Lebensqualität gewinnt in dem Maße an Gewicht, wie chronische Krankheiten, die schlicht nicht heilbar sind, im Krankheitenspektrum in den Vordergrund getreten sind und an Bedeutung weiter zunehmen.

Die Tatsache, daß alle Heilberufe den Hang zu Allzuständigkeitsansprüchen haben und manche der „alternativen" Heilverfahren wirklich nichts anderes darstellen als Spökenkiekerei und Beutelschneiderei, wird durch emotional vorgebrachte Kritik nicht aus der Welt geschafft. Die Ärzteschaft sollte sich vielmehr auf ihre Stärken konzentrieren und aufmerksamer für die Fragen werden, in welchen Bereichen die Kommunikation mit ihren Patientinnen und Patienten verbessert werden muß - von der Erhebung der Anamnese über die Erläuterung von erhobenen Befunden und vorgeschlagenen Therapie bis hin zur langfristigen Begleitung chronisch Kranker. Nur durch eine gelebte Souveränität werden sich Vertrauensverluste wettmachen lassen.

Die vorausgegangenen Kapitel beschrieben in vielfältiger Weise die Probleme, welche der Weiterentwicklung des hoch entwickelten, aber dennoch in wichtigen Fragen an vitalen Bedürfnissen der Patienten vorbeigehenden Gesundheitswesens in Deutschland im Wege stehen. So besteht insbesondere eine enorme Diskrepanz zwischen der technisch-naturwissenschaftlichen Leistungsfähigkeit der Medizin und dem unzureichend entwickelten Angebot, auf die Bedürfnisse der Patientinnen und Patienten nach Kommunikation angesichts von Krankheit und Lebensängsten einzugehen. Das gewandelte Panorama der Krankheiten (s. Abb. 12, S. 155) wartet nach wie vor auf zeitgemäße Antworten. Und es wurde beschrieben, wie schwierig es ist, den Erkenntnissen der präventivmedizinischen Forschung und dem Prinzip der Gesundheitsförderung zu einer angemessenen Berücksichtigung in der Fachwelt, in der Politik und in der Öffentlichkeit zu verhelfen. Die Probleme sind nicht von einem Tag auf den anderen entstanden, und sie werden

Abb. 12:
Das Panorama der Krankheiten im 20. Jahrhundert: Die vier Wellen

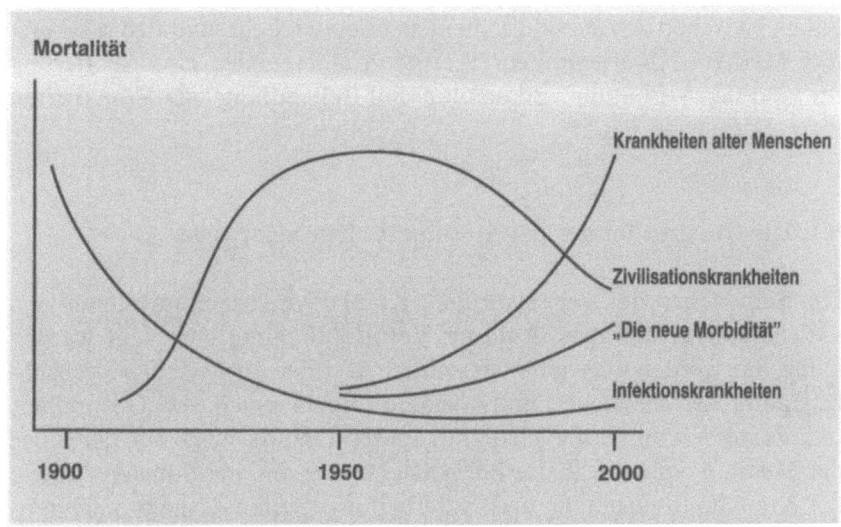

Der norwegische Sozialmediziner Hjort faßt die Ergebnisse der Gesundheitswissenschaften in ein Schema von vier Wellen prägender Krankheitenprobleme für die Industrienationen. Infektionskrankheiten verlieren ihren Schrekken, auch wenn sie neuerdings wieder leicht ansteigen. Die sogenannten Zivilisationskrankheiten (Herzkreislauferkrankungen, Schlaganfälle, Krebs) nehmen – aus noch nicht geklärten Gründen – seit den sechziger Jahren deutlich ab. Psychosoziale und psychomentale Krankheiten und Probleme, psychosomatische Störungen und Gewaltphänomene nehmen deutlich zu („die neue Morbidität"). Und schließlich entsteht mit der erfreulichen Zunahme der durchschnittlichen Lebenserwartung gleichzeitig das Feld der Mehrfacherkrankungen alter und hochbetagter Menschen.

nach Hjort P F. Prevention: the wish of everybody, the priority of nobody? European Public Health Association, Annual Meeting, Copenhagen 17. 12. 1994

hier auch keineswegs zum ersten Mal analysiert. Das Krankenversorgungssystem erweist sich als ausgesprochen widerständig, wenn es darum geht, Konsequenzen aus der Beschreibung dieser Schieflagen zu ziehen. Dies könnte zu der zutiefst resignativen Bilanz führen, daß es vielleicht grundsätzlich unmöglich ist, eine andere Qualität des Umgangs zwischen Ärzten und Patienten zu entwickeln, und daß die kurative Medizin Überlegungen zu einer grundlegenden Umorientierung im Feld der Verhütung, Erkennung und Behandlung von Krankheiten niemals zulassen wird.

8.1. Die Integration der psychosomatischen Sichtweise

Die Schwächen des gegenwärtigen Krankenversorgungssystems sind vielschichtiger, als dies in dieser Veröffentlichung dargelegt werden kann. Sie werden aber ganz wesentlich von der *chronischen* Vernachlässigung der seelischen und sozialen Dimensionen von Gesundheit und Krankheit durch die Medizin geprägt. Lösungswege aus der Krise der Medizin ohne ernsthafte Berücksichtigung der emotionalen Anteile der Krankheitsentstehung und -verarbeitung greifen deshalb notwendigerweise zu kurz. Wie wichtig die Beachtung der Beziehungs- und Erwartungsebenen in der Gesundheitsdebatte ist, wird am raschesten deutlich, wenn man sich vergegenwärtigt, daß die meisten Patienten ihre Kritik am Gesundheitswesen für gewöhnlich pauschal an *den* Ärzten äußern, die keine Zeit zum Zuhören haben, schlecht erklären können oder nur auf das große Geld aus sind, daß dieselben Patienten aber oftmals den eigenen behandelnden Arzt von dieser harten Kritik ausnehmen oder ihn gar idealisieren. *Mein* Arzt, so läßt sich dann vernehmen, hat immer Zeit für mich, auch wenn das Wartezimmer noch so voll ist. Der junge Stationsarzt war außergewöhnlich nett. Der Professor hat sich ganz besonders für meine Problematik interessiert. Mein Arzt hat extra für mich ein in Deutschland noch nicht zugelassenes Medikament aus dem Ausland einfliegen lassen. Und so weiter und so fort.

Hierin ist nur ein scheinbarer Gegensatz zur fundamentalen Kritik an der Ärzteschaft zu sehen: Wenigstens für die eigene Lebensgeschichte soll Heilserwartung Realität werden. Die Unterscheidung zwischen der Wahrnehmung des Ärztestandes als einer sozialen Institution und der Betrachtung des einzelnen behandelnden Arztes spielt vermutlich eine entscheidende Rolle bei der Einschätzung der weitreichenden Versprechungen der modernen Medizin, vom Vorhersagen künftiger Krankheitsrisiken bis hin zu dem expandierenden Angebot der Transplantationschirurgie. So findet sich zwar in weiten Teilen der Öffentlichkeit eine ausgeprägte Ablehnung einer ausufernden und möglicherweise sogar schädigenden Diagnostik, die jede Abweichung von gesetzten Normen sofort in die Krankheitsnähe rückt. Gleichermaßen bestehen massive Ängste vor einer übertechnisierten Medizin, die vermeintlich keine Grenzen und keinen Respekt vor der Persönlichkeit mehr kennt. Und dennoch erhoffen sich die meisten Menschen für ihren eigenen Lebensweg im Falle gravierender Beschwerden und Krankheiten von eben dieser „Teufelsmedizin" die Befreiung von allen Sorgen um die eigene Gesundheit und um die bedrohten gesundheitlichen Chancen der nächsten Generation. Wenn der Ärztestand gesellschaftlich an Ansehen verloren hat und gleichzeitig in der konkreten Beziehung zu den Patienten weiter mit einem großen Vertrauensvorschuß rechnen kann, wenn den Ärzten - ähnlich wie den Schamanen der vermeintlich wilden Völkern - fast unbegrenzte Heilkräfte zugesprochen werden, bedarf es der ergänzenden psychologischen Deutung. Ärzte sollten eigentlich besonders sensibel dafür sein, daß gewaltige Verdrängungsleistungen und die Suche nach vermeintlich wissenschaftlich-neutralen Lösungen am Werke sind, wenn Krankheit, Sterben und Tod im Leben von Menschen wie aus heiterem Himmel die Normalität des Alltags erschüttern. Ärzte und Patienten gehen gerade im Umgang mit schwerwiegenden Krankheiten eine Allianz der Hilflosigkeit ein, deren Hintergründe beiden Seiten oft nicht bewußt sind und die scheinbar paradox ihren Ausdruck in der Entwicklung von Allmachtsphantasien finden. Die Dynamik dieser Interaktion ist in säkularen Zeitaltern vermutlich ausgeprägter als in religiös bestimmten Epochen. Dort konnten Leidensmythos und Erlösungshoffnung sinnstiftend wirken und Trost spenden. Die religiöse Grundeinstellung gab und gibt den Menschen für die Krankheits- und Schicksalsbewältigung stärkeren Halt. Auf jeden Fall konnten vor dem Zeitalter der Aufklärung und der schrittweisen Trennung von Kirche und Staat die Geistlichen in erheblichem Umfang meinungs- und bewußtseinsbildend tätig werden. Die im heutigen Verständnis moderne Medizin brachte einerseits die Befreiung von mystischen und irrationalen Krankheitsvorstellungen und vermittelte andererseits mehr und mehr konkrete Erfahrungen in der tatsächlichen Heilung akuter Krankheiten. Nunmehr die *Grenzen* therapeutischen Handelns breit zu thematisieren, verlangt - auf beiden Seiten - ein radikales Umdenken.

Die Auseinandersetzung mit den vitalen Lebens- und Todesängsten findet in der Medizin keine ausreichende Berücksichtigung. In der Regel konzentriert sich die gesamte Aufmerksamkeit im Umgang mit Krankheit und Tod erst einmal auf die Medizin. Ärzte sollen weit über den Prozeß von Diagnostik und Therapie hinaus Kommunikationsarbeit leisten, ohne hierauf ausreichend vorbereitet zu sein. Die Ärzteschaft gibt gleichwohl vor, diesen Anforderungen gerecht werden zu können und lehnt es bis heute überwiegend ab, andere Berufsgruppen in der Patientenbetreuung gleichberechtigt zu akzeptieren. Nur mühsam lernt die Medizin begreifen, welche Bedeutung die Pflege als eigenständige qualifizierte Dienstleistung und nicht als Hilfsdisziplin der Ärzte für Patienten hat. Andere von außen hinzustoßende Berufsgruppen wie die Psychologen werden zunächst einmal nur als Konkurrenz, nicht aber als Partner in der Patientenbetreuung wahrgenommen - rühmliche Ausnahmen in psychiatrischen und psychosomatischen Fachkliniken oder ambulanten Beratungsstellen widersprechen dieser generellen Einschätzung wohl leider bis heute nicht.

Die alte Tradition der klassischen religiösen Krankheitsbewältigung kann heute nur um einen unnötig hohen Preis der Leugnung des medizinischen Fortschritts wieder zum Vorbild erklärt werden. Auch irreale Versprechungen mancher sogenannter alternativer Heilverfahren sollten davor schützen, die tatsächlichen Errungenschaften der konservativen wie der operativen Schulmedizin gering zu achten. Es geht vielmehr um die Frage, warum es so schwierig ist, eine gewissermaßen nüchterne Betrachtung heutigen ärztlichen Handelns an den Anfang einer kritischen Bilanz der Grenzen und Möglichkeiten des Medizinbetriebs zu stellen. Weder überschwengliche Lobpreisungen noch eine überstürzte Ablehnung der medizinischen Heilkunst sind wirklich hilfreich.

Die Ausgangssituation läßt sich noch einmal von der Frage her beleuchten, warum im Falle einer eigenen Erkrankung der bei vielen, wenn nicht gar den meisten Menschen vorhandene Glaube an die Medizin auch durch noch so detaillierte Schilderungen therapeutischer Grenzen, vermeidbarer Schäden und unvermeidbarer, teils aber durchaus erheblicher Nebenwirkungen ärztlichen Handelns schwer zu erschüttern ist. Noch nie wurde so ausführlich über unerwünschte Wirkungen der Medizin geforscht und geschrieben wie heute. Dies gilt gleichermaßen für seriöse Veröffentlichungen wie für reißerische Reportagen in den Boulevardgazetten. Es geht um das Phänomen, daß die eigene Betroffenheit durch schwerwiegende Erkrankungen immer erst einmal große, oft überhöhte Erwartungen an die Heilkunde entstehen läßt. Zwar sind die Zeiten eines ausschließlich bevormundenden oder patriarchalischen Ärztestandes wohl tatsächlich vorbei, die Möglichkeiten zum Dialog mit dem behandelnden Arzt sind sicher heute deutlich besser als früher; dieser Fortschritt und die kritischer gewordene Gesamtbetrachtung der Medizin relativieren sich aber bei näherer Betrachtung in jeder einzelnen Arzt-Patient-Beziehung dann doch wieder deutlich. Beide Seiten überschätzen systematisch die Möglichkeiten ärztlichen Handelns, aus unterschiedlichen Motiven, aber mit demselben Ergebnis: die Macht der Medizin ist im wesentlichen ungebrochen, der emanzipierte Patient ist mehr eine Wunschvorstellung als Realität.

Die Ärzte tragen die Hoffnungen der Patienten auf ihren Schultern, und die Patienten träumen den Traum von der Unsterblichkeit. Nur eine Minderheit innerhalb der Ärzteschaft versteht und akzeptiert, daß Krankheit, Sterben und Tod unbeschadet der erreichten Fortschritte der Medizin immer auch Ausdruck bedrohter und *endlicher* menschlicher Existenz sind und daß das Eingeständnis der Grenzen der Therapie nicht gleichzusetzen ist mit einer Niederlage im Kampf gegen Krankheiten. Offenbar erleben aber die meisten Ärzte nach wie vor das Ende der Behandlungsmöglichkeiten im engeren medizinischen Sinne als tiefe Kränkung. Der Patient wird dann zum Pflegefall, ohne daß etwa gleichzeitig die qualifizierte Pflege gesellschaftlich im selben Maße wie die Medizin anerkannt wäre. Der Begriff „Pflegefall" ist aus diesem Grund umgangssprachlich so negativ besetzt. Pflege bedeutet in diesem Zusammenhang nämlich nicht Sich-Kümmern und Unterstützen, sondern die Aufgabe der Kranken durch die Medizin oder wenigstens das schmerzliche Signal, es bestünde keine Hoffnung mehr auf Behandlung. Und dies wird bis heute nicht zuletzt dadurch bekräftigt und häufig unumkehrbar gemacht, daß mit der Zuweisung des anderen Status die Kranken aus der Leistungspflicht der Krankenkassen herausfallen und eine neben der Medizin gleich geschätzte und qualifizierte Pflege nicht vorgesehen ist und nicht angemessen finanziert wird. Hier stellt nun die neue Pflegeversicherung gewissermaßen den Anfang einer Gleichstellung dar. Bis zur vollständigen Etablierung einer nach heutigen fachlichen Maßstäben zufriedenstellenden ambulanten und stationären Pflege ist es aber noch ein weiter Weg. Werden zu Beginn der Arzt-Patient-Beziehung die größten Hoffnungen erzeugt, so bedeutet der Übergang zum Pflegefall gegenwärtig im allgemeinen Bewußtsein noch das Ende der Hoffnung, jedenfalls bis die Gesellschaft gelernt hat, daß lindernde Behandlung und qualifizierte Pflege für die Mehrzahl der chronisch Kranken in der Regel wichtiger sind als die Glanztaten der Hochleistungsmedizin.

Es ist alles andere als eine neue Erkenntnis, daß Kranke von der Medizin mehr erwarten als die bloße Reparatur gestörter Funktionsabläufe, so sehr dies natürlich auch gewissermaßen als selbstverständliche Dienstleistung der ärztlichen Kunst vorausgesetzt wird. Man muß erst einmal akzeptieren, daß Patienten immer auch das Unmögliche wollen und darauf setzen, daß doch noch ein Kraut gegen ihr Leiden gewachsen sein muß. Die systematische Überforderung des Behandlungssystems muß aber aus diesem Grund Gegenstand von Aus-, Fort- und Weiterbildung sein. Wo nur Mißverständnisse herrschen, wo einfühlsame Kommunikation notwendig ist, läßt sich nicht über Wege jenseits der klassischen Mittel der Medizin, der Medikamente, Skalpelle und Strahlen, reden. Die Medikalisierung der Konflikte ist in der sprach- und gehörlosen Medizin eingebaut, die sprechende und hörende Medizin aber könnte zum Leben mit Krankheit und zum Leben ohne unnötige Medizin ermuntern. Und genau dort, wo die Erwartungen der Kranken und Ratsuchenden von den Ärzten nicht erfüllt werden, weil diese die Vorstellungswelt der Patienten und die Auswirkungen ihres eigenen Handelns nicht begreifen oder sie emotionale Ansprüche ihrer Patienten nur mit der Verdopplung des naturwissenschaftlich-schulmedizinischen Angebots beantworten können, finden andere Heilberufe ihre Chancen und ihr Auskommen. „Alternative" Heiler entdecken den verführerischen Begriff des Heilens auf vielfältige Weise immer wieder neu. Dies fand zu unterschiedlichen Epochen verschiedene Ausdrucksformen, wobei sich der Hang zu mystischen Behandlungsverfahren wie ein roter Faden durch die Geschichte der Heilkunde zieht. Heute wird die Mystik oft in geschickter Weise mit dem Versprechen der Selbstverwirklichung und dem Propagieren von Naturheilverfahren gekoppelt. Alte und neue Verfahren erfreuen sich in einem bunten Markt der Anbieter größerer Beliebtheit denn je. Das Feld reicht von der klassischen Homöopathie über die Symbioselenkung und die Magnetfeldtherapie zur Bach-Blüten-Therapie; von den Geistheilungen über die Kinesiologie bis zu westlichen Aufbereitungen der indischen Ayur-Veda-Medizin, von der Kirlian-Photographie über die Behandlung mit levitiertem Wasser bis hin zur Elektroakupunktur. Aber so bedeutend diese Entwicklungen auch psychologisch und volkswirtschaftlich sein mögen, für die meisten Kranken stellen sie doch wenn überhaupt eher eine zweite Ebene dar, auf der in *ergänzender* Weise Wege zu mehr Zufriedenheit, rascherer Gesundung, Vorbeugung wie besserer Krankheitsbewältigung oder auch Wege zu Wundern gesucht werden, ohne daß der Kontakt zur Schulmedizin deshalb grundsätzlich aufgegeben wird. Es bleibt eine höchst aktuelle Frage, ob sich die Medizin und das Gesundheitssystem diesen Entwicklungen stellen und das Ziel größerer Patientenorientierung umso unbeirrter verfolgen wollen. Dazu gehören ernstgemeinte Versuche, die Patientinnen und Patienten an den für sie wichtigen Entscheidungen zu beteiligen und Aufklärung auf dem jeweiligen Verständnisniveau geduldig zu betreiben. Hier wird oft das Zeitargument entgegengehalten. Krankenhausärzte argumentieren mit dem Hierarchiedruck, bloß nicht vom Durchschnittstrend der Klinik abzuweichen und damit möglicherweise dem Chef unangenehm aufzufallen. Das Akzeptieren der Patientinnen und Patienten als Partnerinnen und Partner ist sicher auch alles andere als ein einfaches Rezept. Angesichts der eingefahrenen Bahnen kann ein Arzt, der mehrere Wege der Therapie aufzeigt, als unsicherer, nicht ausreichend erfahrener Arzt eingestuft werden. Patienten können starke Signale aussenden, daß ihnen alle Entscheidungen abgenommen werden sollen und daß sie nur „Klarheit" wollen. Auch hochqualifizierte Ärzte können von Patienten im Sinne des „Koryphäen-Killer-Syndroms" als völlig unfähig abgelehnt werden. Und trotzdem sprechen alle Erfahrungen dafür, daß sich Offenheit und der ernstgemeinte Dialog in doppelter Weise auszahlen: es entstehen tragfähigere Beziehungen, und die Patienten können sich, manchmal nach längeren Phasen der Unsicherheit und des Sich-Heran-Tastens an bittere Wahrheiten, von ihren nicht einzulösenden Erwartungen an die kurative Medizin trennen. Erst in einer Atmosphäre der Offenheit läßt sich dann auch über Widersprüchlichkeiten und Grenzen reden. Die Ärzte sollen und wollen mehr sein als bloße Handwerker, die Patienten rufen nach ganzheitlicher Medizin. Das sollte bereits eine Garantie für eine gute Kommunikation sein, ist es aber nicht. Und je nachdem, von welcher Seite aus dieses Dilemma betrachtet wird, kann man entweder dafür plädieren, daß die Medizin ihren Horizont erweitern muß oder besser bei ihren Leisten bleiben sollte. Lösungen werden natürlich in erster Linie von einer Reform der Ausbildung erwartet.

8.2. Die Reform der Ausbildungsgänge

Große Hoffnung wurde in den siebziger Jahren in die neue Approbationsordnung gesetzt, tauchten doch hier als Pflichtanteile der Medizinerausbildung nach harten Auseinandersetzungen mit den konservativen Universitätsordinarien erstmals die medizinische Soziologie und Psychologie, die Sozialmedizin und die Psychosomatik im Fächerkatalog auf. Gleichzeitig wurde der Unterricht am Krankenbett als neue Ausbildungsmethode eingeführt. Dies alles waren Neuerungen, die in den angloamerikanischen Ländern längst bewährte Praxis waren und dort nach wie vor mehr Raum einnehmen als in Deutschland.

Es zeigte sich aber rasch, daß allein schon die Einführung des multiple choice Systems bei den schriftlichen Prüfungen (d.h. das Ankreuzen einer oder mehrerer richtiger Antworten aus einer größeren Zahl vorgegebener Lösungsmöglichkeiten) und die darin festgeschriebene Überbetonung des gewissermaßen umfassenden organmedizinischen Wissens eine auf Patientenorientierung, Selbstreflexion und Kooperationsfähigkeit angelegte Studienreform massiv erschweren würde. Statt Praxiserfahrung und deren theoretisch-kritische Begleitung in den Mittelpunkt zu stellen, dominierte zudem rasch in vielen Fächern auch wieder die Frontalvorlesung im großen Hörsaal, obwohl deren begrenzter Nutzen hinlänglich bekannt ist. Und vor allem entwickelte sich rasch die Methode des Selbststudiums an Hand zahlreicher Trimm-Hefte und Bücher, die nur das eine Ziel verfolgen, nämlich das Bestehen der Prüfungen zu erleichtern. Das Studium der Medizin verkam so nach einer kurzen Belebungsphase schnell wieder zu einer Stoffhuberei. Die ausstehende Novellierung der Approbationsordnung findet somit fast unveränderte Problemlagen vor.

Reformziele der Aus- und Weiterbildung von Ärzten sind seither immer wieder beschrieben worden, bislang ohne durchgreifendes Ergebnis. Es läßt sich relativ gut definieren, über welche Basisqualifikationen ein Mediziner am Ende des Studiums und vor Erteilung der Approbation, d.h. der Erlaubnis zur Ausübung des ärztlichen Berufes, verfügen sollte. Und es mangelt nicht an Reformbeispielen im internationalen wie im nationalen Rahmen. Ein wesentliches Grundprinzip modernen Unterrichts besteht in dem Verzicht auf die unsinnige Vorgabe, in die Köpfe der Studenten den jeweiligen Stand der Entwicklung von Theorie und Praxis aller Fachgebiete eintrichtern zu wollen. Es ist schwer zu begreifen, daß sich eine Gesellschaft wie die deutsche ein hochentwickeltes Krankenversorgungssystem leistet, ohne gleichzeitig die Ausbildung der dort tätigen Berufsgruppen nach Gesichtspunkten der modernen Didaktik und der Versorgungsforschung zu gestalten und die Resultate der Ausbildung mittels engmaschiger Überprüfung der erreichten Qualität zu kontrollieren. Hier macht sich in besonderer Weise nachteilig bemerkbar - im Prinzip gilt dies freilich für alle universitären Studiengänge - , daß Hochschullehrer zwar Qualitäten in der Forschung nachweisen müssen, daß ihre Lehrbefähigung aber praktisch nicht überprüft und vor allem nicht gefördert wird. Man muß wohl feststellen, daß an den Universitätskliniken die Aufmerksamkeit der Verantwortlichen von der Forschung über die Patientenversorgung bis zur Ausbildung der Ärztinnen und Ärzte wie der anderen Gesundheitsberufe deutlich abnimmt.

Das Desinteresse der Gesellschaft an einer vernünftigen und kritischen Debatte über Ziele und Wege der Heilkunde wird allerdings noch um ein Vielfaches deutlicher, wenn man sich vergegenwärtigt, daß bis heute für die Berufsgruppe der Heilpraktiker überhaupt keine Ausbildungs- und Prüfungsordnung existiert. Hier wird die Ausübung der Heilkunde erlaubt, wenn auf dem Boden eines Gesetzes aus dem Jahr 1935 die Überprüfung durch den örtlichen Amtsarzt ergeben hat, daß die Erteilung der Berufserlaubnis „keine Gefahr für die Volksgesundheit" bedeutet. Ob die betreffenden Personen sich ihr Wissen in Wochenendkursen, durch den Besuch nichtkontrollierter Heilpraktikerschulen oder in vorherigen Ausbildungsgängen, zum Beispiel der Krankenpflege, erworben haben, ist völlig unerheblich. Parteien, Gesetzgeber und die informierte Öffentlichkeit dulden mit anderen Worten seit Jahrzehnten neben der Ärzteschaft einen Berufsstand, der die Heilkunde nach selbst gesetzten Kriterien ausüben darf, von der Homöopathie über das Pendeln und Heilen mit Edelsteinen bis zu psychotherapeutischen Verfahren jeder Couleur und ohne jeden Anflug von Qualitätssicherung. Damit soll nicht ein ganzer Berufsstand diskriminiert werden. Es soll nicht in Abrede gestellt werden, daß Heilpraktiker relevante Versorgungsprobleme im Blickfeld haben und angehen können. Das Grundsatzproblem läßt sich aber nicht weniger zugespitzt formulieren.

Es erscheint aus diesen Gründen überfällig, die Frage der Ausbildung der Heilberufe erneut breit in Forschung, Politik und Gesellschaft zu erörtern. Bei der jetzt anstehenden erneuten Reform der Medizinerausbildung muß endlich der Vermittlung von sozialer Kompetenz der erforderliche Stellenwert eingeräumt werden, und dies beinhaltet zu allererst die Befähigung zur Gesprächsführung und zum Wahrnehmen der geäußerten Wünsche und Ängste, insbesondere in Form von nicht verbalisierten Signalen der Patientinnen und Patienten. Es ist zu hoffen, daß die beiden neuen universitären Studiengänge für Public Health und Pflegewissenschaften einen wichtigen Beitrag zur Milderung der Kommunikationsprobleme im Gesundheitswesen leisten. Insbesondere die für Deutschland jungen Pflegewissenschaften können helfen, das Berufsbild der Pflege im ambulanten Bereich, im Krankenhaus und in Alten- und Pflegeheimen auszuformen und damit die Lasten und Anforderungen in der Betreuung von Kranken (Vergleichbares ließe sich auch für die Prävention und Gesundheitsförderung entwickeln) auf mehr kompetente und gesellschaftlich anerkannte Schultern als bisher zu verteilen.

8.3 Das Prinzip der permanenten Fortbildung

Berufsbegleitende Fortbildung, sowohl während der Spezialisierungsphase der einzelnen Facharztgruppen als auch darüber hinaus, bietet prinzipiell einen weiteren Ansatz, die psychosoziale Kompetenz zu stärken und das erforderliche schulmedizinische Wissen praxisorientiert zu erwerben wie zu nutzen. Man könnte meinen, daß dieses Rezept leichter einzulösen sein müßte als die Studienreform, weil ausgebildete Ärzte in der Praxis unmittelbar erfahren, welchen Anforderungen sie gerecht werden können und welchen nicht. Leider ist aber auch dieser Ansatz bisher nicht sehr erfolgreich, und zwar nicht allein wegen des relativ geringen Interesses der Ärzte an Fortbildung in patientenorientierter Denk- und Handlungsweise. Es ist ein ernstes Problem, daß bereits das Interesse an Fortbildung zu medizinischen Fragen im engeren Sinne innerhalb der Ärzteschaft sehr unterschiedlich ist. Eine Pflichtfortbildung besteht nicht, auch wenn dieses Mittel unter Experten umstritten ist. Es mangelt aber grundsätzlich an Konzepten, Ärzte in ihrem jeweiligen Spezialgebiets berufsbegleitend auf dem Laufenden zu halten. Da nicht einmal hierfür ausreichende pädagogische Konzepte bestehen, bleibt das ganze Feld der psychologischen und sozialen Befähigungen für die ärztliche Fort- und Weiterbildung bislang fast unbearbeitet.

Vergleicht man die Zahl der Teilnehmer an den üblichen von der pharmazeutischen Industrie gesponsorten Fortbildungen und Tagungen mit dem Besuch von Veranstaltungen, in denen neben reiner Wissensvermittlung auch Kommunikationstechniken und psychosomatische Fragestellungen erörtert werden, so muß festgestellt werden, daß - nimmt man die kleine Schar von ausgebildeten Psychotherapeutinnnen und -therapeuten sowie die in multiprofessionell ausgerichteten Arbeitsansätzen tätigen Ärztinnen und Ärzten einmal aus - das Interesse der Ärzteschaft rasch erlahmt, wenn es nicht um den letzten Stand der Herzkathetertechnik oder neuerdings auch um die Nutzung einer neuen Software für die Gebührenabrechnung geht. Viele Ärzte gehen nach wie vor davon aus, daß ihnen die Befähigung zum Zuhören, Verstehen, Abwägen und Beraten in die Wiege gelegt worden ist.

Es muß aber auch mit allem Nachdruck gefragt werden, ob nicht die Idee einer universal aus- und fortgebildeten Ärzteschaft bestenfalls eine unerreichbare Wunschvorstellung ist. Jedes Fachgebiet der Medizin nimmt für sich in Anspruch, die eigenen für unverzichtbar erklärten theoretischen wie praktischen Inhalte jedem Arzt vermitteln zu müssen. Hieraus resultiert die fiktive Vorstellung, nur ein durch die Ergebnisse der Allgemeinmedizin, Arbeitsmedizin, Sozialmedizin, Präventivmedizin, Umweltmedizin, Psychosomatik, Kardiologie, Nephrologie, Geriatrie, Gerontopsychiatrie, neuerdings auch der Naturheilkunde, der Gesundheitsökonomie und des Managementtrainings geschulter Blick ermögliche die ganzheitliche Betreuung und Behandlung von Patienten. Diese Idee bedeutet mit anderen Worten, daß der Mangel an geeignetem Spezialwissen als das wesentliche Problem der ärztlichen Qualifikation zu betrachten ist. Nun kann die soeben gewählte Auflistung sicher leicht als kurios bezeichnet werden. Trotzdem denken nach wie vor gerade viele Kritiker der Ärzteschaft grundsätzlich in diese Richtung. Die gute Medizin entsteht ihrer Überzeugung nach vor allem aus der Addition der einzelnen Teilgebiete und möglichst vieler spezialisierter Betrachtungsweisen. Bei diesem Denkansatz findet dann die psychosomatische Betrachtung von Krankheit und Gesundheit - zum Teil sicher ungewollt - immer wieder einen unwürdigen Platz im Rahmenprogramm der Aus-, Fort- und Weiterbildung, weil psychosomatisches Denken nicht als Prinzip, sondern als mehr oder weniger geschätzte Spezialdisziplin verstanden wird. Und auf diesem Wege wird in geradezu listiger Weise der größenwahnsinnige Auftrag der Gesellschaft an die Medizin wiederholt. Es wird im Kern daran festgehalten, jeder einzelne Arzt müsse ein exzellenter medizinischer Diagnostiker, unermüdlicher Lebensberater und allzuständiger Therapeut sein.

Aus dieser systematischen Überforderung, welche tragischerweise die chronische Unterbelichtung des psychosomatischen Denkansatzes beinhaltet, müßten radikale Folgerungen gezogen werden. Es ist an der Zeit, Behandlungs- und Betreuungsziele in der Medizin zu definieren und zu beschreiben und danach zu forschen, welche Kompetenzen der verschiedenen Berufsgruppen des Gesundheitswesens und welche institutionellen Lösungen den Ratsuchenden und den Patienten in ihren vielfältigen Bedürfnissen am ehesten gerecht werden können. Dies bedeutet für die Medizin die Chance einer Rückbesinnung auf ihre eigentlichen Fähigkeiten. Hierin wäre alles andere als ein Eingeständnis eigener Schwächen, sondern das ernstgemeinte Angebot zu einer arbeitsteiligen Kooperation zu sehen.

Ärzte sollten sich wieder mehr darauf konzentrieren, was ihre eigenständige Fachlichkeit durch das Beherrschen der Medizin ausmacht. Sie sollten nicht versuchen, in eine unnötige und belastende Konkurrenz mit anderen Berufsgruppen zu treten. Eine gute Medizin zu praktizieren, ist alles andere als einfach und impliziert, den Weg zu einer möglichst wenig belastenden, aber treffsicheren Diagnostik zu erlernen und in der Praxis beizubehalten; die dem jeweiligen Literaturstand entsprechende optimale Behandlungsmethode bei inneren Erkrankungen oder Verletzungen auszuwählen; die Ergebnisse der eigenen Arbeit so zu dokumentieren, so daß sie für vergleichende wissenschaftliche Untersuchungen zur Verfügung stehen; die Grenzen des eigenen Könnens kritisch einzuschätzen und gleichzeitig Patienten nicht unnötig von einem Spezialisten zum nächsten zu überweisen; Verängstigung und Neurotisierung der Patienten zu vermeiden, wo immer dies möglich ist. Dies sind extrem anspruchsvolle Ausbildungsziele, welche den ärztlichen Beruf bereits bis an den Rand des Leistbaren ausfüllen. Wenn Ärzte frühzeitig lernen würden, daß die Zusammenarbeit mit Sozialarbeitern und Psychologen sie selber entlastet und die Patienten parallel erfahren würden, welche ganz konkreten Hilfen sie in einem solchen System kollegialer Zusammenarbeit von den einzelnen Berufsgruppen erfahren können, dann wäre ein riesiger Schritt in Richtung einer weniger von Mythen und überhöhten Erwartungen lebenden Heilkunde getan. Und es muß an dieser Stelle wiederholt werden, daß die Pflege von Kranken als eigenständige Disziplin anerkannt werden muß und daß dies Konsequenzen in der alltäglichen Zusammenarbeit mit den Ärzten, in dem Aufbau der Hierarchien im Krankenhaus wie in der ambulanten Versorgung und nicht zuletzt auch in der Weiterentwicklung der Entlohnungssysteme haben muß. Die neu entstehende Pflegewissenschaft wird von der Hoffnung getragen, daß sie zu dieser überfälligen Verbesserung des Status der Pflege maßgeblich beiträgt.

Es versteht sich von selbst, daß der *eindimensional* denkende Organmediziner nicht das Ziel dieses Reformansatzes sein darf. Es gilt für die Medizinstudenten und jungen Ärzte sehr wohl, wichtige allgemeine Befähigungen zu erwerben, die über die Welt der Anatomie, Pathophysiologie und Pharmakologie hinausweisen. Dies hätte zu beginnen mit der Reformierung der Unterrichtsmethoden. Nicht das ewige Auswendiglernen für die nächste Klausur, sondern exemplarisches Lernen und Erwerb von Lerntechniken müßten ebenso wie der permanente Praxisbezug zur Leitlinie der Ausbildung werden. Die Medizindidaktiker und Versorgungsforscher hätten herauszufinden, was zu dem jeweiligen Zeitpunkt als unverzichtbares Basiswissen zu betrachten ist. Der Umgang mit Krankheiten müßte gerade auch zum Begreifen der Erwartungen der Kranken befähigen. Die Ausbildung müßte Selbsterfahrungselemente enthalten, Gesprächstechniken vermitteln und die Förderung von sozialer Kompetenz wie Teamfähigkeit zur entscheidenden Aufgabe jenseits der erforderlichen Ebene der reinen Wissensvermittlung erklären. Soweit eine derartig reformierte Aus-, Fort- und Weiterbildung dazu führt, das Vertrauen in die Fähigkeiten von Sozialarbeitern, Psychologen und Pflegekräften zu stärken und Erfahrungen duch Zusammenarbeit zu sammeln, entsteht auch nicht die Gefahr, daß Ärztinnen und Ärzte sich weiter für alle Dimensionen von Krankheit und Krankheitsverarbeitung verantwortlich fühlen

In ähnlicher Weise wie in der kurativen Medizin müssen die Aufgabenfelder anderer Berufsgruppen für Prävention und Rehabilitation schrittweise immer präziser beschrieben werden. Es ist gleichermaßen wichtig, anderen helfenden Berufen mehr Verantwortung zuzuschreiben und sie zugleich davor zu schützen, daß sie sich als die neuen Supertherapeuten verstehen. Das Prinzip der kompetenzorientierten Kooperation würde an die Stelle der unerträglichen Allzuständigkeitsansprüche treten. Es entstünde dann zumindest die Grundlage dafür, daß die Erwartungen an die verschiedenen Sparten der beratenden und helfenden Berufe innerhalb des Gesundheitswesens realistischer gestaltet werden können. Für die Medizin würde dies bedeuten, daß ein abgestuftes System von basismedizinischen bis zu hochspezialisierten Angeboten entwickelt wird - und zwar ausgehend von den Erkenntnissen der Bedarfsforschung. Es steht außer Frage, daß Fachärztinnen und

Fachärzte heutigen Ausbildungszuschnittes in der Regel nicht in der Lage sind, insbesondere bei den chronischen Krankheiten die wichtigen psychosozialen Weichenstellungen für Patientenkarrieren vorzunehmen. Wenn in der öffentlichen Auseinandersetzung seit einigen Jahren wieder stärker das Hausarztprinzip favorisiert wird, so drückt sich darin das Grundbedürfnis nach einer Instanz aus, die den Überblick behält, wenn es um komplizierte Fragen der Inanspruchnahme ärztlicher Leistungen geht. Insoweit bleibt auch die Forderung nach einer stärkeren Beachtung der Allgemeinmedizin durch Wissenschaft und Politik aktueller denn je.

Es sollte bereits in naher Zukunft als unverzichtbar gelten, daß Ärzte unabhängig von ihrem jeweiligen Arbeitsfeld elementare Grundfähigkeiten professioneller Kommunikationstechniken besitzen und pflegen müssen: Zuhören, klientenzentrierte Gesprächsführung, Vermittlung medizinischer Zusammenhänge auf unterschiedlichen Sprach- wie Verständigungsniveaus und nicht zuletzt Reflektieren der eigenen Grenzen. Damit könnten Ärzte eine deutliche Entlastung erfahren, da sie ihr eigenes Berufsbild nicht dauernd mit überhöhten Erwartungen überfrachten müßten. Wäre es nicht gewissermaßen der Quantensprung in der medizinischen Versorgung, wenn alle Ärzte dafür sensibilisiert werden könnten, welche Bedeutung verbale und nichtverbale Zuwendung im positiven wie negativen Sinn für Kranke und deren Angehörige hat, und wenn sie von den Vorteilen einer multiprofessionellen Arbeitsweise überzeugt werden könnten?

In welche Falle laufen - anders betrachtet - Menschen hinein, für die der Arzt gleichermaßen ein hochqualifizierter medizinischer Handwerker, ein Psychotherapeut, ein Pädagoge, ein Lebensberater und ein ökonomisch denkender Gesundheitsmanager zu sein hat? Insoweit sind die bisherigen Reformpläne des Medizinstudiums und der Weiterbildung von Ärzten neu zu überdenken. Die Arztrolle ließe sich bescheidener, realistischer und effektiver definieren, sobald andere Berufsgruppen im Gesundheitswesen ernster genommen werden. Es muß eines Tages selbstverständlich sein, daß Krankenhauspatienten auch von erfahrenen Psychologen betreut werden und daß dieses Angebot nicht ausgewählten Tumorstationen vorbehalten bleibt. Und es gibt keinen Grund dafür, nicht einmal einen ökonomischen, daß Sozialarbeit im Krankenhaus sich oft auf die Vermittlung von Anschlußheilbehandlungen und die organisatorische Abwicklung der Verlegung von chronisch Kranken in Pflegeheime beschränken muß, weil die Stellenschlüssel es nicht zulassen, daß Sozialarbeiterinnen und Sozialarbeiter eine fundierte Sozialanamnese erheben. Dies leitet über zu der Frage, welche Voraussetzungen im rechtlichen und fiskalischen Sektor geschaffen werden müßten, um die multiprofessionelle Zusammenarbeit im Gesundheitswesen angemessen fördern zu können.

8.4. Organisatorisch-strukturelle Reformen

In der Patientenversorgung steht die stärkere Respektierung anderer Berufsgruppen durch die Medizin auf der Tagesordnung. Dies muß verbunden werden mit der Erstellung spezifischer Tätigkeitsprofile und mit der Erprobung neuer Formen der Zusammenarbeit in Praxis und Klinik. In der Arztpraxis ist bis heute die Beschäftigung anderer Berufsgruppen im Grunde auf Hilfstätigkeiten, Zuarbeit und Organisation beschränkt. Nur in wenigen größeren Praxen sind Psychologen und Sozialarbeiter beschäftigt, wobei eine direkte Vergütung echter Teamleistung durch die Krankenkassen bisher ausgeschlossen ist, so daß die Umverteilung des Praxiseinkommens oder die Finanzierung über dritte Wege wie Modellprojekte erforderlich werden.

Leider sind die meisten Polikliniken der ehemaligen DDR abgewickelt worden, ohne ihre Stärken und Schwächen zuvor ausreichend analysiert zu haben. Die Polikliniken hätten eine echte Chance bekommen müssen, unter den veränderten ökonomischen und sozialen Bedingungen des vereinigten Deutschlands ihre Leistungsfähigkeit unter Beweis zu stellen, und zwar ohne die Behinderung durch die massiven DDR-Versorgungsmängel. Vorteile der Polikliniken liegen auf der Hand: Verschiedene Facharztgruppen arbeiteten dort unter einem Dach gemeinsam mit Pflegekräften und psychosozialen Berufsgruppen. Allein schon der Begriff Poliklinik war aber offenbar den meisten ärztlichen Standesfunktionären und Politikern so unerträglich, daß sie sich nicht einmal auf einen fairen, zeitlich befristeten Systemvergleich zwischen der im Westen erprobten Arztpraxis und den Polikliniken einlassen mochten. Dabei spricht einiges dafür, an die positiven Aspekte der Poliklinikbewegung der Weimarer Republik und der DDR anzuknüpfen, ohne damit deren Schwächen zu übersehen. Es ist sehr gut vorstellbar, reformierte Polikliniken modellhaft in ein Verbundnetz von Gesundheits- und Sozialzentren aufzunehmen und über wissenschaftlich begleitete Modelle zu überprüfen, wo ein derart kombinierter organisatorischer Ansatz für bestimmte Patientengruppen Vorteile gegenüber der getrennten Arbeitsweise von Einzelpraxen und sozialen Diensten wie Pflegeverbänden westlicher Prägung hat. Dies böte auch eine gute Möglichkeit, sorgsam zwischen dem Angebot einer fundierten Basismedizin und den verschiedenen, tendenziell isoliert arbeitenden medizinischen Spezialdisziplinen zu differenzieren und die Akzeptanz wie Qualität der verschiedenen Systeme parallel zu ermitteln.

Völlig unzureichend untersucht ist die Leistungsfähigkeit der Pflegeberufe für das Gesundheitswesen in Deutschland. In keinem Land der entwickelten Industriegesellschaften - von Schwellenländern und Entwicklungsländern ganz zu schweigen - sind Krankenschwestern und -pfleger bezogen auf selbständiges und eigenverantwortliches Handeln so sehr von der Ärzteschaft an den Rand des medizinischen und sozialen Systems gedrängt worden wie in Deutschland. Dasselbe gilt für die Berufsgruppe der Hebammen, die im großen und ganzen weit unterhalb ihrer Möglichkeiten eingesetzt werden, weil ärztliche Geburtshilfe und die Gynäkologie übermächtig werden konnten.

Es steht außer Frage, daß Pflegekräfte sowohl bei der Diagnostik als auch bei Beratung und Behandlung von Kranken sowie vor allem auch in der Prävention wesentlich selbständiger arbeiten könnten als dies heute üblich ist. Oft sind sie allein schon wegen der geringeren Sprachbarriere wesentlich näher an der Lebenswelt von Patienten als die Ärzte. Leider dauerte es bis zum Beginn der neunziger Jahre, ehe in Deutschland Ansätze einer Pflegewissenschaft an Fachhochschulen und Universitäten etabliert werden konnten, wobei diese Entwicklung vielleicht erst dadurch möglich wurde, daß den Krankenhäusern die Pflegekräfte wegzulaufen begannen, weil sie über den geringen Status und das niedrige Einkommen enttäuscht waren. Denkt man nur an zwei der großen Herausforderungen des heutigen Gesundheitswesens, die Betreuung alter und hochbetagter Menschen sowie die Entwicklung von gesundheitlichen Hilfen für Zuwanderer und Ausländer, dann läge auf Grund internationaler Erfahrungen nichts mehr auf der Hand, als speziell fortgebildeten Pflegekräften in Kooperation mit Sozialarbeitern Schlüsselverantwortung in diesen Feldern zu übertragen. Die Medizin würde deswegen überhaupt nicht überflüssig, aber sie könnte wesentlich gezielter eingesetzt werden. Der grundlegende Irrrtum des bisherigen Systems besteht darin, daß es sich überwiegend an der Diagnostik und Behandlung akuter Krankheiten wie dem Herzinfarkt oder dem Schenkelhalsbruch orientiert und die dort ausgesprochen sinnvoll und effektiv einzusetzenden medizinischen Handlungs- und Organisationsmuster auf das gesamte Feld von chronischen Krankheiten und Behinderungen und auf die Prävention der Krankheiten ausgedehnt hat. Um diesen Mißstand abzustellen, ist erstens die Aufhebung der folgenschweren rechtlichen, ökonomischen und sozialen Trennung von Medizin und Pflege erforderlich; beide Ebenen der Betreuung Kranker und Behinderter müssen in ihrer jeweiligen Bedeutung als gleichberechtigte Säulen des Versorgungssystems akzeptiert werden. Dies wird dann möglich sein, wenn Prävention und Gesundheitsförderung als eigenständige Disziplinen ausreichend weiterentwickelt werden können und nicht als Spezialgebiete der kurativen Medizin betrachtet werden.

Im jetzigen System der Patientenbetreuung überwiegt ein Ausgliederungsdenken, das eng mit einer unterschiedlichen Wertschätzung von Medizin und Pflege verknüpft ist. Alle Fachdisziplinen der Medizin leben davon, eigene Zuständigkeitsgrenzen zu definieren und patientenorientierte gemeinsame Problemlösungen auszuklammern. Das geht zum Teil mit einem völlig unreflektierten Allzuständigkeitsanspruch und der Verkennung der Patienteninteressen einher. Der Scheinwerfer der Spezialisten, die in ihrem Fachgebiet häufig Hervorragendes leisten, beleuchtet immer nur begrenzte Ausschnitte von Patientenkarrieren und, was weit bedeutsamer ist, läßt die Bereitschaft zu systemischem und auf die Lebenssituation der Menschen orientiertem Denken nicht erkennen. Wenn es nicht gelingt, die Werte-Rangordnung im Gesundheitswesen grundsätzlich ins Wanken zu bringen, dann produziert das System immer wieder auch die randständigen Patienten und Problemfälle, mit denen niemand etwas zu tun haben will und deren Hilfebedarf zweierlei Konsequenzen hat. Zum einen entsteht in den Problemzonen der Medizin eine chronische Überforderung der dort tätigen Berufsgruppen, und zum anderen entwickelt sich eine negative Selektion im Versorgungssystem, weil qualifizierte Kräfte bislang immer wieder eher in den Bereich der Hochleistungsmedizin hineindrängen oder aus dem Medizinbetrieb aussteigen. Vermutlich müßten zur Behebung der Defizite in den heute als besonders belastend empfundenen Betreuungsbereichen für chronisch Kranke und Mehrfachbehinderte auch unkonventionelle Wege wie die Rotation des Personals, die Möglichkeit zum zeitweiligen Wechsel des Arbeitsplatzes und ein durchgängiges Angebot an Supervision verpflichtend gemacht werden. Der gesellschaftlichen Geringschätzung bestimmter Bereiche des Gesundheits- und Sozialwesens könnte auf diesem Weg ein Stück weit entgegengewirkt werden.

Daß Pflege generell immer noch nicht den ihr gebührenden Stellenwert hat, liegt vor allem am Glanz und an der Faszination der Hochleistungsmedizin in den Krankenhäusern. Es ist überfällig, auch die stationäre Medizin aus ihrer Arztzentriertheit zu befreien, die Chefarzthierarchie bisherigen Zuschnitts abzuschaffen und auf den Krankenstationen Räume zu entwickeln, in denen Zeit zum Reden und Nachdenken geschaffen wird und wo die Medizin den Platz erhält, den sie benötigt, nicht den, welchen sie beansprucht. Dies klingt kategorisch, vielleicht überzogen, bringt aber letztlich nur den längst erforderlichen Reformbedarf auf den Punkt. In manchen Kliniken und Modelleinrichtungen werden derartige Konzepte auch bereits erfolgreich praktiziert. Kleine Pflegegruppen, Präsenz von Sozialarbeitern und Psychologen sowie die Öffnung für Angehörige, Freunde und Selbsthilfegruppen können dafür sorgen, daß aus *jedem* Krankenhaus eine psychosomatische Klinik wird und daß nicht die wenigen psychosomatischen Spezialkliniken und -abteilungen länger als Alibi fungieren. Natürlich werden auch künftig bestimmte psychotherapeutisch ausgerichtete stationäre Angebote und Spezialstationen notwendig bleiben, wichtiger aber ist die generelle Veränderung des Klimas und des Selbstverständnisses der Krankenhäuser der Regelversorgung. Daß eine *integrierte Psychosomatik* im Krankenhausbereich ein realistisches Ziel ist, ist längst über theoretische Überlegungen hinaus gediehen (zu einem Beispiel aus der chirurgischen Versorgung s. Abb. 13, S. 173). Die Frage ist, welche gesellschaftlichen Kräfte ein derartiges Umdenken forcieren können.

Die erforderlichen Umsteuerungen im Gesundheitswesen sind schon dann problemlos finanzierbar, wenn das Krankenhaus wirklich nur die Patienten aufnimmt, die stationäre Medizin, Pflege und Betreuung benötigen. Noch eindeutiger könnte die Frage nach der Finanzierbarkeit des Ausbaus psychosozialer Angebote bejaht werden, wenn sich die Medizin (und deren Inanspruchnahme) auf die Problemfelder konzentrieren würde, für welche die Medizin tatsächlich Antworten parat hat. Dies ist eine rein gedankliche Konstruktion, die nur deshalb berechtigt ist, weil radikale Zuspitzungen den Blick auf das Wesentliche freimachen. Ob die *Gesamtausgaben* für das Gesundheitswesen - und dies beinhaltet wichtige Teile der sozialen Sicherung, die in Krisenzeiten

Abb. 13:
Integrierte psychosomatische Medizin: das Beispiel Blinddarmentzündung

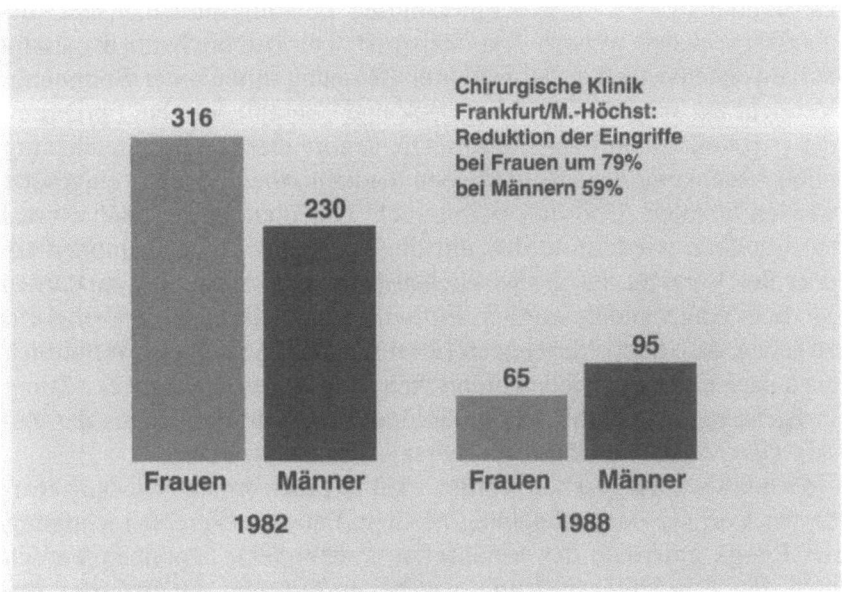

Bei einer weiten Indikation zur Blinddarmoperation (1982) überwiegt das weibliche Geschlecht, obwohl die akute Appendizitis mehr eine Erkrankung des männlichen Geschlechts ist. Dem trägt die restriktive Indikation (1988) Rechnung, indem das männliche Geschlecht nunmehr 60 Prozent der Blinddarm-Operationen stellt, entsprechend der tatsächlichen Häufigkeit dieser Erkrankung bei Männern und Frauen. Die Veränderungen sind das Ergebnis eines reflektierten psychosomatischen Krankheitsverständnisses. Der Autor vermutet, daß im Rahmen der weiten Indikationsstellung vor allem bei Mädchen und jungen Frauen die Appendektomie nicht so selten als „mechanische Psychotherapie mit dem Skalpell" bei psychoemotionalen Konflikten durchgeführt wurde.

nach Hontschik, B in: Integrierte Psychosomatische Medizin in Praxis und Klinik, 2. Aufl. Uexküll Th von (Hg.). Stuttgart: New York: Schattauer 1994, 53-62

nicht leichtfertig aufs Spiel gesetzt werden dürfen - durch eine solche Neuverteilung der Ressourcen geringer werden, ist damit nicht gesagt, vielleicht sogar eher unwahrscheinlich. Es muß endlich auch nüchtern gesehen werden, daß wirklich schlüssige Kostenreduktionsmodelle im Gesundheitswesen ohne schmerzhaften Leistungsabbau bisher nirgendwo realisiert worden sind. Sicher ist aber, daß die heute insgesamt aufgewendeten Gelder bei stärkerer Betonung ambulanter Betreuung, Verzicht auf fragwürdige Diagnostik und Therapie und bei Förderung der psychosozialen Fachdienste patientenorientierter und gleichzeitig ohne Absenkung des erforderlichen medizinischen Niveaus eingesetzt werden könnten. Und dies müßte nicht bedeuten, es sei noch einmal ausdrücklich wiederholt, daß mit diesem Wandel eine Billigmedizin oder der Verzicht auf die wirklichen Errungenschaften der modernen Medizin eingehandelt würden. Ein wirkliches Dilemma ist aber darin zu sehen, daß die wohlhabenden Gesellschaftsschichten sich vermutlich auch nach einer einstweilen utopischen Reform der Krankenversorgung in Richtung gesicherter Methoden und Verfahren den Luxus der Zusatz-Diagnostik und Übermaß-Therapie „leisten" würden.

Es muß weiter gesehen werden, daß mit dem immer wieder geforderten Vorrang der ambulanten Medizin und der Gleichberechtigung der Pflege innerhalb des Versorgungssystems erst begonnen werden muß. Es ist ja völlig unstrittig, daß bei ausreichend qualifizierter ambulanter Versorgung, wofür die Unterstützung der Selbsthilfepotentiale und die Stärkung der Hauskrankenpflege und gesundheitlich orientierter sozialer Dienste die wichtigsten Voraussetzungen sind, gerade viele alte Menschen nicht in ein Krankenhaus eingeliefert werden müßten und ihnen mehr als heute üblich sicher auch der Aufenthalt in einem Pflegeheim erspart werden könnte. Alle Altersgruppen von Kranken könnten wesentlich häufiger als heute ambulant oder teilstationär betreut werden, vorausgesetzt, die sozialen und medizinischen Rahmenbedingungen werden ausreichend ergänzt. Solange aber die Spitzenmedizin innerhalb der Gesellschaft eine so ungleich größere Wertschätzung erfährt als soziale Betreuung und Pflege Kranker, solange wird es schwierig bleiben, die erforderlichen Ressourcen für diese überfällige Umsteuerung zu erlangen. Die Patienten kennen aber bislang bis auf wenige modellhafte Einrichtungen auch keine andere Form der kurativen Medizin. Die Reduktion der durchschnittlichen Verweildauer in den Krankenhäusern ist allein kein ausreichender Indikator für die Verbesserung der Patientenbetreuung. Insoweit bietet die begonnene Debatte um Qualitätssicherung in der Krankenversorgung tatsächlich große Chancen, wenn sie nicht von vornherein mit der Kostendämpfungsabsicht gekoppelt wird.

Mitbedacht werden muß auch, daß Krankenhäuser, die überwiegend Patienten mit akuten Krankheiten und immer kürzeren Liegezeiten betreuen, einen besseren Personalschlüssel benötigen als das Krankenhaus herkömmlichen Typs, auch in den klassischen medizinischen und pflegerischen Dienstleistungsbereichen. Die Umorganisation des Gesundheitswesens ist deshalb wesentlich komplizierter, als es auf den ersten Blick scheinen mag, und sie sollte auch nicht mit der Erwartung der Kostenreduktion begonnen werden. Neben einer stärkeren Durchlässigkeit zwischen den einzelnen Teilsystemen und mehr Mut zu multiprofessionellen Arbeitsansätzen muß wohl vor allem mehr Phantasie entwickelt werden, um für dringende Probleme wie die Betreuung pflegebedürftiger alter Menschen Wege außerhalb der eingefahrenen Bahnen von Kassenarztpraxis, Krankenhausmedizin und Pflegeheim zu finden. Und alle strukturellen, organisatorischen Reformen müssen daraufhin bedacht werden, ob sie die Tradition der Medikalisierung privater und gesellschaftlicher Problemlagen fördern oder dem hehren Ziel der Gesundheitsförderung wenigstens ein Stück weit entgegenarbeiten.

Für die Entwicklung patientenorientierter Arbeitsfelder im Gesundheitswesen muß wesentlich mehr als bisher berücksichtigt werden, daß Menschen in ihrer beruflichen Biographie nicht grenzenlos, und dies meint sowohl die Dauer als auch die Intensität, Extremsituationen ausgesetzt werden können, ohne daß sie selber darunter gesundheitlich leiden. Dies gilt für die Beschäftigten auf Intensivstationen, für die Betreuerinnen und Betreuer schwerst gestörter Menschen, seien sie psychotisch oder dement, dies gilt nicht zuletzt für den Umgang mit Sterbenden. Noch immer gilt Supervision in vielen Bereichen des Gesundheitswesens als Luxus, der angeblich nicht bezahlbar ist. Pflegekräfte und Ärzte ohne Supervision höchst belastenden Tätigkeiten auszusetzen erhöht die Kosten der Patientenversorgung. Die Betroffenen müssen dann, chronisch überfordert, in Krankheit ausweichen, und sie werden auf Dauer entweder manifest krank oder die Qualität ihrer Arbeit kann zumindest in bedenklicher Weise unter Müdigkeit, Interessenverlust und Zynismus leiden. Es sollte auch systematisch gefördert werden, daß Beschäftigte zwischen einzelnen Bereichen des jeweiligen Krankenhauses oder auch verschiedenen Feldern des Gesundheitswesens wechseln können, ohne daß hierdurch finanzielle und soziale Nachteile entstehen. Supervision und Arbeitsplatzwechsel ersetzen zwar nicht notwendige Veränderungen am Arbeitsplatz selber, können aber doch die Entstehung des chronischen Überforderungssyndroms bei helfenden Berufen, neuhochdeutsch besser als Burn-Out-Syndrom bekannt, in beachtlichem Umfang verhindern. Es ist an der Zeit, den Zusammenhang von Arbeitsbelastung und Qualität der Patientenversorgung schärfer ins Blickfeld zu nehmen.

Und es darf nicht übersehen werden, daß sich eine höhere Wertschätzung von Pflege und Sozialarbeit, von Pädagogik und Psychologie auch in einer Weiterentwicklung der Entlohnungssysteme niederschlagen muß. Hier sind bezogen auf die Pflegeberufe gerade erste wichtige Verbesserungen erreicht worden. Von einer wirklichen Neubewertung der Tätigkeiten der verschiedenen Berufsgruppen im Gesundheits- und Sozialwesen ist die Gesellschaft aber weit entfernt. Am sinnfälligsten wird dies in dem Widerspruch zwischen der hohen Wertschätzung von Teamarbeit in Beratungsstellen und dem unflexiblen Festhalten an hierarchisch geprägten Eingruppierungsmerkmalen bei der Entlohnung.

Die Debatte um die Reform des Gesundheitswesens wird gegenwärtig noch von denjenigen beherrscht, die davon überzeugt sind, daß erhebliche Rationalisierungsgewinne durch Leistungseinschränkungen eingefahren werden können, ohne daß sich Grundlegendes im Leistungsgefüge ändern muß. Kluge Ökonomen aber haben längst entdeckt, daß auch Investitionen in Kommunikationsarbeit wichtig sind und sich rechnen, weil es hier um elementare Bedürfnisse einzelner Akteure und ganzer sozialer Institutionen sowie um die Erhaltung des sozialen Friedens geht.

8.5. Ein realistischer Präventionsbegriff

Für die meisten Menschen ist es offenbar heute schwierig, über das eigene Schicksal hinaus die allgemeinen Voraussetzungen für Gesundheit und für die Bewältigung akuter und chronischer Krankheiten ins Blickfeld zu nehmen. Ergebnisse der Präventionsforschung sind wohl allein aus dem Grund bereits so schwer in Politik und in gesellschaftliche Entscheidungsprozesse einzuspeisen, daß der unmittelbare Nutzeffekt für die einzelne Bürgerin und den einzelnen Bürger und für Politikerinnen und Politiker nicht greifbar ist. Umgekehrt gelingt es kurativ tätigen Medizinern immer wieder mühelos, sich auch als Experten in Sachen Prävention anzubieten, selbst wenn sie keinerlei Ausbildung in Epidemiologie, sozialwissenschaftlicher Methodik oder Gesundheitsplanung und -management haben. Dies findet seinen Ausdruck nicht zuletzt darin, daß Früherkennung im Sinne der gesetzlich definierten Kassenleistungen - so die sogenannten Krebsvorsorgeuntersuchungen - fortwährend mit Prävention, neuerdings auch noch mit Gesundheitsförderung verwechselt werden: im ersten Fall geht es um die möglichst frühzeitige Entdeckung von Krankheiten, im zweiten Fall um die Verhütung von Krankheit und die Ausschöpfung von Potentialen zur Gesunderhaltung.

Das Sich-Beziehen auf die eigenen Krankheitserfahrungen als Denk- und Entscheidungsgrundlage ist bei der Mehrzahl der Entscheidungsträger in Politik und Wirtschaft anzutreffen. Sie kommen zudem noch oft durch eine bevorzugte medizinische Behandlung im Rahmen der Privatmedizin wesentlich häufiger als die Allgemeinbevölkerung in Kontakt mit ausgewiesenen Spezialisten aller medizinischer Fachrichtungen. Hierbei wird ihnen gewissermaßen immer wieder aufs neue die Sichtweise der spezialisierten kurativen Medizin eingeimpft. Nur wenige Menschen sind in der Lage, den entscheidenden Schritt zu tun und auch die sozialen Voraussetzungen der Entstehung von Gesundheit und Krankheit so zu thematisieren, daß daraus ernsthafte Konsequenzen für die Verteilung von Mitteln innerhalb des Gesundheitswesens und der Gesellschaft insgesamt gezogen werden könnten. Dies wäre aber eine der vielen Voraussetzungen dafür, der Philosophie der Gesundheitsförderung und der Prävention in der Gesellschaft die nötigen Spielräume zu eröffnen.

Die spektakulären Triumphe der gegenwärtigen Medizin von der Kernspintomographie bis zur Aufweitung der verengten Herzkranzgefäße lassen die wissenschaftliche Erkenntnis über Möglichkeiten und Grenzen der Herstellung gesundheitsfördernder Lebensweisen und über die bedeutenden psychosozialen Risiken für die Entstehung von Krankheiten immer wieder in Vergessenheit geraten. Dieses keineswegs neue Phänomen der Blockierung systematischen Denkens hat eine neue Qualität erhalten, seit sich im Bewußtsein breiter Bevölkerungskreise die Medizin immer stärker einem hochspezialisierten und effektiven Reparaturhandwerk angenähert hat. Die daraus abgeleiteten Wirkungen für das gesellschaftliche Leben und politische Entscheidungsprozesse können gar nicht überschätzt werden, sie fließen in den etwas farblos „Medikalisierung gesellschaftlicher Probleme" genannten Prozeß ein.

Die Praxis der Medizin nährt so das mechanistische Denken der Patienten von morgen. Da werden Gefäßverengungen bei Bedarf wiederholt beseitigt, nötigenfalls werden Umgehungsstraßen um arterielle Verschlüsse am Herzen oder in den Beingefäßen herumgebaut. Es ist nur noch eine Frage der Zeit, bis das gesamte Gefäßsystem des Menschen regelmäßig gewartet und gereinigt werden wird - gewissermaßen von einer Med. Rohrreinigungs-GmbH. Die Verpflanzung von Organen und Organpaketen erscheint schon fast wie ein routinemäßiger Wechsel verbrauchter Systeme, wirkt scheinbar genauso unkompliziert und machbar wie ein Motoren- oder Festplattenwechsel. Und in den reichen Gesellschaften, die bedeutenden Bevölkerungsgruppen derartige Untersuchungs- und Behandlungsstandards bieten können, wird diese Maximalversorgung in bestimmten Entwicklungssprüngen als selbstverständlicher Bestandteil des Lebens und Überlebens begriffen. Es geht dabei schrittweise das Wissen und das Gefühl verloren, daß der menschliche Körper trotz der dramatischen Fortschritte der Medizin nicht als komplexe Maschine zu begreifen ist, deren reibungsloses Funktionieren und Lebensdauer primär mit technischen Mitteln programmierbar und steuerbar ist. So kommt gleichzeitig das Nachdenken darüber zu kurz, welche Mittel eine Hochleistungsmedizin verbraucht, wenn flächendeckend ihre gesamte Potenz eingesetzt würde. Es ist bisher kaum möglich, den notwendigen Raum zu schaffen, ohne vorschnelle Antworten auch nach der Verhältnismäßigkeit und dem Nutzen des Einsatzes der Spitzenmedizin bezogen auf unterschiedliche Krankheiten fragen zu können. Dies ist insoweit verständlich, als eine oberflächliche Abhandlung des Themas zu schmerzhaften Qualitätseinbußen führen kann; und dies bleibt insbesonders dann ein emotional hoch besetztes Feld, wenn der Eindruck besteht, daß der Zugang zu den Spitzenleistungen der Medizin stark von der sozialen Schichtzugehörigkeit abhängt. Bezogen auf den nach wie vor völlig unterbelichteten Bereich der Prävention bleibt aber das beschriebene Dilemma dessen ungeachtet bestehen: die kurative Medizin tut sich ungleich leichter, wichtige gesellschaftliche Ressourcen einzufordern als die präventive Medizin. Und in einem Teufelskreis kann sich demzufolge die Prävention von Krankheiten auch nicht so wirkungsvoll entfalten, wie es wünschenswert wäre und wie sie es zur Förderung ihres Ansehens in der

Bevölkerung benötigte. Bisher finden sich auch keine wirklich gangbaren und fruchtbaren Wege, auf die Obszönität des privilegierten Einsatzes von maximaler Diagnostik und Therapie in den reichen Ländern angesichts des Massensterbens in den unterentwickelt gehaltenen Ländern der Erde hinweisen zu können (zur Abhängigkeit der Lebenserwartung vom gesellschaftlichen Reichtum s. Abb. 14, S. 180). Eine derartige, notwendigerweise moralisierend imponierende Betrachtungsweise könnte nun zugegebenermaßen auch auf sämtliche Lebensbereiche der reichen Industrienationen angewendet werden, sie müßte es sogar. Dennoch bleibt es eine andauernde Herausforderung an die Wissenschaft und Praxis gleichermaßen, das wirklich bodenlose Gefälle zwischen dem Überfluß der entwickelten Industrienationen an kurativer Medizin und dem Fehlen der einfachsten Voraussetzungen für eine wirksame Gesundheitsversorgung in den sogenannten Entwicklungsländern zum Thema zu machen.

Eine aufklärerische Debatte über die Grenzen des Medizinbetriebes fällt aber auch deshalb so schwer, weil die unterschiedlichen Motivationslagen, von denen aus zur Frage angemessener kurativer Versorgung und Prävention aus argumentiert wird, nicht auf den ersten Blick auszumachen sind. Gesundheitsökonomen haben es geschafft, die These von dem grundsätzlich übertreuerten Gesundheitswesen in den Köpfen von Politikern und weiten Bevölkerungskreisen zu verankern. Hier sind zwei vorherrschende Argumentationen festzustellen: die eine Fraktion will Einsparungen über Leistungseinschränkungen vornehmen, ohne das System der Versorgung grundlegend zu ändern; die andere Fraktion erhofft sich von einer intelligenten Umsteuerung in Richtung Prävention und ambulante Betreuung erhebliche finanzielle Einsparungen.

Ärztliche Standespolitiker begegnen seit einigen Jahren - neuerdings auch im Bündnis mit Medizinethikern - mit machtvoller und teilweise pathetischer Rhetorik dem Vorwurf der Ressourcenverschwendung mit dem Hinweis, Humanität könne unmöglich mit ökonomischen Kategorien gemessen werden. Die wichtigen Weichenstellungen im Gesundheitswesen müßten von Ärzten, keinesfalls von Politikern getroffen werden, die umgekehrt die alleinige Verantwortung für Haushalts- und Leistungsbegrenzungen zu tragen hätten. Man wird den Eindruck nicht los, daß hinter der Berufung auf die Prinzipien der Humanität weniger die Sorge um das Patientenwohl als die Verteidigung der eigenen

Abb. 14:
Lebenserwartung und Pro-Kopf-Einkommen

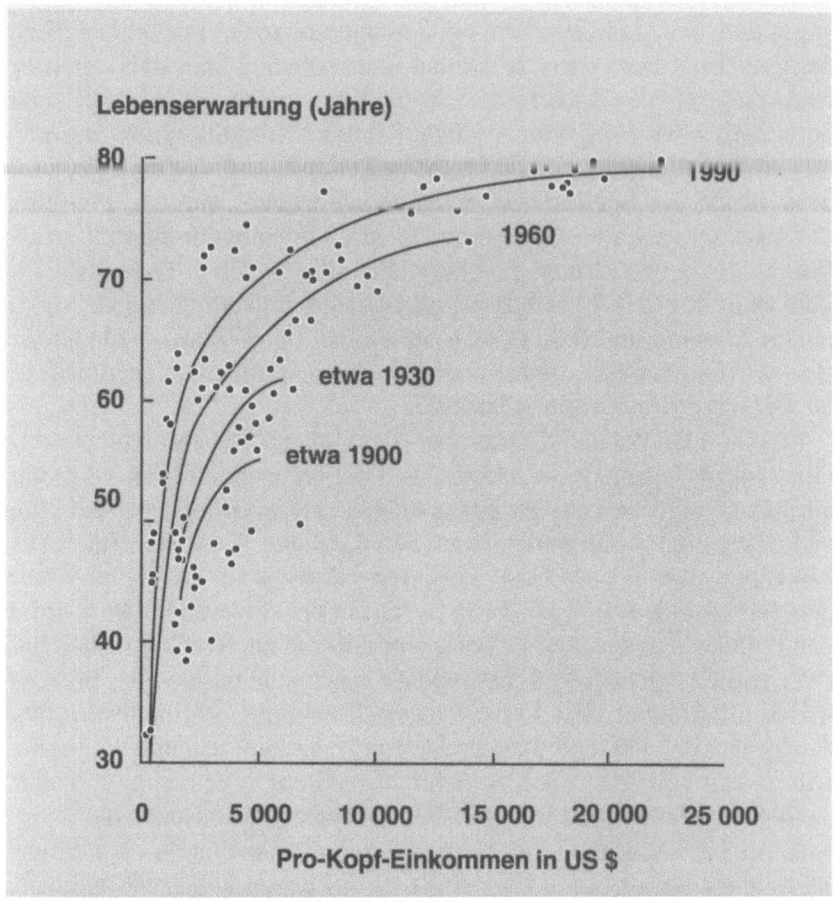

Die Abbildung stellt für unterschiedliche Zeiträume die weltweit ermittelte Beziehung zwischen Lebenserwartung und Einkommen dar. Sie zeigt die dramatische und konstante Abhängigkeit der *durchschnittlichen* Lebenserwartung einer Bevölkerung vom Pro-Kopf-Einkommen. Es wird weiter deutlich, daß oberhalb kritischer Pro-Kopf-Einkommen die durchschnittliche Lebenserwartung nur noch langsam steigt.

nach Weltbankentwicklungsbericht 1993. Investitionen in die Gesundheit. Kennzahlen der Weltentwicklung. Bonn: UNO-Verlag

Macht- und Einkommenspositionen steht. Dennoch ist vorstellbar, daß die ärztliche Ethik für kommende Auseinandersetzungen um die Finanzierung des Krankenversorgungssystems unerwartet Bedeutung erhält, nämlich dann, wenn Gesundheitsökonomen meinen, ohne medizinisch definierte Qualitätskriterien bei der Zumessung von Budgets operieren zu können. Die Ärzteschaft muß umgekehrt erkennen, daß es notwendig und keineswegs ethisch verwerflich ist, sich aktiv an der Debatte um eine sinnvolle Verwendung der gesellschaftlichen Ausgaben für Gesundheit und Krankheit zu beteiligen und dabei natürlich auch über die Begrenzung der Ausgaben für die einzelnen Sparten des kurativen Systems nachzudenken.

Es muß auch daran erinnert werden, daß manche der Ärzte, die heute *den* Politikern patientenfeindliches Handeln unterstellen, sich bis in die achtziger Jahre hinein zur Verantwortung der deutschen Ärzteschaft für die Barbareien der nationalsozialistischen Medizin ausgeschwiegen hatten. Ihre Glaubwürdigkeit in der aktuellen Ökonomiedebatte ist dadurch nicht sehr gefestigt. Denn gerade die extrem bitteren Erfahrungen mit einem Gesellschaftssystem, das chronisch-psychisch Kranke und Behinderte als nutzlose Esser denunzieren, ausgrenzen und zum Schluß ermorden konnte, hätte schon lange gegenüber jedem Anflug von ökonomistischem Denken in der heutigen Gesundheitssystem-Debatte wachsam machen müssen. Es darf in diesem Zusammenhang auch nicht vergessen werden, daß die NS-Vernichtungsmedizin mit einem geradezu religiösen Gesundheitskult gekoppelt war, welchem ein rassistisch definiertes Ideal von gesundheitsbewußtem Verhalten zugrunde lag. Wer dies mitbedenkt, kann vielleicht am ehesten die erforderliche Distanz zu mancher Polemik in der aktuellen Debatte um die Entwicklungstendenzen im Gesundheitswesen bewahren und sich an der Diskussion um die ökonomische Schieflage zwischen kurativer und präventiver Medizin sinnhaft beteiligen.

Gemessen an der Expansion der medizinischen Fachdisziplinen wirken die Bemühungen um die Renaissance der Präventivmedizin und die Etablierung der neuen Disziplin Gesundheitswissenschaft in Anlehnung an die Public-Health-Bewegung der angloamerikanischen Gesellschaften fast bereits wieder wie ein modisches Accessoir. Diese Schlußfolgerung ergibt sich jedenfalls aus der nüchternen Bilanzierung der Kräfteverhältnisse zwischen dem kurativen Gesundheitssystem und dem gesamten Feld von öffentlichem Gesundheitsdienst, Präventivmedizin und Gesundheits- wie Pflegewissenschaften. Gleichwohl ist auch möglich, daß angesichts der weitgehenden Ratlosigkeit und Verfahrenheit im kurativen Gesundheitswesen die innovativen Ansätze ihre eigentliche Chance erst noch bekommen werden.

Einen weiteren Grund findet die traditionell schwache Position der Präventivmedizin in Deutschland in der Tatsache, daß die kritische Theorie und Praxis der Medizin, die in der Weimarer Republik in erheblichem Umfang von jüdischen Ärztinnen und Ärzten und Vertretern der politischen Linken getragen wurde, 1933 gewaltsam beendet wurde, und daß nach dem Sieg über den Hitler-Faschismus an diese fortschrittlichen Traditionen jahrzehntelang nicht angeknüpft werden konnte. Die erstarkende Bewegung der niedergelassenen Ärzte und das Bündnis von medizinisch-industriellem Komplex und ärztlichen Standesverbänden behinderten in der prosperierenden Bundesrepublik die Entwicklung der psychosozialen Grundlagenfächer der Medizintheorie. In der DDR wurde die Tradition der Sozialhygienebewegung hochgehalten, wobei ihre vor allem im Rahmen der Weltwirtschaftskrise an Einfluß gewinnenden sozialdarwinistischen Tendenzen verschwiegen wurden. Aber auch in der alten Bundesrepublik wurde lange übersehen, daß manche der Säulenheiligen der Sozialhygiene wie Alfred Grotjahn keineswegs durchgängig fortschrittliche Positionen bezogen, sondern auch ausgesprochen dirigistische Methoden der Bevölkerungspolitik wie die Zwangssterilisation gepredigt hatten. Die zunehmenden sozialen und ökonomischen Konflikte in der DDR verhinderten dann vollends, daß in der streng hierarchisch aufgebauten Gesellschaft das vorhandene kritische Potential der Sozialmedizin den erforderlichen Freiraum für die Gestaltung der Verhältnisse im Gesundheits- und Sozialwesen behalten konnte. Infolge der erheblichen Qualitätsunterschiede in der Hochleistungsmedizin zwischen der DDR und der BRD wurden bestehende strukturelle Vorteile des DDR-Gesundheitssystems nach der Vereinigung nicht bewahrt. Nie hat die kurative Medizin des Westens größere Triumphe gefeiert als beim Abwickeln des DDR-Systems, und dies nicht etwa primär ökonomisch-systemtheoretisch, sondern vor allem im ideologischen Raum.

Es ist insoweit nur scheinbar unverständlich, daß die Beschäftigung mit wichtigen Feldern der Prävention, vor allem mit der Frage der vermeidbaren Verluste von Lebensjahren durch Erkrankungen völlig isoliert neben der Realität des Krankenversorgungssystems herläuft. Man stelle sich einen Moment lang vor, es gäbe die Möglichkeit, die Aufmerksamkeit der Öffentlichkeit nicht nur sporadisch sondern dauerhaft auf die Zusammenhänge zwischen ungleichen Bildungschancen und Gesundheit, zwischen Verkehrsplanung und Gesundheit oder zwischen kommerzieller Werbung für Zigaretten und Alkohol und Gesundheit zu lenken. Man stelle sich weiter vor, es könnte damit erreicht werden, mit der gleichen Aussicht auf Erfolg für Präventionskampagnen Gelder einzufordern und ökonomische wie politische Hebel zu bewegen, wie dies für die entlegensten Spezialgebieten der kurativen Medizin gelingt. Es entstünde sofort eine packende Debatte um die Entwicklung vorrangiger Gesundheitsziele in der Gesellschaft. In eine derart erweiterte Sichtweise könnte dann eingebracht werden, welche Rolle die Medizin bezogen auf die Lebenserwartung der Menschen einerseits, auf die Lebensqualität andererseits, spielen kann - und muß. Dies wäre zugleich der Durchbruch zu einer Beteiligung der Bevölkerung und ihrer unterschiedlichen Interessenvertretungen an gesundheitlich bedeutsamen Fragen. Und es wäre der Anfang des Weges, der von der Enteignung der Gesundheit zurückführt zu Selbstverantwortung, Achtung der Laienperspektive und zu einer klugen Rollenzuweisung an die Experten des Krankenversorgungssystems.

In einer entfalteten gesellschaftlichen Debatte um die Voraussetzungen von Gesundheit, Gesunderhaltung und Erkrankung gewänne der Satz „Weil Du arm bist, mußt Du früher sterben" erst seine wirkliche Bedeutung. Wird doch hiermit in der allgemeinen Wahrnehmung ganz überwiegend die Auffassung verknüpft, die geringere Lebenserwartung der ärmeren Bevölkerungsschichten sei in erster Linie Ergebnis der Tatsache, daß sie sich die teure Medizin nicht leisten könnten, und daß ihnen die Segnungen der Medizin infolge unzureichenden Versicherungsschutzes vorenthalten würden. Die tatsächlich noch vorhandenen Unterschiede in der Inanspruchnahme der Medizin spielen aber in einem Land wie Deutschland für die ungleichen Gesundheitschancen längst nicht mehr die Rolle wie vor Einführung einer die Mehrheit der Bevölkerung schützenden gesetzlichen Krankenversicherung mit hohem Leistungsniveau. Demgegenüber würde rasch deutlich werden - und dies ist durch Ergebnisse der modernen Sozialepidemiologie immer wieder für zahlreiche wichtige Gesundheitsprobleme wie die Herz-Kreislauf-Krankheiten belegt worden -, daß vor allem soziale Faktoren, allen voran der Bildungsstand, das Einkommen, das Ausmaß an sozialer Sicherheit und die Möglichkeiten der Einflußnahme auf die unmittelbar für das Individuum bedeutsamen gesellschaftlichen Prozesse für die nach wie vor bestehende massive Ungleichheit in den Krankheitshäufigkeiten und der Lebenserwartung eine Schlüsselrolle spielen. Erst wenn derartige wissenschaftliche Erkenntnisse von der Öffentlichkeit und der Politik zur Kenntnis genommen werden und entsprechende Forschungs- und Interventionsansätze massiv gefördert werden, läßt sich wieder die Hoffnung auf eine eigenständige Gesundheitspolitik aussprechen, die ihren Ausgangspunkt nicht mehr ausschließlich bei der eingetretenen Krankheit oder bei isolierten sogenannten Risikofaktoren nimmt. Die damit verbundene Ausweitung der psychosozialen Erforschung von Krankheit und Gesundheit würde nicht zuletzt auch den Kranken und ihren Angehörigen zugute kommen, da sie in einer entsprechend veränderten Forschungs- und Ausbildungslandschaft mehr Bündnispartner für die Entwicklung einer psychosomatischen, einer verständnisvollen Medizin gewinnen würden.

Es gilt auch, deutlicher als üblich herauszustellen, wo Prävention den Bereich des Gesundheitssystems verläßt, besser verlassen muß, um wirksam sein zu können. Leider betrachten gerade Vertreter des Präventionsgedankens innerhalb der Medizin dieses Feld im wesentlichen als in sich abgeschlossenes Spezialgebiet. Gleiches gilt für die Gesundheitsförderung, die sich nicht in der Ausbildung einer neuen Expertengeneration bei Krankenkassen, Gesundheitsämtern und Einrichtungen der Erwachsenenbildung beschränken darf.

Es steht zu vermuten, daß der Präventionsgedanke auch durch kurzatmige und kurzschlüssige Kampagnen diskreditiert wird. So ist absehbar, daß das riesige Gebäude, das im Gesundheitswesen um die Cholesterin-These herum gebaut wurde, in einigen Jahren einstürzen wird, da sich die Unhaltbarkeit der *eindimensionalen* Betrachtung der komplexen Ernährungsproblematik dann überall herumgesprochen haben wird. Eine Vielzahl von Laien, seien sie gesund oder krank, und Scharen von Professionellen im Gesundheitswesen können durch die Entlarvung des Cholesterin-Dogmas massiv verunsichert werden und gewissermaßen den Glauben an die Präventionsforschung verlieren, die ihnen bis gestern die zentrale Rolle des „Risikofaktors" Cholesterins für die Häufigkeit des Herzinfarktes plausibel machen wollte.

Die nach wie vor provozierende Schlußfolgerung aus der Entzauberung der medizinzentrierten Präventionskampagnen müßte lauten: man darf Prävention und Gesundheitsplanung grundsätzlich nicht vorrangig vom System der kurativen Medizin erwarten, man darf - anders gewendet - der Medizin vor allem nicht die Verhältnis- und Verhaltensprävention überlassen. Das Krankenversorgungssystem ist in aller Regel der falsche Ausgangspunkt für die Entwicklung wirksamer Präventionskampagnen, so wichtig seine Einbindung in Präventionsansätze auch immer wieder sein wird. Es ist wirklich zu hoffen, daß die neuen Gesundheitswissenschaften, welche die Public-Health Philosophie in Deutschland verankern wollen, nicht übergroße Anpassungsleistungen vollbringen müssen und letztlich auch von der übermächtigen kurativen Medizin aufgesaugt werden.

8.6. Neue Bescheidenheit? Neue Unbescheidenheit!

Als Mittel zur Lösung sozialer Konflikte wird seit einigen Jahren auf den öffentlichen Diskurs gesetzt, auf das Aushandeln von Positionen und Ressourcen im Verlaufe eines demokratischen Meinungsbildungsprozesses. Für das Gesundheitswesen kann dies insoweit richtungsweisend werden, als die Prinzipien von Öffentlichkeit und Transparenz hier nach wie vor schwach ausgebildet sind und über Qualitätssicherung bisher fast ausschließlich unter dem Gesichtspunkt von Rationalisierungsgewinnen nachgedacht wird.

Mitbestimmungs- und Mitgestaltungsmöglichkeiten der potentiellen und der tatsächlichen Patienten ist ein weiteres wichtiges Ziel für die anstehende Medizinreform. Dies wird umso eher realisiert werden können, je mehr es gelingt, die Grenzen der Heilberufe zu einem unverzichtbaren, einem normalen Thema zu machen.

Und doch bleibt fraglich, ob es jemals gelingen wird, die quasireligiösen Erwartungen von Kranken und ihren Angehörigen wie Freunden ausschließlich auf dem Weg des Abbaus von Kommunikationsbarrieren und der Unterstützung durch psychosoziale Fachdienste auf ein vernünftiges Maß zurückzuschrauben. Die *unheilvolle Allianz* zwischen Ärzten und Patienten - und in gleicher Weise läßt sich dies für andere Heilberufe sagen - ist aber, anders betrachtet, allein mit den Mitteln der Aufklärung sicher nicht zu unterbinden.

Die Medizin selber müßte sicher einerseits zu einer neuen Form von Bescheidenheit aufrufen, die nicht die vermeintliche Anspruchlichkeit der Patienten an den Anfang der Überlegungen stellt, sondern die eigenen diagnostischen und therapeutischen Grenzen. Dies würde heißen: Verzicht auf angemaßte Autorität, ohne deshalb Patienten in ihrer Verzweiflung allein zu lassen. Eine derartige Medizin würde durch ihre

Souveränität neue Autorität gewinnen. Alle Versuche eines rationaleren Umgangs mit den Möglichkeiten der ärztlichen Diagnostik und Therapie werden gleichwohl am Ende an deutliche Grenzen stoßen. Die Medizin verkörpert und trägt die Hoffnung der Menschen auf die Transzendenz des Leidens und des Sterbens. Es kommt hinzu, daß diese Rolle heute angesichts der dramatischen Fortschritte im Repertoire der Medizin scheinbar immer besser ausgefüllt werden kann.

Gleichzeitig ist angesichts der gegenwärtigen Defizite im Gesundheitswesen aber eine neue Unbescheidenheit erforderlich. Zentrale Fragen von Krankheit und Gesundheit werden verkannt. Die Endlichkeit des eigenen Lebens ist für alle Menschen die einzige und für viele erst einmal die erschreckende Gewißheit ihres Lebensentwurfs überhaupt. Endlichkeit ist die schwer erträgliche Herausforderung der Bewältigung menschlicher Existenz. Dieses grundsätzliche Problem stellt sich angesichts der Veränderungen in der Alterszusammensetzung der Bevölkerung noch einmal neu. Die Medizin wird nun mit der Aufgabe konfrontiert, nicht mehr ausschließlich die Menschwerdung, die Kindheit und die Jugend wie die Phase des Erwerbslebens zu begleiten, sondern sich den Problemen des Alterns und des Alters zu stellen. Eine Medizin, die sich ausschließlich dem Prinzip der Verhütung und Heilung von Krankheiten verschreibt, wird somit keine Wege aus der gegenwärtigen Sinnkrise aufzeigen können. Und es erscheint wichtig, die Allianz zwischen gläubigen Patienten und anmaßenden Ärzten in diesem Zusammenhang immer wieder zu beleuchten. Eine Ärzteschaft, die nicht bloß über das Abwandern von Patientinnen und Patienten zu alternativen Heilern klagen will, müßte diese Verstrickungen thematisieren und sich an die Spitze der Auseinandersetzung um die Medikalisierung sozialer und emotionaler Konflikte setzen. Ärzte, welche die grundsätzlichen Grenzen ihrer medizinischen Handlungsmöglichkeiten nicht zu benennen in der Lage sind, und Patienten, die es nicht gelernt haben, daß Krankheit, Sterben und Tod zum Leben gehören, entwickeln einen übermächtigen Pakt. Gelingt es nicht, diese Zusammenhänge in mühevollen Lernprozessen immer wieder herauszuarbeiten und die Medizin dabei auf ihre eigentliche Rolle zurückzuführen, wird nicht wenigstens in der Ausbildung der Gesundheitsberufe und in den vielfältigen Planungsprozessen des Krankenversorgungssystems diese emotionale Dimension ausreichend berücksichtigt, dann sind weitere Enttäuschungen über Fehlschläge großer Reformprojekte vorprogrammiert.

Letztlich ist nicht weniger erforderlich als die Entwicklung einer *neuen Ethik der Medizin*. Eine solche Ethik muß darauf gegründet sein und darauf abzielen, daß Hilfen für Kranke und Behinderte jenseits irrealer Heilungsversprechen der kurativen Medizin zu entwickeln sind. Die Leistungen des Gesundheitswesens dürfen nicht davon abhängig gemacht werden, ob Kranke und Behinderte im Prozeß der Therapie dem Anspruch auf Heilung im schulmedizinischen Sinne genügen oder nicht. Das Versprechen und die Verpflichtung, kranke und behinderte Menschen in allen Phasen ihres Leidens und Hoffens zu begleiten, müßte statt dessen ebenso im Zentrum einer humanen Medizin stehen wie die Bemühung, den Wunsch der Patienten nach Selbstbestimmung gerade auch angesichts hochgradiger Behinderung und Abhängigkeit zu achten und zu fördern. Die Verbesserung der Lebensqualität ist bei vielen Krankheiten das entscheidende Ziel, zu dem die Medizin ihren Teil beisteuern kann und muß. Bislang genießt aber die Denkrichtung Vorrang, durch Investieren in die Hochleistungsmedizin doch eines Tages alle Krankheiten endgültig „besiegen" zu können. Es steht zu befürchten, daß ohne grundlegende und fortwährende Reflexion ärztlicher Versprechungen in einer primär auf Heilung ausgerichteten Medizin der Mensch, der auf intensive psychosoziale Hilfen und auf Pflege angewiesen ist, immer wieder als Provokation erlebt und im Extremfall Opfer von Überlegungen wird, wenn schon nicht das Leiden, dann wenigstens den leidenden Menschen zu beseitigen. Für die Mehrzahl von Krankheiten, die nicht durch den kurzfristigen Einsatz von Medikamenten oder operative Eingriffe aus der Welt geschaffen werden können, muß dies bedeuten, neben dem medizinischen Beitrag im Gesundheits- und Sozialwesen endlich Pflege und psychosoziale Betreuung als gleichberechtigte Säulen einer ganzheitlichen Behandlung anzuerkennen und mit entsprechenden Mitteln auszustatten.

Nicht zuletzt muß sich das professionelle Gesundheitswesen wieder darauf besinnen, daß die Laienperspektive für die Beurteilung von Krankheit und Gesundheit genauso bedeutsam ist wie die Expertensicht. Im rechten Licht betrachtet sind alle Experten ohne die Wertschätzung und Förderung der Laiensicht und der Laieninitiative hilflos. Es muß selbstverständlich werden, daß Patienteninteressen auch durch starke Verbände und Ombudsleute vertreten werden. Die Therapeuten gleich welcher Couleur müssen lernen, den Patienten Raum und Zeit zu geben. Wo einfache Antworten auf ihre Fragen nicht möglich sind, sollten sie auch nicht erfunden werden. Die Patienten haben einen Anspruch darauf, gerade in schwierigen Situationen umfassend beraten zu werden, damit sie echte Wahlmöglichkeiten haben. Die Medizin würde es dadurch wesentlich leichter haben, sich zu einer sprechenden, hörenden und einfühlsamen, mit anderen Worten zu einer *verständigen* Medizin weiterzuentwickeln; und sie könnte sich jenseits der gefährlichen Utopie einer Gesellschaft ohne Krankheit und Behinderung auf ihre eigentliche Leistungsfähigkeit konzentrieren. Eine in diesem Sinne verständige Medizin würde von den Patientinnnen und Patienten hoch honoriert werden. Das Prinzip der Prävention ohne die aberwitzige Utopie der Beseitigung von Krankheiten könnte an Durchsetzungsfähigkeit gewinnen. Und am Ende kämen wir dem Ziel ein gutes Stück näher, Patientinnen und Patienten nicht als Objekte der Medizin, sondern als Gesprächspartnerinnnen und Gesprächspartner in einer schwierigen bis verzweifelten Lebenssituation wahrzunehmen.

9. Kommentierte Bibliographie

Niemand schreibt ohne bewußte und unbewußte Anleihen bei anderen Autorinnen und Autoren und ohne sich auf vorliegende Analysen zu stützen. Umso wichtiger ist die Benennung der Arbeiten, auf die sich das eigene Denken und Schreiben gestützt hat.

Je wissenschaftlicher ein Text sich gibt, umso mehr bemüht sich der Autor herkömmlicherweise um möglichst viele Fußnoten, Zitate und Literaturangaben. Ich habe im Interesse der Lesbarkeit einen anderen Weg gewählt und stelle einige der mir wichtig erscheinenden Bücher und Zeitschriftenaufsätze vor. Dabei wird bewußt darauf verzichtet, die Texte umfangreich zu besprechen oder gar in der im Rahmen wissenschaftlicher Rezensionen üblichen Weise anzumerken, was dem Autor gut und weniger gut belegt zu sein scheint. Ich hoffe, daß durch die gewählte Form der Literaturhinweise das Buch auch für einen Leserkreis interessant ist, der nicht so sehr an wissenschaftliche Publikationen gewöhnt ist.

Die Auswahl ermöglicht zudem, an der einen oder anderen Stelle die Stichhaltigkeit der gewählten Argumente nachzuprüfen. Daß die Auswahl subjektiv und fern von der Idee einer umfassenden Bibliographie ist, sei abschließend mehr der Form halber angemerkt.

Akzeptanz von Naturheilverfahren. Ergebnisse einer bundesweiten Repräsentativ-Befragung im Auftrag des IKK-Bundesverbandes. IKK-Bundesverband, Eigendruck: 1994 (113 Seiten)

Mittels 2.500 Interviews wurde 1993 der Frage nachgegangen, wieviele Frauen und Männer in Deutschland persönliche Erfahrungen mit Naturheilverfahren gemacht haben, welche Erwartungen an alternative Heilverfahren gestellt werden und welche Vorstellungen die Bevölkerung ganz allgemein mit den Leistungen der Schulmedizin und der Naturheilkunde verbindet. Während nur 10 Prozent Erfahrungen mit Ärzten für Naturheilkunde, Homöopathen und Heilpraktikern aufweisen, zeigen rund 60 Prozent Interesse an alternativen Heilverfahren. Frauen sind interessierter als Männer; jüngeres bis mittleres Lebensalter sowie überdurchschnittliches Einkommen und mittleres bis höheres Einkommen korrelieren mit großem Interesse. Naturheilverfahren werden mit den Begriffen „schonend, ganzheitlich, ohne starke Nebenwirkungen" verbunden, die Schulmedizin demgegenüber mit den Begriffen „radikal, symptomorientiert, starke Nebenwirkungen". Naturheilkunde wird stark mit Gesundheit und Gesunderhaltung assoziiert, während Schulmedizin im Kontext von Auseinandersetzung mit bedrohlichen Krankheiten selbst als tendenziell bedrohlich erlebt wird.

Antonovsky, Aaron. Unraveling the Mystery of Health. How People Manage Stress and Stay Well. San Francisco: Jossey Bass, 1987 (218 Seiten)

Der israelische Medizinsoziologe Antonovsky (1923-1994) beschäftigte sich ausgehend von der amerikanischen Streß- und Streßbewältigungs- Forschung seit den siebziger Jahren mit der Frage, welche Faktoren für die Gesunderhaltung von Menschen verantwortlich sind. Als Gegenpart zu dem Begriff der Pathogenese (pathos ist der griechische Begriff für Leiden, Krankheit: welche Faktoren führen über welche Wege zur Krankheit?) prägte Antonovsky den Begriff der Salutogenese (salus ist der lateinische Begriff für Gesundheit: wodurch entsteht Gesundheit, was fördert die Gesundheit von Menschen?). Antonovsky will nicht die Krankheiten-Ursachenforschung und die Medizin unnötig machen. Er entwirft vielmehr einen anderen Blick auf Krankheit und Gesundheit und liefert damit - in den letzten Jahren auch durch quantitative sozialwissenschaftliche Untersuchungen - die Grundlage für einen differenzierteren Ansatz von Gesundheitsförderung. Als entscheidende analytische Kategorie entwickelte er den Begriff des „sense of coherence", worunter er die Fähigkeiten verstanden wissen will, das eigene Leben und die Umwelt begreifen zu können (comprehensibility), für auftauchende Probleme Bewältigungswege zu finden (manageability) und sich immer wieder auf die Suche nach dem Sinn des Lebens aufzumachen (meaningfulness). Dabei weist Antonovsky auf die Gefahren hin, die in einer Psychologisierung menschlichen Seins und Verhaltens liegen, und bindet seine Aussagen in die Analyse von Gruppenbeziehungen und gesellschaftlichen Verhältnissen ein. Der extreme Ausgangspunkt seiner Untersuchungen mittels Tiefeninterviews war der Holocaust, genauer Gespräche mit den Überlebenden der Vernichtungslager, die ihm nahelegten, wie wichtig die früh herausgebildete Persönlichkeit und emotionale Stabilität von Menschen für ihr Leben ist, ohne dabei aus dem Auge zu verlieren, daß die NS-Gewaltherrschaft allen Überlebenden unauslöschliche Brandspuren in der Seele zugefügt hat.

Ärztekammer Berlin (Hg.). Der Wert des Menschen. Medizin in Deutschland 1918-1945. In Zusammenarbeit mit der Bundesärztekammer. Redaktion: Christian Pross/ Götz Aly. Berlin: Edition Hentrich, 1989 (388 Seiten)

Die von der Berliner Ärztekammer initiierte Publikation, zugleich die erfolgreiche Einforderung der Beschäftigung mit der NS-Medizin auf dem 92. Deutschen Ärztetag, stellt die erste ausführliche Veröffentlichung dar, in der die verfaßte deutsche Ärzteschaft die in ihrem Namen und von zahlreichen ihrer Mitglieder begangenen Verbrechen dokumentiert und interpretiert, nachdem seit den siebziger Jahren, mit dem Höhepunkt des Berliner Gesundheitstages 1980, von kritischen jungen Wissenschaftlerinnen und Wissenschaftlern eine Neufassung der Geschichtsschreibung der Rassenhygiene und NS-Medizin wie der NS-Bevölkerungspolitik auf die Tagesordnung gesetzt worden war. Es werden die Leistungen jüdischer, oftmals zugleich sozialistisch gesonnener Ärztinnen und Ärzte der Weimarer Republik gewürdigt, ihre Verfolgung und ihr Exil werden in Erinnerung gerufen. An das Ende des Buchs haben die Herausgeber „statt eines Nachworts" das Vorwort von Alexander Mitscherlich und Fred Mielke zu ihrer ersten Dokumentation der Nürnberger Ärzteprozesse gesetzt. Diese Pioniere einer humanistischen Medizin in der Bundesrepublik Deutschland schrieben gegen die damals in der Ärzteschaft vorherrschende Grundüberzeugung, von einer Kollektivschuld der Ärzteschaft könne nicht entfernt die Rede sein: „Unsere Schuld zu verkleinern, kann nicht unser Anliegen sein, denn nur wenn wir die Kraft haben, sie wissend zu überleben, werden wir Achtung genießen. Erst ohne mitmenschliche Achtung wäre das Leben nicht mehr lebenswert".

Beck-Gernsheim, Elisabeth (Hg.). Welche Gesundheit wollen wir? Dilemmata des medizintechnischen Fortschritts. Frankfurt: suhrkamp, 1995 (187 Seiten)

Die Soziologin Beck-Gernsheim versammelt Expertinnen und Experten der Humangenetik, der Medizinethik, der Psychotherapie, der Intensivmedizin und der Sozialwissenschaften um sich, um zu erörtern, ob es Vermittlungswege zwischen einer euphorischen Befürwortung der modernen Technologien in der Medizin, vor allem der Gentechnologie und der von ihr immer stärker geprägten Humangenetik, und einer grundsätzlichen Ablehnung der grenzenlosen Erforschung der menschlichen Natur geben kann. Sie führt damit zugleich die traditionell getrennt voneinander existierenden Welten der Medizin und der Sozialwissenschaften aufeinander zu, die angesichts des Vorherrschens chronischer Krankheiten und der von der Hochleistungsmedizin ausgelösten ethischen Probleme zwingend aufeinander angewiesen sind. Das Autorenteam repräsentiert insbesondere in Fragen der humangenetischen Beratung eine neue Generation von Wissenschaftlerinnen und Wissenschaftlern, die den Dialog mit den Laien gezielt suchen, und dies nicht als lästige Zusatzaufgabe einer sich im übrigen als wertfrei verstehenden Forschung mißverstehen. Ausführlich wird die Frage beleuchtet, ob es eine nichtdirektive Beratung in ethisch schwierigen Fragen wie der Abschätzung von Fehlbildungsrisiken überhaupt geben kann. Es wird deutlich, daß die Wissenschaft sich den sozialen und moralischen Implikationen ihrer Ergebnisse stellen muß und diese Verantwortung nicht auf *die Gesellschaft* abschieben kann. Schließlich thematisiert die Publikation die weitreichenden Folgen für die Medizinerausbildung: Die nächste Generation der Ärzteschaft muß lernen, daß es nicht nur darum geht, für das Gesagte und Nicht-Gesagte sensibel zu sein, sondern daß auch das Verständnis des gesellschaftlichen Kontextes des eigenen Handelns unverzichtbar zum ärztlichen Beruf gehört.

Benzeval, Michaela/ Judge, Ken/ Whitehead, Margret (eds.). Tackling Inequalities in Health. An agenda for action. King's Fund: London, 1995. (165 Seiten)

Die Publikation vereint die Beiträge von sieben englischen Gesundheitswissenschaftlerinnen und -wissenschaftlern zum Thema ungleicher Gesundheitschancen. Sie steht in der großen Tradition des „Black Report" von 1980, der bereits quer zur Denkrichtung der Thatcher-Ära formuliert wurde, weil er soziale und gesundheitliche Ungleichheiten zu *dem* gesundheitspolitischen Thema schlechthin erklärte. Nun fragen die Autorinnen und Autoren danach, wo die Hebel für eine Veränderung der enormen Ungleichheit in den Gesundheitschancen angesetzt werden können.

Es wird darauf hingewiesen daß die Sterberaten der untersten Sozialschicht in allen Altersgruppen zwei- bis dreifach höher sind als die der obersten Sozialschicht und daß die Lebenserwartung zwischen oben und unten in der Gesellschaft um bis zu sieben Jahre differiert. Es zeigt sich, daß insbesondere die englische Medizinalstatistik in der Verknüpfung mit Mikrozensus - Haushaltsbefragungen dafür garantiert, daß diese statistischen Zusammenhänge inzwischen vor allem durch lange Beobachtungszeiträume auch in einem kausalen Sinne gedeutet werden können. Die gern zur Entlastung bemühte These vom sozialen Absinken chronisch Kranker erklärt die unterschiedlichen Gesundheitschancen eindeutig nicht. Für die hiesige Situation ist nicht nur die Verknüpfung der Sterbe- und Krankheitendaten mit dem Mikrozensus interessant, vielmehr leistet die englische Erhebung inzwischen auch die überfällige Berücksichtigung der spezifischen Frauenperspektive: Frauen waren bis vor kurzem nur als Anhängsel der Berufstätigkeit von Männern statistisch existent.

Die Arbeit weist nach, daß nach wie vor der Summe von äußeren Lebensbedingungen, Verfügbarkeit über ein eigenes Einkommen bzw. Angewiesensein auf Transferleistungen des Staates, Qualität der Wohnbedingungen sowie Stabilität der sozialen Netze die Schlüsselrolle für die Entwicklung von Krankheiten und deren Bewältigungsmöglichkeiten zukommt.

Es wird dargelegt, daß die Stärkung der individuellen Fähigkeiten im Umgang mit Gesundheitsrisiken von den konkreten Lebenslagen der Menschen her und ohne Zeigefinger-Pädagogik entwickelt werden muß. Am Beispiel Rauchen heißt dies: das Defizit liegt nicht in erster Linie im Bereich von Wissensdefiziten über die Schädlichkeit des Inhalierens von Tabakrauch, sondern in der fehlenden Einbindung von Aufklärungskampagnen in die Erarbeitung einer allgemeinen, für erstrebenswert gehaltenen Lebensperspektive. Was die Gesamtproblematik Rauchen anbelangt, empfiehlt das Autorenteam ein Werbeverbot, eine Anhebung der Preise für Zigaretten und zielgerichtete Beratungsprogramme. Diese könnten ohne Schwierigkeiten aus der Portokasse der Tabaksteuer finanziert werden.

Weiter wird die Einrichtung von Sozial- und Gesundheitszentren vorgeschlagen, in denen niedrigschwellige Angebote und aufsuchende Dienste verschiedener Berufsgruppen unter einem Dach vereinigt sind. Dieses Konzept berücksichtigt, daß die Sprechstundenmedizin zwei Webfehler hat. Viele Menschen begreifen sich nicht als krank oder beratungsbedürftig, obwohl sie von kompetenter Beratung profitieren würden. Und die niedergelassenen Ärzte bieten im Rahmen ihres definierten Leistungsangebots und ihrer Struktur ganz überwiegend medizinisch eingegrenzte Beratung an, welche die Lebenssituation der Patienten bzw. Ratsuchenden nicht ins Blickfeld bekommt. Schließlich beschreibt die Autorengruppe notwendige Veränderungen im makroökonomischen und kulturellen Bereich. Dies ist das problematischste Interventionsfeld, aber hier werden weit mehr als im Bereich der Medizin die Weichen für den allgemeinen Gesundheitszustand der Bevölkerung gestellt. Während England seit den siebziger Jahren parallel zur Feststellung des Auseinanderdriftens der Einkommen eine Zunahme der Ungleichheit der Gesundheitschancen verzeichnet, hat sich die durchschnittliche Lebenserwartung der Bevölkerung in Japan im gleichen Zeitraum bis heute an die erste Stelle der internationalen Skala geschoben. Auf dieses Phänomen weisen Sozialepidemiologen seit Jahren hin und erklären es überwiegend damit, daß in Japan neben einer allgemeinen Aufbruchsstimmung bei prosperierender Industrie eben auch die Spreizung der Einkommen relativ gering geblieben ist.

Kindererziehung und Bildungschancen beenden nicht zufällig diese als Politikberatung angelegte Studie. Kindergärten mit ausreichend langer Öffnungszeit und guter Qualität, Vorschulerziehungsprogramme für sozial benachteiligte Kinder und die Förderung der Fraueninteressen an Bildung und Arbeit erscheinen als strategische Hauptaufgaben einer Gesundheitspolitik, die diesen Namen verdient und sich nicht mit einem klügeren Verteilen der Mittel für das kurative Gesundheitssystem zufrieden geben will.

Bettschart, Roland/ Glaeske, Gerd, u.a. Bittere Naturmedizin. Wirkung und Bewertung der alternativen Behandlungsmethoden, Diagnoseverfahren und Arzneimittel. Köln: Kiepenheuer & Witsch, 1995 (925 Seiten)

Das Autorenteam legt einen Patientenratgeber zu alternativen Untersuchungs- und Behandlungsverfahren vor. Die Basis liefert eine umfassende Recherche bei den einschlägigen Datenbanken und wissenschaftlichen Zeitschriften einschließlich der Sparte Komplementärmedizin. Im ersten Abschnitt wird für die häufigsten Beschwerde- und Krankheitsbilder das Grundverständnis der Schulmedizin und der Komplementärmedizin gegenübergestellt, ehe die verbreitetsten alternativen Verfahren auf ihre Zweckmäßigkeit und ihre Gefahrenpotentiale hin dargestellt werden. Ausführlich werden die gängigen pflanzlichen Arzneimittel bewertet. Im zweiten Abschnitt werden dann die Behandlungsverfahren der Komplementärmedizin noch einmal gesondert systematisch vorgestellt und bewertet. Der dritte Abschnitt stellt die häufigsten komplementären Diagnoseverfahren vor.

Die Publikation versteht sich als Beitrag zur Versachlichung der in der Regel emotionalen Diskussion um Vor- und Nachteile von Schulmedizin und alternativen Verfahren, indem ausschließlich im Fundus der Forschungsergebnisse danach gesucht wird, ob es Belege für Wirksamkeit und ob es Hinweise auf Gefahrenpotentiale gibt. Es wird in der Gesamtschau deutlich, daß die komplementären Untersuchungs- und Behandlungsverfahren bezüglich ihres Stellenwertes im Feld der Heilkunde noch wesentlich gründlicher untersucht werden müssen.

Binstock, Robert H./ Post, Stephen G. (eds.). Too Old for Health Care? Controversies in Medicine, Law, Economics, and Ethics. Baltimore: The Johns Hopkins Press, 1991 (209 Seiten)

Gerontologen, Geriater, Ökonomen, Sozialwissenschaftler, Ethiker und Juristen untersuchen die Frage, ob es altersgebundene Probleme der medizinischen Versorgung gibt und kommen übereinstimmend zu dem Ergebnis, daß nicht das Alter, sondern die fachlich kompetente Indikationsstellung zur Erlangung medizinischer Dienstleistungen der Schlüssel zum Thema „alte Menschen und Krankenversorgung" ist. Es wird deutlich, daß seit den achtziger Jahren die Ärzteschaft nicht mehr *allein* über Ressourcenverteilung im Gesundheitswesen entscheidet, sondern daß die ambulante und stationäre Pflege zu einem weiteren entscheidenden Sektor geworden ist.

Von verschiedenen Seiten aus wird die Annahme beleuchtet, daß alte Menschen die Hochleistungsmedizin nicht wünschen und von ihr nicht angemessen profitieren. Dieser vereinfachenden Darstellung werden empirische Befunde entgegengehalten. Alte Menschen, die Erfahrungen mit Intensivstationen gemacht haben, begrüßen rückwirkend mehrheitlich die Intervention der Intensivmedizin. Und alte Menschen profitieren ebenso stark von der modernen Medizin wie die Jungen: vorausgesetzt, die Indikation wurde gut begründet gestellt und nahm auf die speziellen Probleme der Multimorbidität des alten Menschen Rücksicht. Lebensqualität in der Selbsteinschätzung von Patienten (z.B. unter Anwendung der künstlichen Niere) hat sich als bedeutendes Steuerungsinstrument erwiesen. Für unmöglich gehaltene Fortschritte (z.B. deutliche Abnahme von Abstoßungsreaktion von Nierentransplantaten durch neue Medikamente) kommen auch alten Menschen zugute. Es gibt, so die Gesamtbilanz, keine klaren Altersgrenzen für den Einsatz der modernen Medizin.

Die Beiträge tragen die empirischen Belege gegen die These zusammen, in der Endphase chronischer Krankheiten alter Menschen entstünden vermeidbare Kosten der Behandlung. Weder sind exakte Überlebensprognosen möglich, von denen die Intensität des Einsatzes der Medizin abhängig gemacht werden könnte, noch ist die alternativ oft wünschenswerte qualifizierte ambulante oder heimstationäre Pflege am Ende des Lebens grundsätzlich kostengünstiger als die im Blickfeld der Kritik stehende Krankenhausbehandlung. Die Bilanz medizinischer und ethischer Studien läßt die Schlußfolgerung zu, daß es keine fachliche Begründung für die Rationierung von medizinischen Dienstleistungen für alte Menschen geben kann. Dies gilt auch für die aktuelle Debatte um Patiententestamente zur Vermeidung unerwünschter medizinischer Eingriffe im Alter: es gibt keinen Hinweis dafür, daß entsprechende Festlegungen im Zustand relativer Gesundheit einen vernünftigen Einfluß auf die Anwendung der Medizin für alte und hochbetagte Menschen nehmen können.

Borgers, Dieter/ Karmaus, Wilfried. Werden wir alle vergiftet oder leben wir im saubersten Staat der Erde? In: Argument-Sonderband AS 186. Berlin Hamburg: Argument Verlag, 1989: 59 - 83

Zwei Epidemiologen tragen unter der polarisierenden Fragestellung dieses Artikels Pro- und Contra-Argumente zusammen. Borgers stellt fest, daß von einer zunehmenden Vergiftung der Bevölkerung nicht die Rede sein könne und daß bezüglich chronischer Krankheiten nicht bewiesen sei, daß - wie häufig befürchtet - das Krebsrisiko der Bevölkerung in den Ländern mit verbreiteter chemischer Industrie zunehme. Er fordert gleichwohl, daß im Sinne des Vorsorgeprinzips krebserzeugenden Substanzen und Stoffe, die zur Anreicherung im menschlichen Organismus neigen, so weit wie gesellschaftlich möglich aus der Produktion herausgenommen werden sollen. Schließlich plädiert Borgers dafür, in der Bewertung schärfer zwischen der Fährte „Auslösung von Krankheiten" und „Gefährdung der Lebensgrundlagen der Menschheit" zu unterscheiden.

Karmaus stellt dieser Einschätzung entgegen, daß die explosionsartige Zunahme industrieller Schadstoffe trotz der bisher unzureichenden Forschungsergebnisse zum Endpunkt Krankheit ein beachtenswertes Problem darstellt, da die Anpassungsfähigkeit des menschlichen Organismus möglicherweise doch deutlich überfordert werde. Insbesondere die Bioakkumulation fettlöslicher Substanzen wie der polychlorierten Biphenyle stelle eine völlig neue Herausforderung dar. Karmaus weist auf das weitere Problem hin, daß die klassischen epidemiologischen Studien für die Risikobewertung dieser Schadstoffe nur bedingt geeignet sind, nämlich nur dann, wenn es um Erkrankungen mit kurzer Latenzzeit geht, die Schadstoffrisiken früh anzeigen. Er plädiert deshalb für eine verbesserte Datenlage im Bereich Allergien, Asthma bronchiale und Veränderungen der menschlichen Fortpflanzung. Karmaus warnt vor der „Fortführung der Kloakisierung unserer Umwelt", weil eines Tages unbezahlbare Reparaturkosten für Umwelt und Gesundheit entstünden.

Der Disput zeigt, daß es deutliche Einschätzungsunterschiede bezüglich einer befürchteten Zunahme von *Erkrankungen* durch die modernen Schadstoffe gibt. Die Forderung nach einer Forcierung des *Vorsorgeprinzips* im gesundheitlichen Umweltschutz vereint gleichwohl die beiden Autoren.

Buckman, Robert/ Sabbagh, Karl. Magic or Medicine. An Investigation of Healing and Healers. Toronto: Key Porter Books Ltd., 1993 (261 Seiten)

Der Krebsspezialist Buckman von der Universität Toronto und der Wissenschaftsjournalist Sabbagh untersuchen die Qualität der Beziehung zwischen konventionellen und alternativen Heilern. Sie kommen an Hand von Studien zur Wirksamkeit verschiedenster diagnostischer und therapeutischer Verfahren zu dem Ergebnis, daß Patienten nicht allein rationale Erklärungen für ihre Beschwerden und deren Behandlungschancen erwarten, sondern vor allem auch Offenheit für ihre eigenen Erklärungsmuster und emotionale Zuwendung. Ausgehend von der Analyse, daß die Schulmedizin längst nicht alle Beschwerden erklären und längst nicht alle diagnostizierbaren Krankheiten heilen kann, werden Inanspruchnahme und Reichweite alternativer Heilverfahren untersucht. Dabei wird als Erklärung für das wachsende Interesse an unkonventionellen Heilverfahren ganz wesentlich deren größere Patientenorientierung ins Feld geführt, während die Schulmedizin häufig krankheitenorientiert bleibt. Gleichzeitig wird das bis heute dünne wissenschaftliche Fundament der allermeisten alternativen Heilverfahren dargelegt. Hieraus werden zunächst zwei Schlußfolgerungen gezogen. Die unkonventionellen Heilverfahren sollten sich vermehrt für wissenschaftliche Studien öffnen, und dabei ist der Rolle des Plazeboeffekts als wesentlichem Behandlungsprinzip mehr Aufmerksamkeit zu schenken als bisher. Die Medizinerausbildung muß umgekehrt wieder mehr Wert legen auf die Befähigung zum Kommunizieren über Krankheit und Krankheitsfolgen. Schließlich plädieren die Autoren für ein Mit- und Nebeneinander von Schulmedizin und alternativen Verfahren, soweit beide Richtungen sich auf die Notwendigkeit der Qualitätssicherung ihres Handelns einigen können. Dann, so der Ausklang des Buchs, sei auch souveräner zu akzeptieren, daß die Medizin es immer auch mit magischen Wünschen und Vorstellungen ihrer Patientinnen und Patienten zu tun haben werde.

Clancy, Carolyn M./ Franks, Peter/ Nutting, Paul A. Gatekeeping Revisited - Protecting Patients From Overtreatment. The New England Journal of Medicine 1992; 327: 424-429

Die Autorin und die Autoren aus dem amerikanischen Public Health Forschungsbereich beleuchten die Rolle der niedergelassenen Ärzte für die Allgemeinmedizin im Problemfeld zwischen Über- und Unterversorgung Ratsuchender und Kranker. Sie favorisieren unter den verschiedenen Zugangswegen zum Gesundheitswesen die Variante der Weichenstellung durch nichtspezialisierte Allgemeinmediziner. Sie weisen insbesondere darauf hin, daß Fachärzte bei sogenannter freier Arztwahl immer in unnötig hohem Umfang mit den häufig vorkommenden, eher unkomplizierten medizinischen Problemen beschäftigt sind, für die sie nicht ausgebildet sind. Hierdurch und durch die Verführungen der hochtechnisierten Diagnostik schleichen sich dann sekundär auch bei den Patienten problematische Erwartungshaltungen ein, die immer in Richtung umfassender, aber nicht problemorientierter technischer Untersuchungen gehen.

Beleuchtet wird dann das Problem der Erzeugung bedeutsamer organischer wie aber auch psychologischer Nebenwirkungen durch eine unnötig intensive und spezialisierte Medizin. Verdachtsdiagnosen erzeugen Unsicherheiten, Spezialuntersuchungen führen leicht zu Krankenhauseinweisungen, insgesamt bringt eine zu intensive ambulante Medizin die Gefahr der Überdiagnostik, Übertherapie und ärztlich ausgelöster Gesundheitsschäden mit sich. Dabei riskieren möglicherweise die wohlhabenderen Schichten, die freien Zugang zu allen Spezialisten haben, ein höheres Maß an problematischen Nebenwirkungen.

Vorausgesetzt, daß die Basisärzte qualifiziert ausgebildet sind, spricht nach den vorgestellten empirischen Untersuchungen nichts dafür, daß diese etwa dringend nötige Überweisungen zu Spezialisten verzögern oder verhindern. Die Arbeit plädiert für eine Erweiterung der erforderlichen Aus- und Weiterbildung von Ärztinnen und Ärzten um ein Grundverständnis in klinischer Epidemiologie, um Befähigungen in kommunikativer Kompetenz und um die Reflexion der ethischen Dimensionen der Medizin.

Deppe, Hans-Ulrich. Krankheit ist ohne Politik nicht heilbar. Zur Kritik der Gesundheitspolitik. Frankfurt: suhrkamp, 1987 (266 Seiten)

Die Publikation des Frankfurter Medizinsoziologen und Sozialmediziners Deppe ruft die Renaissance sozialwissenschaftlich und gesellschaftspolitisch verorteter Medizin- und Gesundheitstheorie in der Bundesrepublik seit den siebziger Jahren in Erinnerung. Deppe setzt bei der Geschichte der neueren deutschen Gesundheitspolitik seit der Bismarckschen Sozialgesetzgebung an und schlägt den Bogen bis zu den heutigen Bemühungen, ein nicht an Partikularinteressen orientiertes System der sozialen und gesundheitlichen Sicherung zu errichten. In mehreren Kapiteln wird die Geschichte der jüngsten Gesundheitsbewegung im Gefolge der Studentenbewegung festgehalten und interpretiert. Die Darstellung endet mit der Herstellung des Zusammenhanges von Gesundheitssicherung und Arbeitsmarkt- wie Friedenspolitik. In Weiterführung der Virchowschen Formulierung, daß Medizin eine soziale Wissenschaft und Politik nichts weiter als Medizin im Großen sei, bettet Deppe seine Analysen in die Sentenz ein: Krankheit ist ohne Politik nicht heilbar. Die Veröffentlichung plädiert dafür, den Blick über den Horizont des Krankenversorgungssystems hinaus wieder stärker auf die gesellschaftlichen Ursachen von Krankheit und Gesundheit zu richten.

Domenighetti, Gianfranco, et al. Effect of information campaign by the mass media on hysterectomy rates. The Lancet 1989; II: 1470 - 1473

Im Schweizer Kanton Ticino ging eine interdisziplinäre Arbeitsgruppe der Frage nach, inwieweit sich die Häufigkeit der Hysterektomie, die überwiegend als chirurgischer Wahleingriff gesehen werden kann, durch eine bessere Information der Öffentlichkeit beeinflussen ließ. Über die Massenmedien wurde darüber informiert, daß es in vergleichbaren Ländern deutliche Unterschiede in der Häufigkeit dieses Eingriffs gibt und daß Frauen, denen zur Hysterektomie geraten wurde, eine zweite Meinung einholen sollen. Über einen kürzeren Zeitraum organisierte ein Radiosender eine Life-Sendung zu dem Thema, bei der Hörerinnen Expertenmeinungen abfragen konnten. Durch diese und einige andere Medienaktionen nahm die jährliche Rate von Hysterektomien zwischen 1983 und 1985 um knapp 26 Prozent ab. Die Forscher stellen ihre Ergebnisse in einen Zusammenhang mit anderen Analysen, welche die häufig zu beobachtenden regionalen Unterschiede in der Häufigkeit zahlreicher chirurgischer Eingriffe auf nichtmedizinische Ursachen wie Arzt- und Krankenhausbettendichte, Versicherungsstatus, Fehlen oder Praktizieren von Qualitätssicherung in der Chirurgie und eben das Ausmaß des Informationsgrades der Patientinnen und Patienten zurückführen. Die Autoren ziehen die Schlußfolgerung, daß moderne Gesellschaften mehr Information und Konsensbildung zu derart zentralen medizinischen Themen benötigen.

Evans, Richard J. Death in Hamburg. Society and Politics in the Cholera Years. Oxford: Clarendon Press, 1987 (676 Seiten)

Der englische Historiker Evans legt eine sozialgeschichtliche und sozialepidemiologische Studie der letzten großen Choleraepidemie in Hamburg von 1892 vor. Evans wertet die Medizinal- und Seuchenstatistik in den Archiven Hamburgs aus und wartet mit einer hochmodern anmutenden Analyse der Ursachen und der regionalen Verteilung der Cholerafälle auf. Er belegt präzise, daß das Auftreten und die Überlebenschancen der Cholera in hohem Maße an die Zugehörigkeit zu verschiedenen sozialen Schichten gekoppelt war und daß die Cholera letztlich „nur" ein in der öffentlichen und politischen Debatte hochgesetztes Beispiel für den Zusammenhang zwischen sozialer Lage und Sterblichkeit war. Andere Infektionskrankheiten verursachten wesentlich höhere Todesraten, die Cholera aber wurde zum Schreckenssymbol und zum Ausgangspunkt einer großen Hygienebewegung. In der Arbeit wird erneut deutlich, daß es nicht die Errungenschaften der Medizin und Bakteriologie waren, welche die Seuchenzüge stoppen konnten, sondern im Falle der Cholera die überfällige Einführung einer zentralen Trinkwasseraufbereitung und eines Abwasserkanalsystems. Deutlich wird weiter, daß Hamburg auf Grund politischer Kämpfe zwischen verschiedenen Fraktionen der Honoratioren später, als es möglich gewesen wäre, diesen epochalen Fortschritt in der öffentlichen Hygiene einführte, und daß versäumt wurde, die Bevölkerung so früh wie möglich zu warnen, das verseuchte Wasser zu trinken. Die Untersuchung zeigt schließlich auf, daß die möglichen Lektionen aus der Geschichte des Gesundheitswesens nur zögerlich gezogen worden sind, und daß es in

Deutschland nach wie vor an einer Verbreitung dieses gesicherten Wissens in Forschung und Lehre hapert.

Fries, James F., et al. Reducing health care costs by reducing the need and demand for medical services. The New England Journal of Medicine 1993; 329: 321-325

Die Autoren berichten über die Initiative des nordamerikanischen „Health Project", auf eine Verminderung der Inanspruchnahme medizinischer Dienstleistungen hinzuwirken. Die Ausgangshypothese ist, daß eine Vielzahl von heute üblichen medizinischen Maßnahmen keine Verbesserung der Lebenserwartung und Lebensqualität bewirkt, daß eine Umsteuerung in Richtung Prävention und Gesundheitsförderung erforderlich ist und die Stärkung des Selbstbewußtseins und Informationsgrades der *Konsumenten* des Gesundheitssystems letztlich zu einer Senkung der expandierenden Kosten führen kann. Hierzu haben sich auf freiwilliger Basis Repräsentanten von Regierungen, Industrie, Gesundheitsbehörden und Wissenschaftler zusammengeschlossen. Eine Schlüsselrolle nimmt dabei die Gesundheitsförderung in Betrieben und öffentlichen Einrichtungen ein. Die Autoren weisen abschließend darauf hin, daß sozial benachteiligte Bevölkerungsgruppen bislang von derartigen öffentlichen Kampagnen nicht angemessen erreicht werden, daß aber die eingesparten Kosten in entsprechende kompensatorische Programme für Arme und nicht- bzw. unterversicherte Gruppen investiert werden könnten.

Glaser, Barney G./ Strauss, Anselm L. Betreuung von Sterbenden. Eine Orientierung für Ärzte, Pflegepersonal, Seelsorger und Angehörige. Göttingen: Vandenhoeck & Ruprecht, 1995 (2., überarb. Aufl., 255 Seiten)

Diese empirische soziologische Untersuchung kann als Klassiker der wissenschaftlichen Auseinandersetzung mit dem Problem des Sterbens im Krankenhaus bezeichnet werden. Die Autoren stützen ihre Darstellung, die in den USA unter dem Titel „Awareness of dying" im Jahre 1965 veröffentlicht wurde, auf langjährige teilnehmende Beobachtung am Alltag des Stationsablaufs verschiedener Krankenhaustypen sowie auf Interviews mit pflegerischem und medizinischem Personal. Es wird herausgearbeitet, wie in Abhängigkeit von dem Anspruchsniveau der Krankenhäuser und der sozialen Schicht der Patientinnen und Patienten Rituale des Umgangs mit der Unausweichlichkeit des Todes eingeübt und praktiziert werden. Ärztliches und pflegerisches Handeln werden dabei in ihrer Eigenständigkeit ebenso deutlich wie in ihrem wechselseitigen, freilich von dem Heilungsdrang der Medizin dominierten Abhängigkeitsverhältnis. Die Studie zeigt in bis heute aktueller Weise, welch unterschiedliche Wege innerhalb der Krankenhäuser gegangen werden, um mit der Gewißheit der Endlichkeit des Lebens umgehen zu können, im Interesse der seelischen Stabilität des Personals wie des *wohlverstandenen* Interesses der Patienten, die in der Regel nicht direkt auf ihre Ängste und Hoffnungen angesprochen werden. Die großen Herausforderungen im Umgang mit dem Sterben im Hochleistungsapparat Krankenhaus sind bis heute dieselben geblieben. Und die Antworten sind heute ähnlich hilflos wie Mitte der sechziger Jahre: ein Grund mehr, auf die praxisverbundene Forschungsmethode von Glaser und Strauss und ihre aufrüttelnden Untersuchungsergebnisse hinzuweisen.

Göbel, Eberhard/ Remstedt, Sven (Hg.). Medizinische Reformstudiengänge. Beispiele aus Deutschland, Kanada, den Niederlanden, Schweiz, Schweden und den USA. Frankfurt/Main: Mabuse-Verlag GmbH, 1993 (204 Seiten)

Vorgestellt werden neuere Modelle der Reform der Ärzteausbildung aus Berlin, Herdecke, Hamilton, Maastricht, Linköping, Bern, Boston und Albuquerque. Die Autorinnen und Autoren berichten auf Grund eigenen Engagements zum Thema und längerer Aufenthalte am jeweiligen Ausbildungsort. Es wird deutlich, daß seit Mitte der 80er Jahre allenthalben ein neuer Innovationsschub durch die Medizinerausbildung gegangen ist, der inzwischen respektable Ergebnisse vorzuweisen hat, ohne freilich in der Breite der Studienorte angemessene Berücksichtigung gefunden zu haben.

So unterschiedlich im einzelnen die Curricula auch sind, so einig sind sich die Reformer darin, daß neben die reine Wissensvermittlung die kritische Auswahl der Lerninhalte und die Befähigung zu selbständigem Lernen, zu multiprofessioneller Zusammenarbeit und zur

Selbstreflexion treten müssen. Damit werden vielfältige Fragen angesprochen: Welchem Ziel soll die Ausbildung überhaupt dienen, wie hat sich das Verhältnis von Spezialisierung zur primärärztlichen Versorgung einzupendeln, wie wird problemorientiertes Lernen zur Routine, und nicht zuletzt, welche Ansprüche sind an die Ausbilder zu stellen?

Die synoptische Darstellung von Lernzielen und Lernmethoden läßt schonungslos erkennen, wie weit die heutige Medizinerausbildung in Deutschland von einer Patienten- und Gesundheitsorientierung entfernt ist; sie ermutigt aber gleichzeitig, da neben manchem Wunschbild überwiegend realisierbare Wege vorgestellt werden, welche von den Bedürfnissen der Patienten her definiert werden. Derartige Reformstudiengänge lassen sich dort etablieren, wo innerhalb der Universitäten Lehre nicht als lästiges Anhängsel von Forschung begriffen und der Verbund mit dem gesundheitlichen Basissystem gesucht wird.

Grawe, Klaus/ Donati, Ruth/ Bernauer, Friederike. Psychotherapie im Wandel. Von der Konfession zur Profession. Göttingen: Hogrefe, 1995 (2.Aufl., 885 Seiten)

Die Autorinnen und der Autor, Psychologinnen und Psychologe an der Universität Bern, unternehmen den Versuch, ausgehend von der Evaluation aller gängigen psychotherapeutischen Verfahren einen Ausblick auf die Gestalt zukunftsträchtiger Psychotherapie zu geben. Eine Fülle vergleichender Studien zur Wirksamkeit und Indikation unterschiedlicher psychotherapeutischer Verfahren wird im Sinne der heute etablierten Psychotherapieforschung kritisch gesichtet. Dabei wird die These vertreten, daß psychotherapeutische Schulen, die sich dieser wissenschaftlichen Evaluationstechnik nicht stellen, nicht länger für sich beanspruchen können, professionell zu handeln. Ausgehend von der nach wie vor weit verbreiteten Meinung, Psychotherapie könne grundsätzlich keine Therapieerfolge aufweisen, wird dargelegt, wie unterentwickelt ganz im Gegenteil der Einsatz bewährter psychotherapeutischer Verfahren in der Behandlung von Neurosen, Psychosen, Süchten und Psychosomatosen ist und welch enormer Gewinn an Lebensqualität bei besserem Einsatz gezielter Psychotherapie verzeichnet werden könnte. Gleichzeitig wird hart kritisiert, daß viele Therapeuten bis heute nur mit einem einzigen Verfahren vertraut sind und dieses entgegen aller Forschungsergebnisse bei allen psychischen Störungen anwenden. Hier wird dann auch eine so bewährte psychotherapeutische Schule wie die Psychoanalyse kritisch beleuchtet. Die Forderung lautet: nur der Nachweis der Wirksamkeit von Psychotherapie im Sinne von Symptombeseitigung und Verbesserung der allgemeinen Lebensqualität darf richtungsweisend sein, nicht aber der Glaube an die eigene Kunst. Vernichtend fällt die fachliche Bewertung vieler der modernen Psychotechniken aus, die nicht einmal auf den Gedanken kommen, ihre Sinnhaftigkeit wissenschaftlich untersuchen zu lassen. Die Autorinnen und der Autor beenden ihre Studie mit der Prophezeiung, daß auch traditionelle psychotherapeutische Schulen keine Überlebenschance haben, soweit sie nach wie vor vom Bekenntnischarakter gekennzeichnet sind, anstatt sich professionell, und das heißt unorthodox und wissenschaftsorientiert zu verstehen. Die Publikation plädiert für eine neue Philosophie von problemorientierter Psychotherapie.

Herzlich, Claudine/ Pierret, Janine. Kranke gestern, Kranke heute. Die Gesellschaft und das Leiden. München: Beck, 1991 (320 Seiten)

Die Autorinnen, Sozialwissenschaftlerinnen am Pariser Centre de Recherche Médicine Maladie et Sciences Sociales, verbinden das Studium der Sozialgeschichte bedeutsamer Volkskrankheiten seit dem Mittelalter bis in die Gegenwart mit der Auswertung von etwa 300 selbst durchgeführten Interviews von Kranken über deren Verständnis von Krankheitsentstehung und -bewältigung. Dabei wird deutlich, daß Krankheit im Verständnis der Bevölkerung immer auch eine Metapher, ein Gleichnis für erlebtes und erlittenes Schicksal und bis heute - unbeschadet der Entwicklungen der Medizin - Produkt der individuellen wie der gesellschaftlichen Auseinandersetzung mit Ängsten und Hoffnungen gewesen ist.

Die Autorinnen zeichnen den Wandel des Krankheitsverständnisses über die Jahrhunderte hinweg nach. Wurde Krankheit in den Zeichen der hinraffenden Seuchen wie Pest und Typhus eher als gemeines Schicksal empfunden, dem die Menschen hilflos ausgesetzt waren, so tauchte im Bereich der Infektionskrankheiten mit der Tuberkulose erstmals das Individuum stärker in der Betrachtung auf, sei es als Mitglied der Unterschicht, dem die Schuld an der Verbreitung der Seuche zugeschrieben wurde, sei es als literarisch beliebtes Mitglied der gehobenen Mittel- und Oberschicht, dem in den Sanatorien einen prominenten Ort der Reflexion ihrer Krankheit zugewiesen wurde.

Die schrittweise Einführung des Sozialversicherungssystems entwickelte die Dimension des Anspruchs auf medizinische Leistungen und konsekutiv die Möglichkeit des Ausweichens vor als überlastend empfundenen Anstrengungen der Arbeitswelt durch Krankschreibung. Aus dem Kranken als Armen und Bittsteller wurde der Bürger mit verbrieften Gesundheitsrechten.

Die moderne Zeit führte dann mit der Entdeckung der Zivilisationskrankheiten zur Beschäftigung mit langdauernden Leidens- und Heilungsprozessen. Hierdurch wurde die intensive Auseinandersetzung mit krankmachenden Faktoren, mit den Chancen optimaler Krankenbetreuung, aber auch mit Leiden, Sterben und Tod ermöglicht. Die Entwicklung mündete seit den achtziger Jahren in eine verstärkte Hinwendung zu alternativen Heilverfahren im Sinne einer kritischen Betrachtung der bis dato unangefochtenen ärztlichen Experten.

Die Untersuchung schließt mit Betrachtungen über das Problem der Pflicht zur Gesundheit im Kontext der Philosophie der Gesundheitsförderung und einer Überbetonung von Gesundheit als höchstem Gut der Menschheit.

Huerkamp, Claudia. Der Aufstieg der Ärzte im 19. Jahrhundert. Vom gelehrten Stand zum professionellen Experten: Das Beispiel Preußen. Göttingen: Vandenhoeck & Ruprecht, 1985 (409 Seiten)

Die Historikerin Huerkamp entwickelt ein Verständnis der Entwicklung des Arztberufs in Deutschland. Es wird deutlich, daß von einem Ärztestand im heutigen Sinne erst seit Anfang des 19. Jahrhunderts gesprochen werden kann und daß Ärzte zuvor neben anderen Heilkundigen und Laienhelfern eine eher untergeordnete Rolle spielten. Dies galt vor allem für die große Mehrheit des Volkes, aber auf anderer Weise auch für die wohlhabenderen Oberschichten, welche sich ihre Ärzte hielten, von ihnen aber wenig substantiell profitierten. Huerkamp fächert die Bedingungen auf, unter denen sich die Ärzteschaft als einflußreiche, akademisch ausgebildete Berufsgruppe ihren privilegierten Platz erst sichern konnte. Sie nennt vorrangig die naturwissenschaftlichen Erkenntnisfortschritte, welche zunächst im Bereich der Diagnostik, weniger der Therapie zu einem nicht einzuholenden Vorsprung gegenüber anderen Heilberufen führte. Gekoppelt hieran, wenn auch in erster Linie sozialen Befriedungsabsichten entsprungen, machte sich dann die Einrichtung einer gesetzlichen Krankenversicherung für den Professionalisierungsprozeß der Ärzteschaft massiv bemerkbar. Fortan hatten immer größere Teile der Bevölkerung einen Rechtsanspruch auf ärztliche Behandlung und kamen immer selbstverständlicher in Kontakt mit Ärzten, die früher unbezahlbar und unerreichbar waren. Huerkamp erläutert durch ihre sozialgeschichtliche Studie zugleich die Dialektik von Standesinteressen und Akzeptanz ärztlicher Dienstleistungen in der breiten Bevölkerung. Bis zum Ende des Kaiserreichs hatte es der Ärztestand geschafft, das Monopol in der medizinischen Behandlung ideologisch und ökonomisch zu erringen. Die Bevölkerung, hier vor allem auch die sogenannten einfachen Leute, erlebten diesen Berufsstand zunehmend als tatsächlich hilfreich, gingen in ihrer Wahrnehmung der Ärzteschaft aber gleichzeitig hierüber hinaus: Ärzte waren als selbstverständliche Begleiter in den Krisen des Lebens angesehen. Auf diesem Fundament konnten die Ärzte nunmehr ihren sozialen und politischen Einfluß auch jenseits ihrer nachweisbaren beruflichen Befähigungen ausbauen.

Jütte, Robert. Geschichte der Alternativen Medizin. Von der Volksmedizin zu den unkonventionellen Therapien von heute. München: Beck, 1996 (341 Seiten)

Der Stuttgarter Medizinhistoriker Jütte analysiert mit seiner Studie die Entwicklung „alternativer", „ganzheitlicher" bzw. „unkonventioneller" Heilverfahren. Er unterscheidet dabei zwischen Quacksalberei, Schulmedizin und unkonventionelle Heilverfahren und legt mit vielfachen Querbezügen zur Gegenwart nahe, daß die Konstanz dieser drei Muster von Heilen offenbar darauf hindeutet, daß die moderne Medizin elementare Sinnfragen bestimmter Gruppen von Kranken nicht beantwortet. Ein Grund für diese Sinnsuche liegt im tiefverwurzelten Kausalitätsbedürfnis der Menschen und der damit einhergehenden Hoffnung auf einfache Erklärungsmuster für individuelles Leiden. Diese liefern Homöopathie, Anthroposophie und Ayur-Veda, um drei der ausführlich besprochenen Verfahren zu nennen, mit ihren z.T. metaphysischen Erklärungen wohl manchen Patientinnen und Patienten in der gewünschten Art und Weise.

Jütte schildert, daß viele der sog. Außenseiterverfahren eng mit dem biographischen Hintergrund ihrer „Väter" verknüpft sind, daß mit anderen Worten individuelle Erfahrungen auf ein ganzes Lehrgebäude ausgeweitet wurden. Es wird gleichzeitig deutlich, daß die Ärzteschaft zu keinem Zeitpunkt in geschlossener Gegnerschaft zu den alternativen Verfahren stand, sondern diese zum Teil duldete, zum Teil zu ihrer eigenen Sache zu machen bemüht war.

Der Autor zeigt weiter, daß zahlreiche der alternativen Heiler der NS-Ideologie keineswegs kritischer gegenüberstanden als die Schulmediziner. „Natürlichkeit" wurde spätestens in diesem historischen Kontext zu einer mehr als ambivalenten Kategorie. Jüttes Buch belegt, daß es verkürzt wäre, die heutige alternative Heilkunde ausschließlich als Modeströmung zu begreifen. Die Schulmedizin müßte, dies legt Jüttes Analyse nahe, das Thema der unkonventionellen Verfahren als wichtigen Bestandteil der Kommunikation mit den Patientinnen und Patienten begreifen.

Kaupen-Haas, Heidrun (Hg.). Der Griff nach der Bevökerung. Aktualität und Kontinuität nazistischer Bevölkerungspolitik. Nördlingen: Greno, 1986 (179 Seiten)

Die von der Hamburger Medizinsoziologin Kaupen-Haas herausgegebene Veröffentlichung bilanziert die neueren Forschungsergebnisse zur Entwicklung der nationalsozialistischen Bevölkerungspolitik seit den frühen achtziger Jahren. Es wird gezeigt, daß die sozialdarwinistische Rassenpolitik und -medizin der Nazis nahtlos an Vorläufer aus dem Kaiserreich und der Weimarer Republik anknüpfen konnte. Fast eine gesamte Generation namhafter Wissenschaftler in der Biologie und Medizin verschrieb sich der Idee der Verschlechterung der menschlichen Rasse durch die kontraselektive Funktion des Wohlfahrtsstaates. Auch aus dem Ausland gab es Beifall für die menschenverachtende Logik, man müsse die „Erbkranken" durch Zwangssterilisation an der Fortpflanzung hindern oder sie in Asylen unterbringen. Die NS-Ideologie führte konsequent zu der Überlegung, die Fortpflanzung nicht mehr der „zufällig" stattfindenden Sexualität zu überlassen, sondern den neuen Menschen systematisch in Laboratorien zu planen. Die einzelnen Arbeiten des Buches zeigen, wie dieses Gedankengut in verschiedenen Ländern und zu verschiedenen Zeiten bis heute wirksam wurde bzw. blieb und wie die Politik sich ebenfalls in unterschiedlichsten historischen Zusammenhängen darum bemühte, den „Volkskörper" zum Gegenstand einer Art Globalmedizin zu erklären. Wissenschaft und Politik sind offenbar insbesondere in Zeiten ökonomischer Krisen chronisch gefährdet, so das entscheidende Ergebnis der hier vorgestellten Forschungen, Armut und soziales Elend, Behinderung und kostenverursachende chronische Krankheiten *wegtherapieren* zu wollen. Sie laufen dann einer Utopie einer gesunden Gesellschaft hinterher, in der im Kontrast zu einer vernünftigen gesundheitlichen Prävention letztlich die Beseitigung der Kranken und Behinderten, der Unbequemen und „Asozialen" auf die Tagesordnung gesetzt wird.

Kühn, Hagen. Healthismus. Eine Analyse der Präventionspolitik und Gesundheitsförderung in den U.S.A. Berlin: Ed. Sigma, 1993 (448 Seiten)

Der Sozialwissenschaftler Kühn, Mitarbeiter am Wissenschaftszentrum für Sozialforschung in Berlin legt eine Untersuchung der Entstehung und Reichweite der Health-Promotion-Bewegung in den USA vor. Bereits in den siebziger Jahren entwickelte sich vor allem im Bereich der wohlhabenderen Mittelschichten der Großstädte ein neues Verständnis von Gesundheit. Die Aufmerksamkeit wurde auf die vermeintlichen Risikofaktoren der sogenannten Zivilisationskrankheiten gelenkt. Über intensive Öffentlichkeitskampagnen in Schulen, in den Wohnquartieren und nicht zuletzt am Arbeitsplatz wurde in einer modernen Variante der Gesundheitserziehung an die einzelne Bürgerin, an den einzelnen Bürger appelliert, das individuelle Verhalten zu ändern. Nicht rauchen, Alkohol meiden, Joggen oder andere Formen regelmäßiger Bewegung, gesünderes Essen vor allem mit Beachtung des eigenen Cholesterinwertes und des Gewichtes, Einüben verantwortungsbewußten Sexualverhaltens, Tragen von Sicherheitsgurten und Schutzhelmen, Einüben von Entspannungstechniken zur Streßbekämpfung und - last not least - regelmäßige Arztbesuche mit diagnostischem Screening: dies sind die Botschaften, die in immer neuer Weise auf die Bevölkerung einprasseln. Kühn stellt die wesentlichen Probleme dieser neuen Betrachtung von Gesundheit heraus und übernimmt zu ihrer Charakterisierung den amerikanischen Begriff Healthism: gemeint ist das ewige Kreisen um die eigene Gesundheit und die Suche nach einer risikomindernden Lebensweise. Dabei wird fast immer von den realen Lebensumständen abstrahiert und in geradezu mechanistischer Weise der einzelne Mensch als autonomes Wesen gedacht, das sich nur genügend anstrengen muß, um die Haupttodesursachen der Neuzeit auszubooten. Tragischerweise ist der verkürzte Gesundheitsförderungs-Ansatz fast immer mit der Ausweitung medizinischer Angebote, vor allem ungezielter Screening-Untersuchungen verbunden. Er führt somit zum Teil gegen den erklärten Willen der Protagonisten nicht zu größerer Selbständigkeit, sondern zu neuer Expertengläubigkeit.

In den USA wurden gleichzeitig mit dem Aufkommen dieses neuen Verständnisses von Gesundheit die gesetzlichen Grundlagen für den Gesundheitsschutz am Arbeitsplatz aufgeweicht. Kühn stellt beides in den Zusammenhang des konservativen Umbaus der Gesellschaft. Teil der Politik der Reagan-Ära war die massive staatliche Förderung des Exportes amerikanischer Tabakwaren in die Dritte Welt, scheinbar völlig beziehungslos zu dem intensivierten Feldzug gegen die Raucher im eigenen Land.

Kühn belegt, daß die Schere zwischen den gesundheitlichen Chancen der unteren und der oberen sozialen Schichten in den USA zeitgleich mit der Health-Promotion-Kampagne weiter auseinandergegangen ist. Hier wiederholt sich eines der Grundprobleme für die Entwicklung eines auf Gleichheitschancen setzenden Gesellschafts- und Gesundheitssystems: die schlecht ausgebildeten und wenig verdienenden Bevölkerungsgruppen kumulieren schlechte Gesundheitsrisiken und müssen ungleich größere Hürden überwinden, gesundheitsbewußter leben zu können. Das Buch gibt eine Fülle neuerer sozialepidemiologischer Literatur wieder, die Kühn dahingehend deutet, daß nach wie vor die Verbesserung der Ausbildungs- und Einkommensverhältnisse der benachteiligten Kreise der entscheidende Hebel zum Schließen der Schere ist. Diese Betrachtung stellt die ursprüngliche Bedeutung der Health - Promotion - Philosophie der Weltgesundheitsorganisation wieder her, die in der Ottawa-Charta niedergelegt worden ist: so wichtig die Medizin für die Menschen bei vielen Krankheiten auch ist, so wenig wird die Medizin wirksame Wege zur Prävention und Gesundheitsförderung aufzeigen. Wirkliche Fortschritte zur Förderung individueller und kollektiver Gesundheitschancen stellen sich vor allem als permanenter sozialer Prozeß dar.

Labisch, Alfons. Homo hygienicus. Gesundheit und Medizin in der Neuzeit. Frankfurt/Main: Campus, 1992 (340 Seiten)

Der Düsseldorfer Medizinhistoriker und Soziologe Labisch bettet seine Geschichte der modernen Medizin in eine sozialhistorisch und philosophisch fundierte Analyse des Zusammenhangs von naturwissenschaftlichen Theorien, Interessen der Ärzteschaft und Einflüssen politischer Ideologien auf den Ebenen des Zentralstaates wie der Städte und Kommunen ein. Er arbeitet heraus, daß sich Begriff und Ansatz von öffentlicher Gesundheit mindestens drei Interessenlagen verdanken: der Seuchenabwehr zur Wahrung der örtlichen ökonomischen Interessen, dem Bedürfnis nach Kontrolle gesellschaftlicher Randgruppen und dem staatlichen Bedürfnis nach einem Überblick über die hauptsächlichen gesundheitlichen Probleme der verwalteten Bevölkerung.

Labisch beschreibt variantenreich für die verschiedenen historischen Epochen seit dem Aufkommen der modernen gesundheitlichen Leitfragen die beiden Seiten von Gesundheitsaufklärung. Wird einerseits der Erkenntniszuwachs der Naturwissenschaften und der Medizin dazu genutzt, die gesundheitliche Lage der Bevölkerung zu verbessern, so entwickelt die wissenschaftliche Gesundheitssicht zugleich eine neue Moral, die Anpassungsopfer verlangt. Deren wichtigste sind Ordnung, Sauberkeit, Sittlichkeit.

Im Zentrum der Analyse steht die Beschreibung des Idealtypus „Homo Hygienicus". Um die Fortschritte der Bakteriologie rankt sich ein Menschen- und Gesellschaftsbild, welches medizinischen Doktrinen zu einer hohen Akzeptanz in allen Bevölkerungsschichten verholfen hat, nicht zuletzt in den Arbeiterschichten, deren Vorhut sich durch die Aneignung von Wissen medizinischer und technischer Art auch gesellschaftliche Anerkennung und Fortschritt versprach.

Labisch beschreibt ferner die beiden Varianten staatsmedizinischer und kommunalärztlicher Bewegung im Zuge der Industrialisierung Deutschlands. Er erinnert daran, wie in Zusammenarbeit von Ärzten, Ingenieuren, Politikern und interessierter Öffentlichkeit zu Beginn des 20. Jahrhunderts ein Gegenpol zur medizinzentrierten Gesundheitspolitik gesetzt werden konnte. Und er beschreibt, wie angesichts der sozialökonomischen Krise der späten Weimarer Republik der Sozialdarwinismus das Vakuum füllen konnte, das von dem eindimensionalen Ansatz des bakteriologischen Weltbildes vorbereitet worden war. Nun konnte mit breitem Konsens - bewußt die Sprache der Mikrobiologie benutzend - die „Reinigung des Volkskörpers von zersetzenden Elementen und Parasiten" gepredigt werden.

Labisch endet mit einem Blick auf die heutige Gesundheitsbewegung der engagierten Mittelschichten und weist auf die Gefahr hin, daß erneut die unreflektierte Herausstellung von Gesundheitsthemen die Gefahr der sozialen Disziplinierung in sich birgt.

Lenzen, Dieter. Krankheit als Erfindung. Medizinische Eingriffe in die Kultur. Frankfurt a.M.: Fischer, 1991 (205 Seiten)

Der Berliner Philosoph Lenzen bettet seine Kritik der Medizin in die These ein, daß die Medizin in der jüngsten Neuzeit ganz maßgeblich eine Priesterfunktion übernommen hat. Die Medizin gibt vor, den Menschen an den Wendepunkten des Lebens die wichtigen Hilfestellungen zu geben, nachdem die über Jahrtausende gewachsenen religiösen Riten der Aufnahme junger Menschen in die soziale Gemeinschaft und des gemeinsamen Durchlebens des Erwachsenendaseins bis zum Tod unwirksam geworden sind. Er entwickelt, daß ohne Kenntnis dieses anthropologischen Bezugsrahmens die Kritik der allmächtigen Medizin stumpf bleiben muß, weil sie nur die Ärzte als Handelnde in den Mittelpunkt der Analyse stellt, nicht aber zugleich die Rollenzuweisung an die Medizin in einer Gesellschaft sieht, in der die Menschen überwiegend verlernt haben, das Sterben und den Tod als normalen Bestandteil menschlicher Existenz zu akzeptieren.

So analysiert Lenzen die Entwicklung der Perinatalmedizin und der künstlichen Befruchtungstechniken als Ausdruck weitgehender Verdrängung der Endlichkeit menschlicher Existenz und schlägt den Bogen zur aktuellen Euthanasiediskussion. Der Verlust religiös definierter Tabus bedeutet gleichermaßen für Beginn und Ende des Lebens den Sieg des Machbarkeitswahns: die Schöpfung ist zum Menschenwerk erklärt worden, der Tod wird verdrängt, das Leiden im Greisenalter wird als unerträglich erlebt und fällt letztlich der Vernichtungsphantasie anheim. Lenzen ist davon überzeugt, daß auch die Abtreibungsproblematik erst dann lösbar werden könnte, wenn die Menschen sich wieder mit dem eigenen Tod versöhnt haben.

An den Beispielen der Kieferorthopädie und des Cholesterindiskurses erläutert der Autor die provozierende These der *Erfindung der Krankheit*. Geht es im einen Fall um das ewige Kopieren des einmal erstellten Ideals einer jugendlichen und schönen Gesichtsform durch die hierzu autorisierte Medizin, so wird im anderen Fall ein neuer Mythos des gesunden und aktiven Lebens geschaffen, dessen Kern - die Idee der Verzögerung der Gefäßverkalkung - unbeschadet kritischer wissenschaftlicher Einschätzungen der tatsächlichen Erreichbarkeit mittlerweile ein Eigenleben führt, das allein rational nicht erklärbar ist.

Light, Donald W. Escaping the traps of postwar Western medicine. European Journal of Public Health 1993; 3: 281- 289

Der Autor, Professor für vergleichende Gesundheitssystemforschung an der medizinischen Fakultät der Universität von New Jersey, trägt in diesem Überblicksartikel die wichtigsten Argumente vor, die gegen den ungebrochenen Fortschrittsoptimismus der Medizin in den reichen westlichen Industrienationen sprechen. Es wird deutlich, daß der ungebremste Trend zur Superspezialisierung in der ärztlichen Basisversorgung nicht nur ungeheure Kosten verursacht, die an anderer Stelle dringender gebraucht würden, sondern vor allem wenig zur Verbesserung des allgemeinen Gesundheitszustandes der Bevölkerung beigetragen hat.

Als erste Fortschrittsfalle bezeichnet Light somit die Definitionsmacht der hochspezialisierten kurativen Medizin. Sie konnte in den letzten Jahren durch erste Studien zur Qualitätssicherung wenigstens ansatzweise in Frage gestellt werden.

Die zweite Falle ist für Light der Versuch, die Kostenproblematik durch das Prinzip des ökonomischen Wettbewerbs zwischen den Anbietern im Gesundheitswesen in den Griff bekommen zu wollen. Er zeigt auf, daß dieser Weg in den USA gründlich gescheitert ist.

Die dritte Falle sieht Light in den Tücken der verschiedenen Versicherungssysteme, vor allem darin, daß die wohlhabenderen Schichten immer nach Wegen suchen, sich versicherungsmathematisch günstige Lösungen zu erstreiten.

Light plädiert dafür, daß die Kostenträger, welche die Gelder ihrer Klientel verwalten, sich wieder stärker in die Qualitätsdiskussion einmischen und auch eigene Versorgungsstrukturen mit begleitenden Wirksamkeitsuntersuchungen aufbauen. Er erinnert an die prinzipiellen Vorzüge des englischen National Health Service, der durch eine konservative Politik ausgehungert wurde und der sich stärker als früher an den Basisbedürfnissen der Bevölkerung orientieren müßte. Ligth geht bei seinen Überlegungen von den Grundprinzipien der Weltgesundheitsorganisation aus, wonach ein leistungsfähiges System der Basismedizin und eine stärkere Orientierung auf Prävention und Beteiligung der Bevölkerung im Mittelpunkt der Gesundheitspolitik zu stehen haben.

Mc Kinlay, John B./ McKinlay, Sonja M./ Beaglehole, Robert. A review of the evidence concerning the impact of medical measures on recent mortality and morbidity in the United States. International Journal of Health Services 1989; 19: 181-208

Diese epidemiologische Überblicksarbeit nimmt Einschätzungen vor, in welchem Umfang medizinische Maßnahmen zur Abnahme von Krankheiten und zur Zunahme der durchschnittlichen Lebenserwartung in den entwickelten Ländern beigetragen haben. Zunächst wird noch einmal bilanziert, daß der dramatische Abfall der Infektionskrankheiten lediglich bei der Influenza, dem Keuchhusten und der Poliomyelitis mit einem Anteil von etwa 25 Prozent durch medizinische Maßnahmen hervorgerufen wurde. Dann werden für den Herzinfarkt, den Schlaganfall und die Krebserkrankungen ähnliche Modellrechnungen angestellt. Der seit Ende der sechziger Jahre zu verzeichnende Rückgang tödlicher Herzinfarkte ist bis heute nicht zufriedenstellend zu erklären. Der Einrichtung von Intensivstationen und der Verbesserung der Notfallmedizin, der Herzchirurgie und dem Einsatz blutdruck- wie cholesterinsenkender Medikamente wird ein anteiliger Effekt am Rückgang der infarktbedingten Sterberaten zwischen 15 und 25 Prozent zugeschrieben. Einige Krebserkrankungen sind durch die moderne Medizin heilbar geworden oder weisen eine deutlich bessere Prognose auf; sie umfassen aber lediglich 8 Prozent aller bösartigen Tumorerkrankungen. Bezogen auf den Rückgang der Schlaganfallhäufigkeit wird der Einfluß medizinischer Maßnahmen auf gut 15 Prozent geschätzt..

Auch für die Beeinflussung der nicht-infektiösen, heute vorherrschenden Krankheiten, so die Autoren, können überwiegend nichtmedizinische Faktoren verantwortlich gemacht werden. Die Ursachenforschung ist dabei weiter defizitär. Die Vernachlässigung allgemeinpräventiver Maßnahmen steht heute in einem krassen Gegensatz zur Finanzierung der kurativen Medizin, bilanzieren die Autoren resignativ mit Blick auf die Public-Health-Landschaft in den USA.

Medizin der Zukunft. Empirische Befragung des EMNID-Instituts im Auftrag des Wissenschaftszentrums Nordrhein-Westfalen. Eigendruck 1995

Emnid befragte 1995 in persönlich-mündlicher Form eine repräsentative Stichprobe von gut 1300 Bundesbürgern ab 14 Jahren. Dabei wurde deutlich, daß die überwiegende Mehrheit der Bevökerung die Auffassung vertritt, daß alternative Heilverfahren eine sinnvolle Ergänzung zur Schulmedizin darstellen und zumindest in gewissem Umfang von den gesetzlichen Krankenkassen finanziert werden sollten. Die Wertschätzung von Naturheilverfahren geht nicht mit der Überzeugung einher, daß diese wissenschaftlich ausreichend abgesichert seien. Die Bevölkerung akzeptiert mit anderen Worten Naturheilverfahren auch ohne Wirksamkeitsnachweise im Sinne des Wissenschaftsverständnisses. Der Kommunikation wird in der Medizin große Bedeutung beigemessen; gleichzeitig besteht keineswegs eine völlige Ablehnung der sogenannten Apparatemedizin. Gesundheitsvorsorge möchte eine große Mehrheit stärker gefördert sehen; gleichzeitig setzt eine große Mehrheit starke Hoffnungen in künftige Forschungsergebnisse der high-tech-Medizin.
  Die Befragung weist darauf hin, daß die Vorstellungen der Bevölkerung von einer zukunftsträchtigen Medizin sehr differenziert sind; Naturheilverfahren wird offenkundig für die Bewältigung vieler aktueller Gesundheitsprobleme mehr zugetraut als der Schulmedizin, ohne daß die Hoffnung auf durchschlagende naturwissenschaftlich-technische Fortschritte in der Medizin damit aufgegeben wird.

Mielck, Andreas/ John, Jürgen. Kostendämpfung im Gesundheitswesen durch Rationierung - Was spricht dafür und was dagegen? Gesundheitswesen 1996; 58: 1-9

Die Gesundheitssystemforscher Mielck und John machen zunächst klar, daß der auch in Deutschland immer häufiger benutzte Begriff „Rationierung im Gesundheitswesen" unterschiedlich verwendet wird, daß es dabei aber letztlich um die Herausnahme medizinisch sinnvoller Maßnahmen aus dem Leistungskatalog der gesetzlichen Krankenversicherung geht bzw. Morgen gehen wird. Rationierung heißt demgegenüber nicht das Ausschließen von Behandlungsverfahren mit fehlendem Wirksamkeitsnachweis. Rationierung wird im Kontext von Kosten-Nutzen-Überlegungen verwendet: manche Experten und Politiker plädieren dafür, eine Rangliste von medizinischen Leistungen unter diesem ökonomischen Gesichtspunkt aufzustellen und die Finanzierung von Leistungen von definierten Punkten an abzuschneiden. Andere wollen (wie dies in den Anfängen der Hämodialyse z.B. hart praktiziert wurde) generelle Altersgrenzen formulieren. Rationierung im Gesundheitswesen wird stets mit Kostendämpfung bzw. Kostenexplosion in Verbindung gebracht.

Die Autoren vertreten die These, daß Rationierung durch Ausgrenzung von Versicherten oder Streichen wirksamer Leistungen ethisch nicht verantwortbar ist, zumal die immer wieder zitierte Kosten*explosion* bei genauer Betrachtung der Wirtschaftsdaten nicht stattgefunden hat. Demgegenüber verweisen sie darauf, daß zur Kontrolle eines Ausgabenanstiegs bewährte Methoden der Rationalisierung und Qualitätssicherung zur Verfügung stehen und mehr als bisher genutzt werden könnten.

Mitscherlich, Alexander. Krankheit als Konflikt. Studien zur psychosomatischen Medizin 1 und 2. Frankfurt: suhrkamp, 1967 und 1968 (je 169 Seiten)

Die beiden Bände *Krankheit als Konflikt* markieren die Wende von einer fast vollkommenen Verdrängung psychosomatischer Forschungs- und Handlungsansätze durch die Schulmedizin im Nachkriegsdeutschland zur schrittweisen Akzeptanz von Psychosomatik in Lehre, Forschung und Krankenversorgung. Die Lektüre der zum Teil schon Anfang der 50er Jahre geschriebenen Aufsätze macht deutlich, wie weit gleichwohl auch heute noch der Weg zu einem fruchtbaren Nebeneinander von Biomedizin und psychosozialen Grundlagenfächern ist: die Forderungen des Autors sind längst noch nicht im Alltag der heutigen Medizin umgesetzt.

Mitscherlich (1908 - 1982) zeigte bereits auf, daß der Wandel im Krankheitenspektrum von der Medizin völlig andere Antworten erfordert und daß die damals übliche Verlegenheitsdiagnose „vegetative Dystonie" für psychosomatische Krankheitsbilder den Bedarf an einem tiefenpsychologisch fundierten Krankheitsverständnis nur zu deutlich machte. Er fordert die Integration der psychoanalytisch geprägten Psychotherapie in den *Alltag* der medizinische Versorgung, wie er gleichermaßen den Bedarf an Folkal- und Gruppentherapien neben den analytischen Langzeittherapien beschrieb.

Mitscherlich weist auf die Notwendigkeit der Evaluationsforschung hin, um der Psychotherapie in der Medizin den gebührenden Platz verschaffen zu können. Er zitiert gleichermaßen die vorliegenden Studien zur Effektivität und Effizienz psychotherapeutischer Verfahren wie er auf den enormen Forschungsbedarf für die Entwicklung eines vertieften psychosomatischen Krankheitsverständnisses hinweist. Nicht zuletzt geht er mit seiner eigenen ärztlichen Berufsgruppe hart ins Gericht, da diese sich insbesondere in Gestalt der Hochschulordinarien in hohem Maße als innovationsfeindlich erwies. Seine Hoffnung setzt er diesbezüglich auf die analytische Kraft der Soziologie, welche die verkrusteten Strukturen des Systems nicht anklagen, sondern verständlicher und damit überwindbar machen solle.

Müller, Rainer. Erwerbsarbeit, medizinische Prävention und Gesundheitsförderung. In: Müller, Rainer/ Schulz, Thomas (Hg.). BetriebsärztInnen im Handlungsfeld betrieblicher Politiken. Chancen und Dilemmata beim Gesundheitsschutz. Bremerhaven: Wirtschaftsverlag NW, 1994: 63-112

Der Bremer Arbeits- und Sozialmediziner untersucht in seiner Überblicksarbeit, inwieweit Zielrichtung und Methodik der etablierten Arbeitsmedizin den selbstgesteckten Anforderungen und den realen Problemlagen des Gesundheitsschutzes in der Arbeitswelt gerecht werden. Die Analyse wird eingebettet in eine Einschätzung aktueller Herausforderungen des Arbeitsmarktes in Gesellschaften wie Deutschland: Gesunde Arbeitskräfte können Müllers Resümee zufolge nicht länger beliebig eingefordert und eingesetzt werden, die Gesellschaft steht vielmehr vor der Verpflichtung, Gesundheitsförderung in der Arbeitswelt als integrativen Bestandteil der Produktivkraftentwicklung zu begreifen. Hieran gemessen wird konstatiert, daß die traditionellen Verfahren der Arbeitsmedizin im Betrieb nicht ausreichend qualitätsgesichert sind und daß es ein nicht akzeptables Mißverhältnis zwischen etablierten Untersuchungs- und Überwachungsriten einerseits und fehlenden Routinen von betrieblicher Gesundheitsförderung andererseits gibt. Es wird gezeigt, daß die klassische Arbeitsmedizin weithin mit einem biologisch-naturwissenschaftlichen Reduktionismus arbeitet, welcher den Belastungen und den Verursachungsmechanismen von Krankheit in der Arbeitswelt nicht gerecht werden kann. Es wird deutlich, daß es zwar herkömmlichen Erwartungshaltungen entspricht, wenn die Arbeitsmedizin sich in hohem Umfang auf die medizinischen Untersuchungen von Betriebsangehörigen konzentriert - und wenn dies als „Vorsorgeuntersuchung" rechtlich abgesichert ist - , daß es aber bis heute keine hinreichenden Belege dafür gibt, daß hiermit ein wirksamer Beitrag zur Prävention von beruflich (mit-)verursachten Krankheiten geleistet werden kann. Müller charakterisiert diese Form der Arbeitsmedizin als „Testmedizin" und fordert demgegenüber interdisziplinär begründete Ansätze betrieblicher Gesundheitsförderung ein. Die Studie liefert insoweit eine exemplarische Darstellung der Entstehung wie der Grenzen des medizinischen Paradigmas bei der Bewältigung sozialer Ursachen von Krankheit und Gesundheit.

Murray, Raymond H./ Rubel, Arthur J. Physicians and healers. Unwitting partners in health care. The New England Journal of Medicine 1992; 326: 61-64

Die Autoren stellen an Hand der wenigen internationalen Studien zum Umfang der Inanspruchnahme von Ärzte und alternativen Heilern die These auf, daß die beiden Gruppen - häufig ungewollt und unwissentlich - Partner in der Patientenbehandlung sind, weil sie öfter als gemeinhin angenommen ergänzend konsultiert werden. Es wird deutlich, daß insbesondere in den Bevölkerungsgruppen mit längerer Ausbildungsphase die Nachfrage nach alternativen Heilern sehr groß ist. Überraschend ist auf den ersten Blick ein Detailergebnis aus den USA: über die Hälfte der alternativen Verfahren werden von Ärzten angeboten.
  Die Motive der Patientinnen und Patienten, alternative Heilverfahren zu bevorzugen, umfassen v.a. Enttäuschung über die Schulmedizin insbesondere bei Krankheiten mit schlechter Prognose und Unzufriedenheit mit dem Kommunikationsstil von Ärzten. Die Autoren betonen,

daß viele Schulmediziner nicht realisieren, wie weit alternative Heilverfahren verbreitet sind und daß sie hierüber mit ihren Patienten nicht reden. Sie plädieren dafür, die Vor- und Nachteile unterschiedlicher Behandlungsverfahren mehr als bisher zu einem öffentlichen Thema zu machen.

Reiser, Joel. The Era of the Patient. Journal of the American Medical Association 1993; 269: 1012-1017

Der texanische Gesundheitswissenschaftler thematisiert, daß Patienten nicht nur als Objekte gesehen werden dürfen, die von der Medizin profitieren, sondern daß sie gleichermaßen als Subjekte gesehen werden müssen, die der Medizin bei der Erfüllung ihrer Aufgabe helfen können. Er entwickelt in einem historischen Abriß, daß an der Wende von 19. zum 20. Jahrhundert die Medizin voller Stolz darauf verwies, mit der Entwicklung naturwissenschaftlich-technischer Untersuchungsmethoden der Welt der subjektiven Krankheitseinschätzung der Patienten endgltig entronnen zu sein. Medizin definierte sich fortab als wissenschaftliche Disziplin, die von der Voreingenommenheit subjektiver Einschätzungen unabhängig geworden sei. Vergebens versuchten einzelne Insider schon in den 40er Jahren, die Begrenztheit der Medizintechnik für Diagnostik und Therapie zu thematisieren. Der Einbruch im Fortschrittsglauben fand erst statt, als durch die Entwicklung von Beatmungsgeräten und Dialysemaschinen die Frage auftauchte, wer angesichts beschränkter Ressourcen von diesen Behandlungsmöglichkeiten profitieren durfte. Wurde hiermit die reine Expertensicht erstmals relativiert, schien die Expansion der Budgets in der Krankenversorgung dann wieder die Sicht der Medizin zu bestärken. Erst die Bürgerrechtsbewegung und die Frage nach der Ergebnisqualität der medizinischen Dienstleistungen brachten dann in den letzten Jahrzehnten die Vormacht der Ärzteschaft schrittweise ins Wanken. Es zeigte sich, daß das Ziel der Verbesserung der Lebensqualität durch medizinische Eingriffe das scheinbar wertfreie wissenschaftliche Fundament der Medizin an entscheidenden Punkten in Frage stellt. Der Autor vertritt die These, daß erst durch die ernstgemeinte Rezeption der Laiensicht eine neue Balance zwischen professioneller Krankenversorgung und problemorientierter Patientenbetreuung möglich wird: das Zeitalter des Patienten löst damit die Ära der unkontrollierten Expertenmacht ab.

Roberts, Helen (Hg.). Women's Health Counts. London/ New York: Routledge, 1990 (248 Seiten)

Die Autorinnen, Sozialwissenschaftlerinnen englischer Universitäten, erläutern mittels kritischer Interpretation einschlägiger empirischer Studien zur Gesundheit der englischen Bevölkerung und eigener Befragungsergebnisse ihr Verständnis einer feministischen Sozialmedizin und Epidemiologie. Sie bekennen sich ausdrücklich zur Notwendigkeit der quantitativen Forschung, nachdem sie detailliert die wichtigen Mängel der herkömmlichen, männerzentrierten Medizinstatistik und Untersuchungsansätze aufgezeigt haben. So zeigt sich, daß die Wissenschaft sich bisher fast überhaupt nicht darum bemüht hat, die spezifische soziale Situation von Frauen in ihrem methodischen Instrumentarium zu reflektieren. So erscheinen verheiratete Frauen in sozialepidemiologischen Untersuchungen gewissermaßen als Abziehbild der sozialen Situation ihrer Männer; nicht im Erwerbsleben tätige Frauen werden oft ausschließlich mit dem Kriterium „unbeschäftigt" versehen. Zahlen über Krankheitshäufigkeiten und Todesursachen von Frauen sind deshalb in der Regel unzureichende Globaldaten, die sich aber sehr wohl vielfältiger aufschlüsseln lassen.

Die Autorinnen zeigen beispielsweise, wie aufschlußreich es ist, die mit Schwangerschaft, Geburt und Abtreibung zusammenhängenden „Krankheitstage" aus derartigen globalen Daten herauszunehmen, um dem Mythos zu begegnen, Frauen seien generell häufiger „krank" als Männer.

Ein weiterer Schwerpunkt der Artikel ist die Beschreibung des „typisch" weiblichen gesellschaftlichen Leistungen des „Kümmerns" und „Pflegens" von Kindern und Alten. Es wird dabei klar, wie wenig die Wissenschaft bisher diese für die Gesellschaft, für die Gesundheit der Frauen und für das Wohlergehen von Kindern und pflegebedürftigen Menschen elementar wichtigen Arbeiten thematisiert und untersucht hat.

Weiter werden Forschungsergebnisse zu Unterschieden in der operativen Frauenheilkunde nach Regionen und sozialer Schicht vorgestellt. Es wird dabei exemplarisch beschrieben, was eine wirksame Einwilligung in medizinische Eingriffe bedeuten müßte.

Schließlich wird aufgezeigt, wie facettenreich ein Ansatz zur Erklärung von Gesundheitsverhalten bei Frauen für die Entwicklung von Gesundheitsförderung sein muß. Hier wird aus feministischer Sicht beschrieben, wie unsinnig das am weitesten verbreitete, traditionelle Risikofaktorenmodell ist. So erschließt sich das Gesundheitshandeln und Gesundheitsverhalten von Frauen erst in der Betrachtung der ihnen abgeforderten sozialen Aufgaben; und hier wird deutlich, wie gering nach wie vor die Freiheitsgrade gerade von Frauen sind, bei denen das Sich-Kümmern-Müssen und ein Leben am Rande der Armut oder inmitten der Armut zusammentreffen. Das Buch beschreibt insoweit zentrale, uneingelöste Herausforderungen für Forschung, Sozial- und Gesellschaftspolitik.

Rose, Geoffrey A. The Strategy of Preventive Medicine. Oxford: Oxford University Press, 1992 (138 Seiten)

Geoffrey Rose (1926-1993), Hochschullehrer für Epidemiologie und Public Health in London, liefert eine fundierte Einführung in präventivmedizinisches Denken. Er referiert klassische medizinsoziologische und epidemiologische Studien. Er resümiert, daß Prävention nicht, wie viele Befürworter gutmeinend immer behaupten, billiger als kurative Medizin sei, da gerade bei den heute dominierenden sogenannten Zivilisationskrankheiten wie Herzinfarkt, Schlaganfall oder Krebs die Behandlungsprobleme nicht aufgehoben, sondern in spätere Lebensphasen verschoben werden. Prävention ist für ihn schlicht humaner, weil sie Leiden ersparen, weil sie eine längere Lebensphase ohne bedeutsame gesundheitliche Einschränkungen verschaffen kann.

Rose erläutert die wichtigsten Dilemmata, die mit dem Nicht-Verstehen und der Unterrepräsentanz präventivmedizinischen Denkens einhergehen. So hat es die Behandlungsmedizin geschafft, daß immer vom Individuum her gedacht wird, während analytisches, bevölkerungsbezogenes Denken den meisten Ärzten und Politikern fremd ist. Krankheit und Gesundheit wird als Schwarz-Weiß-Problem mißdeutet, während die fließenden Übergänge nicht gewürdigt werden. Er zeigt am Beispiel des sozialen Unterstützungsbedarfs für depressive Menschen, daß aber „ein bißchen" Depression gesamtgesellschaftlich extrem bedeutsam ist und mehr soziale Energie bindet als die von der Psychiatrie diagnostizierten „Fälle". Und nicht zuletzt schildert Rose das Paradoxon der Präventivmedizin: der Nutzen präventiv wirksamer Maßnahmen wie das Anlegen eines Sicherheitsgurtes ist für den einzelnen Menschen nicht erfahrbar, der gesellschaftliche Nutzen ist demgegenüber bei hoher Befolgungsrate groß.

Weiter erklärt der Autor, daß auch präventiv gemeinte Aktivitäten oft unsinnig werden, wenn die Akteure das Handwerkszeug nicht beherrschen. Dies gilt vor allem für das Problem der ungezielten Screeninguntersuchungen. Rose bezweifelt schließlich, ob es sinnvoll ist, der Gesundheit immer höchste Priorität geben zu wollen, und verweist in diesem Zusammenhang darauf, daß es geboten ist, die Balance von persönlicher Freiheit und gesellschaftlich gesetzten Normen sorgsam im Auge zu behalten.

Rosen, George. Die Entwicklung der sozialen Medizin. In: Deppe, H.U. u. M. Regus (Hrsg.), Seminar: Medizin, Gesellschaft, Geschichte. Frankfurt: suhrkamp, 1975: 74-131

In diesem Überblicksaufsatz trägt einer der Pioniere der Sozialmedizin und Medizinsoziologie seine Forschungsergebnisse aus den Jahren 1940 bis 1960 zur Entwicklung der modernen Sozialmedizin zusammen; sie haben nichts an Aktualität und Bedeutung verloren, weil der Blick in die Geschichte dieses Fachs unter anderem davor schützen kann, die Betonung des Sozialen im Zusammenhang mit Krankheit und Gesundheit automatisch für fortschrittlich gegenüber einer primär biologisch-naturwissenschaftlich orientierten Betrachtungsweise zu halten. Rosen (1910 - 1977) zeigt, daß die Sozialmediziner bereits im 18. Jahrhundert immer auch damit geliebäugelt haben, den staatlichen Instanzen durch ihre Analysen und Interpretationen ordnungspolitische Lösungen anzudienen. So schlugen führende Vertreter des Kameralismus bereits um 1750 dem Staat vor, eine restriktive Bevölkerungspolitik gegenüber den als erbkrank betrachteten Bürgern durchzuführen. Früh tauchte die Idee auf, die Gesundheit der Bevölkerung engmaschig zu überwachen, um Krankheitsursachen auf die Spur zu kommen. Gleichzeitig wurden gesunde Lebensbedingungen von der Bildung bis zu den Wohnungsbedingungen eingefordert; sie sollten „von oben" installiert werden.

Mit der bürgerlichen Revolution wurde die soziale Dimension von Krankheit und Gesundheit von den Theoretikern der Sozialmedizin erstmals radikal thematisiert. Bereits im ersten Drittel des 19. Jahrhunderts lagen erste differenzierte Untersuchungen vor, welche die Abhängigkeit der Sterblichkeitsrate von der Zugehörigkeit zu den verschiedenen sozialen Klassen nachwiesen. Mitte des neunzehnten Jahrhunderts wurde im Rahmen der bürgerlichen Revolution auch in Deutschland die Theorie einer auf politische Emanzipation der benachteiligten Bevölkerungsschichten hin ausgerichteten Sozialmedizin entworfen. Zeitgleich mit der politischen Restauration konnte dann die erstarkende Bakteriologie die soziale Dimension der Volkskrankheiten wieder in den Hintergrund drängen. Die Sozialmedizin erlebte im Gewand der Sozialhygiene Anfang des 20. Jahrhunderts einen weiteren Höhepunkt, ehe sie stark von sozialdarwinistischen Überlegungen umgarnt und für konservative bis rassistische gesellschaftliche Projekte funktionalisiert werden konnte.

Rosenbrock, Rolf. Gesundheitspolitik. In: Hurrelmann, Klaus/ Laaser, Ulrich (Hg.). Gesundheitswissenschaften. Handbuch für Lehre, Forschung und Praxis. Weinheim und Basel: Beltz, 1993: 317-346

Der Autor, Sozialwissenschaftler und Leiter der Forschungsgruppe „Gesundheitsrisiken und Präventionspolitik" am Wissenschaftszentrum Berlin für Sozialforschung, zeigt in einem Überblicksartikel auf, daß es unrealistisch ist, von der Vorstellung einer eigenständigen, an wissenschaftlichen Forschungsergebnissen orientierten Gesundheitspolitik auszugehen. Gerade in einem Land wie Deutschland mit einem hochentwickelten kurativen Gesundheitswesen dominieren bis heute die Kräfte der sogenannten Anbieter auf dem Markt der Gesundheitsleistungen und verstellen den Blick auf prioritäre Ziele im Bereich Prävention, Vorsorge, medizinischer Behandlung und psychosozialer Betreuung. Rosenbrock skizziert die aktuellen Bemühungen um die Etablierung wirksamer präventiver Ansätze im Bereich von Kommunen, Betrieben und überregionaler Gesundheitspolitik. Er referiert weiter die Ansätze um eine rationale Steuerung des überbordenden kurativen Sektors und erläutert, warum viele der bisherigen Regulierungsversuche scheitern mußten. Der Autor plädiert für die systematische Einführung der Betroffenenperspektive in die gesundheitspolitische Debatte und erinnert daran, daß es die vornehmste Aufgabe der Gesundheitswissenschaften ist, die Diskrepanz zwischen möglicher Gesundheit für alle und der heutigen Praxis immer wieder zu thematisieren.

Roter, Debra L. / Hall, Judith L. Doctors Talking With Patients / Patients Talking With Doctors. Improving Communication in Medical Visits. London: Auburn House, 1992 (203 Seiten)

Die amerikanischen Gesundheitswissenschaftlerinnen thematisieren die Bedeutung des Gesprächs zwischen Ärzten und Patienten für die Qualität von Diagnostik, Behandlung und Lebensqualität kranker Menschen. Sie leisten dies durch die kritische Aufarbeitung wichtiger empirischer Untersuchungen der Medizinsoziologie und -psychologie. Sie führen damit die Debatte um strukturelle Schwächen der Arzt -Patient-Kommunikation aus der Sphäre der Spekulation in den Bereich der wissenschaftlich fundierten Veränderunsgsmöglichkeiten. Zuhören und Verstehen ist über erprobte Methoden lehrbar und erlernbar. Die Zusammenarbeit von Ärzten mit Sozialwissenschaftlern und Psychologen in der Ausbildung und in der Praxis, so die eine entscheidenden These des Buches, führt keineswegs zu einem von Ärzten oft befürchteten Autoritätsverlust, sondern fördert die Möglichkeiten für eine von gegenseitigem Respekt getragene Arzt-Patient-Beziehung.

Die zweite entscheidende Aussage des Buches ist, daß selbstbewußtere und besser informierte Patienten nicht nur zufriedener sind, sondern auch größere Heilungschancen haben. Die überwiegende Mehrzahl der Patienten wünscht einen partnerschaftlichen und auf guter Aufklärung basierenden Kommunikationsstil. Ärzte, die dies verstanden haben und entsprechend handeln, erleben die Aufgabe der traditionellen paternalistischen Rolle ihrerseits als Bereicherung und Erleichterung. Kommunikationstraining muß, so die Autorinnen, viel stärker als bisher in die Aus- und Weiterbildung von Ärzten integriert werden.

Sagan, Leonard A. Die Gesundheit der Nationen. Die eigentlichen Ursachen von Gesundheit und Krankheit im Weltvergleich. Reinbek bei Hamburg: Rowohlt, 1992 (352 Seiten)

Der kalifornische Mediziner und Epidemiologe Sagan referiert und interpretiert die aktuelle medizingeschichtliche und sozialepidemiologische Literatur zur Frage der Differenzen der Lebenserwartungen in verschiedenen historischen Epochen und unterschiedlichen Gesellschaften. Er bilanziert, daß die Faktoren Höhe des Bildungsgrades und Zufriedenheit mit der eigenen Lebenslage einen weitaus größeren Einfluß auf die Lebensqualität, das Ausmaß an bedeutsamen Erkrankungen und die Lebenserwartung haben als die parallel mit dem gesellschaftlichen Fortschritt zu verzeichnenden Entwicklungen der modernen Medizin. Er mißt insbesondere der stabilisierenden Funktion intakter Familien und Lebensgemeinschaften eine überragende Rolle für die Chance zu, ein gesundes Leben führen zu können.

Vor diesem Hintergrund wird für Sagan verständlich, warum in einer Gesellschaft wie den USA, obwohl sie insgesamt relativ viel Geld für ihr Krankenversorgungssystem ausgibt, seit den achtziger Jahren für wesentliche Bevölkerungsgruppen eine Trendumkehr in Sachen Gesundheit zu verzeichnen ist und warum umgekehrt in manchen Ländern wie Griechenland, die wesentlich weniger Geld für das kurative Gesundheitswesen ausgeben, die Lebenserwartung im internationalen Vergleich recht hoch ist.

Sagans Hauptthese ist, daß die moderne Familie mit relativ kleiner Kinderzahl den entscheidenden Anteil an der Senkung der Säuglingssterblichkeit und der Hebung der Lebenserwartung gehabt hat. Er geht davon aus, daß sich das hohe Maß von psychozialer Instabilität bei Kindern, die in gestörten Partnerbeziehungen aufwachsen, noch mehr als heute bereits erkennbar in seelischen Störungen und psychosomatisch determinierten Krankheiten bemerkbar machen wird. Die Familie wird damit für Sagan gemeinsam mit stabilen Freundschaften und anderen bedeutsamen sozialen Beziehungen zum eigentlichen Garanten einer gesunden Gesellschaft.

Als wichtigen Begriff führt Sagan - ähnlich wie Antonovsky - in die Diskussion um Gesunderhaltung und Krankwerden die Selbstachtung ein. Wer das Vertrauen in die Zukunft verloren hat und seine Möglichkeiten gering einschätzt, das eigene Schicksal mitgestalten zu können, der hat schlechte Gesundheitschancen. Sagan bilanziert, daß Gesundheit in engerer Beziehung zu Stolz und Selbständigkeit steht als zu den heute stark beachteten Schadstoffen in der Umwelt. Eine aktive Sozial- und Bildungspolitik ist demzufolge Garant einer zukunftweisenden Gesundheitspolitik.

Schindele, Eva. Schwangerschaft. Zwischen guter Hoffnung und medizinischem Risiko. Hamburg: Rasch und Röhring, 1995 (427 Seiten)

Die Sozialwissenschaftlerin Schindele beschreibt in ihrer Studie, wie es die moderne medizinische Geburtshilfe und Humangenetik in den letzten Jahrzehnten verstanden haben, aus der Schwangerschaft Schritt für Schritt ein auf ärztliche Untersuchung und Betreuung angewiesenes Problem zu machen. Es wird deutlich, wie es die Medizin an diesem Punkt geschafft hat, die Erwartungen der Frauen und ihrer Partner in Richtung eines vermeintlich wertneutralen Absicherungsdenkens zu verschieben. Am Ende dieses Prozesses steht die Vorstellung, Ärzte könnten per wissenschaftlich festgelegter Kriterien steuern, welche Eltern befugt sind, Kinder zu zeugen und welche Schwangerschaften ausgetragen werden dürfen. Die Autorin belegt zum einen an Hand wissenschaftlicher Literatur, daß die Versprechungen der Medizin, vorbeugend für eine „gesunde Nachkommenschaft" sorgen zu können, nicht eingelöst werden. Zum anderen, und dies ist der Kern ihrer Publikation, zeigt sie an Hand von Interviews und Praxisberichten aus Selbsthilfegruppen, wie massiv Frauen unter dem Einfluß der modernen Gynäkologie und Geburtshilfe leiden können und wie wenig die Möglichkeiten einer am Lebensentwurf von Frauen orientierten Beratung und Begleitung durch Hebammen und Selbsthilfeansätze genutzt werden. Schindele beschreibt präzise, welche Verluste an Humanität die Vision einer Gesellschaft ohne Leid und Behinderung mit sich bringt. Das Buch veranschaulicht, was „Enteignung der Gesundheit" für Frauen konkret bedeutet, und zeigt Alternativen zur Medikalisierung der Schwangerschaft auf.

Siegler, Mark/ Singer Peter A. Euthanasia - A Critique. The New England Journal of Medicine 1990; 322: 1881 - 1883

Die beiden Universitätsmediziner aus Chicago und Toronto greifen die seit den achtziger Jahren massiv expandierende Diskussion um die sogenannte Euthanasie von Schwerkranken auf. Sie weisen darauf hin, daß unter der Leitidee der Barmherzigkeit und des Mitleids auch in entwickelten demokratischen Gesellschaften wie Holland inzwischen das Töten von Schwerkranken - und dies bedeutet für Siegler und Singer de facto „Euthanasie" - mittlerweile in großem Umfang Routine geworden ist. Dies Praxis fußt auf einem relativ breiten gesellschaftlichen Konsens, daß Patienten im Prinzip das Recht haben sollten, von Ärzten die Beendigung ihres Lebens einfordern zu können, wenn sie ihrem Leben und Leiden keine Sinn mehr abgewinnen können. Die Publikation repräsentiert die konsequente Ablehnung dieser Einstellung. Die Autoren argumentieren, daß sehr häufig die fachlichen Möglichkeiten der Schmerzbekämpfung und Leidenslinderung von den Ärzten nicht konsequent genutzt werden, obwohl hierdurch die Ängste vieler Kranker vor einem unwürdigen Sterben genommen werden können. In gleicher Weise halten sie die intensive Kommunikation mit Schwerkranken über ihre Ängste vor einer zu eingreifenden Medizin und über ihre Therapiewünsche für unabdingbar. Und schließlich warnen sie vor der schiefen Bahn, auf die jede Diskussion um Euthanasie im Sinne von aktiver Beendigung des Lebens führen muß. Für Siegler und Singer darf eine Grenze in diesem Zusammenhang nie überschritten werden: daß die Ärzteschaft ihre Rolle als helfende und heilende Profession mit der Übernahme der Aufgabe des Tötens auf Verlangen oder im vermeintlichen Interesse der Betroffenen ad absurdum führt.

Siegrist, Johannes. Arbeit und Interaktion im Krankenhaus. Stuttgart: Enke, 1978 (148 Seiten)

Der Düsseldorfer Medizinsoziologe und Gesundheitswissenschaftler geht mittels Auswertung von über 400 Tonbandaufnahmen von Visitengesprächen zwischen Krankenhausärzten und Patienten der Frage nach, inwieweit es beim Vorliegen von schwerwiegenden chronischen Krankheitsbildern typische Kommunikationsmuster zwischen Therapeuten und Kranken gibt. Siegrist findet bestätigt, daß eine systematische Asymmetrie in den Gesprächen besteht, die Ausdruck unzureichender Bewältigung der Problemlagen ist. Dabei analysiert er im einzelnen, daß vier Arten von ausweichender Kommunikation ganz im Vordergrund stehen:
1. die weitgehende Nicht-Beachtung der Bedürfnis-Äußerung der Kranken
2. den Wechsel des Gesprächsthemas zu Lasten des Patienten
3. das Anbieten von Erklärungsmustern für Patientenverhalten anstelle der Befriedigung des unmittelbaren Informationsbedarfs
4. das Verheimlichen wichtiger Informationen,

Diese empirische Untersuchung zeigt auf, daß die drängenden Fragen der Patienten selten beantwortet werden und insoweit der „Vertrag" zwischen Krankenhausärzten und ihren Patienten nicht erfüllt wird. Die Kommunikation ist asymmetrisch und spiegelt vor allem die Unsicherheit der professionellen Helfer wider.

Terr, Abba I. Environmental Illness. A Clinical Review of 50 Cases. Archives of Internal Medicine 1986; 146: 145-149

Terr analysiert als einer der ersten Forscher im Bereich Arbeits- und Umweltmedizin die Frage, ob der erheblich vermehrte Eintrag von anthropogenen Schadstoffen in den ökologischen Kreislauf bei Menschen ein bislang unbekanntes Krankheitsbild hervorgerufen hat. Ausgangspunkt dieser Studie ist die Behauptung eines derartigen „Klinischen Ökologie-Syndroms" in der Laien- und Fachwelt. An Hand von fünfzig detaillierten Einzelfallstudien werden die Beschwerden von Patienten ausgewertet, die ihre weitgehend unspezifischen Symptome wie Kopfschmerzen, Müdigkeit, Abgeschlagenheit, Denk- und Merkstörungen auf die Einwirkung chemischer Schadstoffe zurückführen. Es fand sich kein Beleg für eine toxische Genese der Beschwerdebilder, und die Existenz eines neuartigen Ökologie-Syndroms wird vom Autor verneint. Zugleich zeigt Terr auf, daß die untersuchten Patienten zum einen häufig eine lange Anamnese eindeutig psychogener Beschwerden aufweisen, und daß sie zum anderen wegen ihrer Vermutung, durch Schadstoffe krank geworden zu sein, in der Regel von einer Vielzahl verschiedener Ärzte einer ganzen Palette polypragmatischer Therapieverfahren unterworfen wurden, die sie nicht selten zusätzlich belasteten. Nachfolgende Arbeiten stützen Terrs Ergebnisse, daß die meisten Patienten, die befürchten, an einer Umweltkrankheit in diesem Sinne zu leiden, keine toxischen Schädigungen aufweisen.

Uexküll, Thure von. Integrierte Psychosomatische Medizin in Praxis und Klinik (3. Aufl., Hg. Adler, Rolf/ Bertram Wulf u.a.). Stuttgart-New York: Schattauer, 1994 (436 Seiten)

Das 1981 von Thure von Uexküll herausgegebene Buch *Integrierte Psychosomatische Medizin* wendet sich in zweiter und dritter Auflage der Fragestellung zu, wie es aktuell um die Umsetzung eines systematischen psychosomatischen Denk- und Handlungsansaztes in Medizin und Pflege bestellt ist. Die unterschiedlichen hier vorgestellten Modelle vereint die Überzeugung, daß es im Grunde keine Spezialdisziplin Psychosomatik geben dürfte, sondern daß die Reflexion der Wechselbeziehungen zwischen seelischen, körperlichen und sozialen Bedingungen wie Folgen von Krankheit zur Routine im besten Sinne werden müßte. Entsprechend werden Praxiserfahrungen aus *allen* Sparten der Medizin vorgestellt. Dabei wird kritisch bilanziert, daß bestimmte Formen der heute etablierten Psychosomatik - vor allem die psychosomatischen Fachkliniken der Rentenversicherungsträger - in gewisser Weise wieder den eigentlichen Bedarf an frühzeitiger psychosomatischer Intervention verdecken und insoweit von einer Akzeptanz hermeneutischer Verfahren in der Medizin noch längst nicht die Rede sein kann.

Weß, Ludger (Hg.). Die Träume der Genetik. Gentechnische Utopien von sozialem Fortschritt. Nördlingen: Greno, 1989

Die Veröffentlichung des Hamburger Biologen und Fachjournalisten schlägt den Bogen von den Anfängen der Genetik bei Gregor Mendel über die Entwicklung der Sozialbiologie und die Synthese von Sozialdarwinismus und moderner Humangentik bis hin zu den Erwartungen an die bevölkerungspolitischen Konsequenzen moderner molekularbiologischer Forschung. In einem längeren Exkurs wird analysiert, daß nicht nur die konservativen bis reaktionären, sondern auch sozialistisch orientierte Wissenschaftler und die Forschergeneration in der frühen Sowjetunion mit der Anwendung von bevölkerungspolitischen Zwangsmaßnahmen zur Schaffung einer leistungsfähigeren sozialistischen Gesellschaft geliebäugelt haben.

In einem ausführlichen und kommentierten Dokumententeil werden zentrale Arbeiten von Schlüsselpersonen der Humangenetik vorgestellt, so Ploetz, Haldane, Muller, Serebrovskij und Lederberg. Es wird deutlich, daß die Mehrzahl der Forscher im Bereich Genetik und Gentechnologie von der Überzeugung getragen waren und sind, den Pool des genetischen Materials der Menschheit verbessern zu müssen. Weß wirft die Frage auf, ob nicht die Gefahren, die aus diesem Denkansatz resultieren, heute größer sind denn je, nachdem die Phase der grobschlächtigen Genetik durch die Feinanalytik der Molekularbiologie abgelöst worden ist und damit wieder, jetzt vermeintlich endlich „wissenschaftlich" begründete bevölkerungs- und sozialpolitische Konzepte der Beseitigung von Krankheit auf die Tagesordnung gesetzt werden können. Die Träume der Genetik sind mit anderen Worten noch lange nicht ausgeträumt; das Buch zeigt auf, daß heute und morgen die Akzeptanz in der Bevölkerung für die Anwendung von Manipulationen am genetischen „Material" größer sein könnte denn je.

Aus unserem Programm
Psychoanalyse

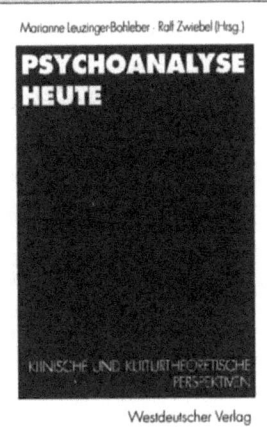

Marianne Leuzinger-Bohleber / Ralf Zwiebel (Hrsg.)
Psychoanalyse heute
Klinische und kulturtheoretische Perspektiven
1996. 253 S. Kart.
ISBN 3-531-12888-4
Einmal mehr ist die Psychoanalyse Gegenstand öffentlicher Auseinandersetzungen. In diesem Band wird u. a. die These vertreten, daß der Angriff auf diese Wissenschaft des Unbewußten keineswegs zufällig ist, sondern in Zusammenhang mit einem Wiederaufleben konservativer und gegenaufklärerischer Tendenzen in den letzten Jahren steht, sowohl in europäischen Ländern als auch in den USA. Im Sinne einer in der psychoanalytischen Community wohl oft vernachlässigten Öffentlichkeitsarbeit wird nach einem Beitrag zur Geschichte der Psychoanalyse ein breiter Einblick sowohl in die klinische Tätigkeit heutiger Psychoanalytiker als auch in ihre entwicklungspsychologischen und kulturtheoretischen Arbeiten gegeben.

Michael B. Buchholz
Metaphern der 'Kur'
Eine qualitative Studie
zum psychotherapeutischen Prozeß
1996. 325 S. Kart.
ISBN 3-531-12843-4
Der psychotherapeutische Prozeß läßt sich als eine Abfolge des Durcharbeitens verschiedener konzeptueller Metaphern beschreiben. Dieser Kerngedanke wird sowohl an Fallbeispielen wie auch an Interviewmaterialien und schließlich am Transkript einer vollständigen Therapie vorgeführt, dabei wird eine neue Methode qualitativer Textanalysen, die sog. Metaphernanalyse, entwikkelt und vorangetrieben. Ziel ist es insbesondere, der Psychoanalyse mit Hilfe der Metapherntheorie der kognitiven Linguistik ein eigenes und neues Forschungsparadigma zur Seite zu stellen.

Heinz Henseler / Peter Wegner (Hrsg.)
**Psychoanalysen,
die ihre Zeit brauchen**
Zwölf klinische Darstellungen
2. Aufl. 1996. 238 S. Kart.
ISBN 3-531-12433-1
Wieviel Zeit brauchen Psychoanalysen? Dieser Frage sind zwölf Behandlungsberichte gewidmet, die auf lebendige und auch für den Laien nachvollziehbare Weise zeigen, durch welche tiefgreifenden und beunruhigenden Konflikte der therapeutische Prozeß in psychoanalytischen Behandlungen führen kann und welche Resultate möglich sind. Die klinischen Darstellungen bieten einen Einblick in die psychoanalytische Praxis, wie er in dieser Form und Dichte in der Literatur bisher nicht vorliegt.

WESTDEUTSCHER VERLAG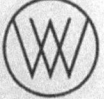
Abraham-Lincoln-Str. 46 · 65189 Wiesbaden
Fax 0611/ 78 78 420

Kommunikation in der therapeutischen Praxis

Konrad Ehlich / Armin Koerfer /
Angelika Redder / Rüdiger Weingarten (Hrsg.)
Medizinische und therapeutische Kommunikation
Diskursanalytische Untersuchungen
1990. 349 S. Kart.
ISBN 3-531-12135-9
Der Band umfaßt eine Reihe von Forschungen zur Kommunikation im ärztlichen und therapeutischen Bereich. Aus diskurs- und gesprächsanalytischer Perspektive werden die Bedingungen für eine gelingende Kommunikation, aber auch mögliche Probleme im Gespräch zwischen Arzt und Patient oder in der therapeutischen Praxis herausgearbeitet. Zugleich spiegeln die Artikel den gegenwärtigen Stand der methodologischen Diskussion wider und enthalten Anregungen für weitere Untersuchungen.

Angelika Redder / Ingrid Wiese (Hrsg.)
Medizinische Kommunikation
Diskurspraxis, Diskursethik, Diskursanalyse
1994. 336 S. Kart.
ISBN 3-531-12625-3
Der Band enthält Beiträge von Praktikern und Wissenschaftlern aus Ost und West, die mit medizinischer Kommunikation, insbesondere der Arzt-Patienten-Kommunikation, alltäglich oder in interdisziplinärer Weise befaßt sind. Praktische Anforderungen, ethische Probleme und Formen des sprachlichen Handelns zwischen Arzt oder Therapeut und Patient werden reflektiert und empirisch analysiert.

Johanna Lalouschek

ÄRZTLICHE GESPRÄCHSAUSBILDUNG

EINE DISKURSANALYTISCHE STUDIE
ZU FORMEN DES
ÄRZTLICHEN GESPRÄCHS

Westdeutscher Verlag

Johanna Lalouschek
Ärztliche Gesprächsausbildung
Eine diskursanalytische Studie
zu Formen des ärztlichen Gesprächs
1995. 222 S. Kart.
ISBN 3-531-12730-6
Diese diskursanalytische Studie zur Arzt-Patienten-Kommunikation untersucht den status quo ärztlichen Gesprächsverhaltens sowie die Möglichkeiten und Probleme der Veränderung über Kommunikationstrainings. Die Analyse authentischer Gespräche im Krankenhaus zeigt, wie die ärztliche Gesprächspraxis im Rahmen einer somatisch orientierten Ausbildung üblicherweise erworben wird und welche institutionellen Funktionen sie erfüllt. In der anschließenden Analyse eines psychosozial orientierten Kommunikationstrainings werden kommunikative Problemstellen deutlich, die in komplexer Weise mit Trainingskonzeption und schon internalisierter ärztlicher Gesprächspraxis zusammenhängen.

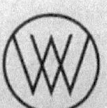

WESTDEUTSCHER VERLAG
Abraham-Lincoln-Str. 46 · 65189 Wiesbaden
Fax 0611/ 78 78 420

MIX
Papier aus verantwortungsvollen Quellen
Paper from responsible sources
FSC® C105338

If you have any concerns about our products,
you can contact us on
ProductSafety@springernature.com

In case Publisher is established outside the EU,
the EU authorized representative is:
**Springer Nature Customer Service Center GmbH
Europaplatz 3, 69115 Heidelberg, Germany**

Printed by Libri Plureos GmbH
in Hamburg, Germany